新文京開發出版股份有限公司

新世紀‧新視野‧新文京 — 精選教科書‧考試用書‧專業參考書

New Wun Ching Developmental Publishing Co., Ltd.
New Age · New Choice · The Best Selected Educational Publications — NEW WCDP

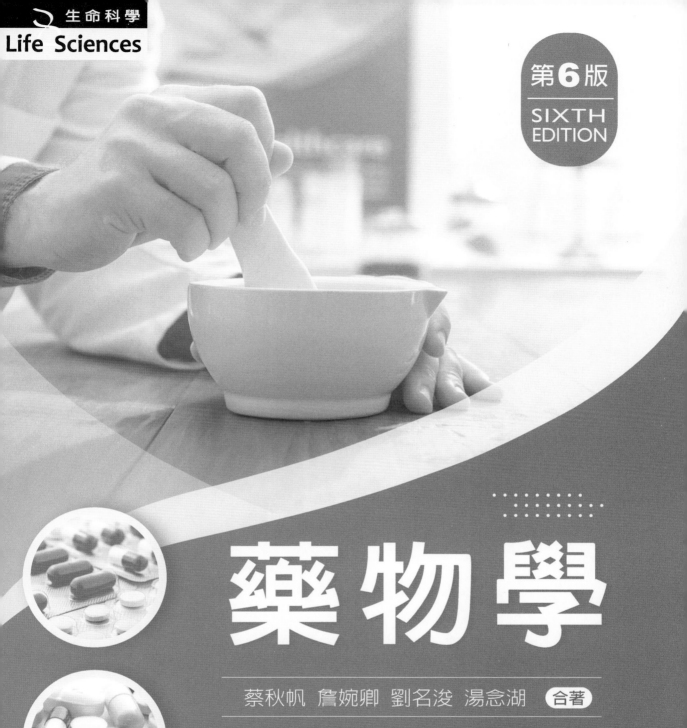

生命科學
Life Sciences

第**6**版
SIXTH
EDITION

藥 物 學

蔡秋帆 詹婉卿 劉名浚 湯念湖 合著

Pharmacy

QR Code
掃掃 藥物語音學習MP3

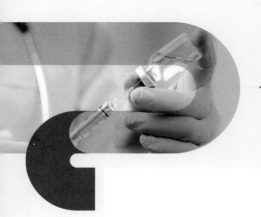

在進入 21 世紀的今日，科技的日新月異發展，尤其在醫藥領域中，利用生物科技研發更新的治療藥物，以致新藥不斷地產生出來。藥物學已結合了解剖、生理、基礎化學、生物化學、病理及微免等學科，具有整合之性質，又藥物種類不勝枚舉，不斷有新藥推出，內容不僅多且複雜，造成學習困難，甚至影響正確的用藥觀念。

本書編寫目的主要是在專業知識領域，提供系統分類、觀念整合，淺顯易懂，使讀者能融會貫通，有效學習，了解正確用藥知識，避免藥物濫用、誤用等情形產生，並使讀者具備專業能力，了解藥物發展的趨勢，並符合教學與臨床需求。第六版改版主要更新部分藥物，如治療疼痛、糖尿病、高血壓藥物，並新增嚴重特殊傳染性肺炎(COVID-19)的治療藥物，以期本書能更接近時代潮流。

全書內文簡明扼要、提綱挈領地整理藥物之作用機轉、藥理作用、臨床用途、副作用及注意事項，並安插醫藥資訊箱、易於理解的圖片、摘要表格及課後複習，並將常見的藥物加入自然發音法，協助讀者正確發音，使讀者在閱讀時，可達到事半功倍的效果。

感謝新文京開發出版股份有限公司編輯部同仁為求高品質，不辭辛勞，使本書得以完成。本書特邀在校教學經驗豐富的教師及具臨床經驗的醫師及藥師編寫，雖經審慎校對，疏漏之處尚期各界不吝指正，使本書更臻完善。

蔡秋帆 謹識

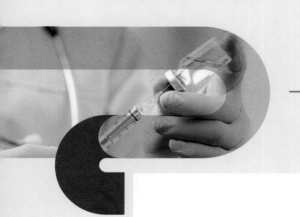

作者簡介
ABOUT THE AUTHORS

蔡秋帆

- · 國防醫學院生理研究所碩士
- · 台北醫學大學藥學士
- · 現任康寧大學護理科藥理學講師

詹婉卿

- · 國立陽明大學藥理學研究所博士
- · 現任馬偕醫護管理專科學校副教授

劉名浚

- · 國立陽明大學醫學系學士
- · 現任辜公亮基金會和信治癌中心醫院放射腫瘤科
  主治醫師

湯念湖

- · 華盛頓州立大學哲學博士、助理教授
- · 國防醫學院藥理學研究所碩士
- · 現任台中榮民總醫院藥師

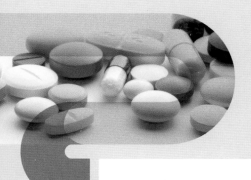

目錄
CONTENTS

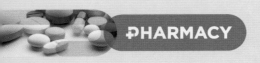

掃描 QR code
或至 https://reurl.cc/6DbyGZ 下載藥物發音

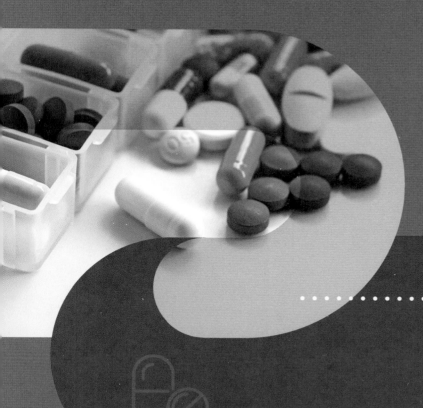

01
CHAPTER

▌ 蔡秋帆 編著

緒　論

PHARMACY

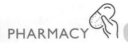

進入 21 世紀新藥不斷地研發，由化學合成轉入生技製藥為主導，利用生物科技新技術研發更新的治療藥物，生物製劑將藥物普及於預防、診斷及治療疾病。雖然藥物學探討的範圍更加廣泛，但仍需了解基本觀念，包括藥物的定義、來源、特性及標準，藥物劑型、度量衡與溶液調配、處方、藥物安定性及新藥的發展等。

1-1　藥物和藥物學的定義

藥物(drug)是指用於診斷、治療、減輕或預防人類疾病或足以影響人體結構及生理機能的物質。又依據台灣藥事法內容，藥物含括醫療器材及原料和製劑之藥品，如顯影劑、子宮內避孕器。

藥物學是研究藥物的來源、成分、理化性質、製劑、藥理作用、治療用途、副作用、毒性、劑量及在人體之吸收、分布、代謝、排泄及藥物間相互作用的科學。

藥物學探討的範圍廣泛，其目的在提供醫護人員正確藥物觀念以提高醫療效果，增進病人的用藥安全，其研究內容即相關的學科，包括：

1. **藥理學**(pharmacology)：研究藥物的本質在生物體之作用，包括生理變化、作用機轉、治療用途和毒性的科學。

2. **藥物治療學**(pharmacotherapeutics)：依藥理作用選用最佳藥物，適量的用於治療或緩解疾病症狀。

3. **藥劑學**(pharmaceutics)：研究藥物劑型、製造、儲存等技術之科學。

4. **調劑學**(dispensing pharmacy)：研討醫師處方內容，並核對所含劑量、藥物交互作用、處方調配及指導正確用法。

5. **藥物動力學**(pharmacokinetics)：研究有關藥物在體內之吸收、分布、代謝、排除速率、對藥效的影響。

6. **藥物藥效學**(pharmacodynamics)：研究藥物之作用機轉、用途、副作用、劑量和效力間相互關係之科學。

7. **藥物化學**(pharmaceutical chemistry)：研究藥物之化學構造、理化性質、製備方法與療效、毒性及代謝之關係。

8. **生藥學**(pharmacognosy)：係研究天然藥物之來源、形態、栽培、採收、組織、成分、鑑別及應用之科學。

9. **毒物學**(toxicology)：研究毒物或藥物使用過量所產生之中毒症狀、毒理機轉及其診斷、解毒之方法。

藥物的發展簡史

1. **中國**：在我國，神農氏親嚐百草用以治病，為藥學之祖，《神農本草經》為我國第一部藥學專書，記載 365 種藥物，並分為上、中、下三品；《黃帝內經》為中國第一部醫書；二者分別是後漢及戰國時代的著作，假托神農氏與黃帝所著。

2. **西方**：在西方《蘇美藥理碑》為最早的藥典，記載處方及劑型，約在西元前 2200 年為索馬利亞人所著，《伊佰草本(The Ebor Papyras)》約在西元前 1500 年為古代醫藥典藉；直到西元前 460~379 年希臘人希波克拉底(Hippocrate)，精通解剖生理，而將醫學與藥學劃分，為西方「醫學之父」；直到西元 131~200 年羅馬人格林氏(Claudius Galen)抽提生藥成分，製成格林製劑，並收集處方編列藥學書藉，為「藥學之父」。

3. **19 世紀**：以化學合成藥物為主導，由罌粟植物抽離出嗎啡(Morphine)；使用全身麻醉劑、乙醚、氯仿；合成藥物水楊酸；此時化學合成藥物取代了植物藥物來源。

4. **20 世紀**：以化學療劑為主導，藥物學更是進展神速，1907 年艾利希(Erlich)開創化學療法(chemotherapy)，1928 年佛萊明(Fleming)發現青黴素（盤尼西林）、1932 年多馬克(Domagk)合成磺胺藥，用於治療細菌感染且療效明確，而後陸續研發出廣效及強效之抗生素，人工合成藥的發展一直在進步，不斷有新的藥物研發及應用。

5. **21 世紀**：生技製藥為主導，即用生物科技基因工程的方法開發研究疾病的治療藥物，又隨人類基因密碼的解開，臨床多種疾病在基因治療及分子生物學、生物晶片不斷地發展，其療效是可預期的，副作用也較化學合成藥少，生物製劑將普及於診斷及治療。

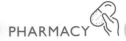

1-2　藥物的來源及其分類

一、藥物的來源

　　人類早期藥物的來源，主要取自植物、動物、礦物、微生物及化學合成，由於藥物化學的研究與進步，經萃取、純化、分離活性化學構造、合成與驗證藥效，化學合成目前仍是藥物最主要的來源，21 世紀生物基因工程技術的突飛猛進，將以生物製劑作為主導，不僅了解生物體之病因及需求，更具體明確應用在預防、診斷、治療上。

1. **植物來源**：藥用植物供藥用的部位有根、莖、葉、花、果實、種子、樹皮及植物滲出物。這些藥用部位含有天然的醫療價值成分，經萃取、純化、鑑定結構，改良後保留、強化藥效結構，製成醫療使用的藥物，其中具醫療用途之有效成分主要有下列幾項：

   (1) 生物鹼(alkaloids)：是一種含氮鹼性的天然有機物，具苦味，水溶性差，可與酸形成水溶性鹽類。低劑量即具有強烈的生理作用，例如：罌粟植物中的嗎啡(Morphine)、可待因(Codeine)；其他有阿托品(Atropine)、毛果芸香鹼(Pilocarpine)、咖啡鹼(Caffeine)、古柯鹼(Cocaine)、奎寧(Quinine)等。

   (2) 配醣體(glycosides)：為天然成分與醣基之結合物，水解時可產生醣體(glycone)及非醣體(aglycone)兩部分。醣體為非療效部位，有助於配醣體之溶解、吸收及滲透性，依配醣體之構造不同，醫療效用亦不同，例如：

   　A. 強心配醣體(cardiac glycoside)：如毛地黃葉中的長葉毛地黃毒苷(Digitoxin)，可治療充血性心臟衰竭。

   　B. 皂素配醣體(saponin glycoside)：如甘草(Glycyrrhiza)、遠志(Polygala)，加水振搖則具有持續性泡沫，對黏膜有刺激性，具有鎮咳、袪痰作用。

   　C. 蒽醌苷配醣體(anthraquinone)：如大黃(Rhubarb)、番瀉葉(Senna)，具有瀉下作用，可用作瀉下劑及苦味健胃劑。

   (3) 鞣質(tannins)：具有多酚之化合物，為配醣體之一，如茶葉、五倍子、玫瑰花瓣，具有弱酸性及澀味。廣泛存於植物的各部位，具有收斂性，能與蛋白質結合沉澱，具黏膜保護作用，常用作收斂劑，可作為生物鹼與重金屬中毒之解毒劑。

   (4) 油脂(lipid)：

   　A. 固定油(fixed oil)：在室溫下為液態，如：蓖麻子油(castor oil)，具刺激性瀉下功能，為刺激性瀉劑。

   B.揮發油(volatile oil)：存在於植物中，為揮發性芳香性質，室溫呈液態，可揮發，又稱精油(essential oil)，如薄荷油；冷卻後可呈固態結晶者，稱之為腦，如薄荷腦、樟腦。

(5) 樹脂(resins)：當切割樹皮滲出之物質經乾燥所得。例如安息香(Benzoin)具局部防腐作用；八角蓮(Podophyllum)具抗腫瘤作用。

(6) 樹膠(gums)：是植物受傷所滲出之黏性物，多醣類，吸水膨脹，作為乳化劑、助懸劑及黏合劑，例如：洋菜、阿拉伯膠(Acacia)、西黃蓍膠(Tragacanth)。某些樹膠可用作緩瀉劑，例如：瓊脂(Agar)。

2. **動物來源：** 現有之製劑，如激素類，有甲狀腺素；消化酶類，有胃蛋白酶、胰蛋白酶；魚肝油及生物性製劑，有蛇毒血清。又如傳統中藥材全蠍、海馬、明膠、麝香、蟾酥及蟬蛻等，保育類動物已不用。

3. **礦物來源：** 例如氯化鈉、氯化鉀，有助電解質平衡；氧化鎂(Magnesium oxide)作為緩瀉劑。

4. **化學合成來源：** 是目前使用藥物的最主要來源，以化學合成製造，化學結構較天然藥物簡單，可以大量生產、降低成本，供應醫療使用，如利尿劑、心血管藥物、鎮痛消炎藥等。

5. **微生物來源：** 由培養之特殊菌種的分泌物或代謝物取得，具有抑制或殺死其他微生物的作用，例如抗生素、抗病毒及抗腫瘤藥物等。

6. **生物科技基因工程：** 由早期利用 DNA 基因轉植大腸桿菌製得胰島素(insulin)，近來有生長激素(growth hormone, GH)、組織胞漿素原活化劑(t-PA)、干擾素(interferons)、凝血因子及紅血球生成因子(erythropoietin, EPO)的臨床使用；陸續有新的生物技術推出，如單株抗體，DNA 晶片可迅速完成基因比對，廣泛應用於新藥開發及遺傳疾病診斷等。

二、藥物的分類

  藥物分類可依不同的需求而定，如藥物的作用、劑型、強度、藥典登錄狀況，或依治療對象、疾病及處方分類，本單元主要依藥理作用分類：

1. **化學療劑：** 預防及治療感染性疾病，例如抗生素、抗病毒藥、抗原蟲藥、抗癌藥、驅蟲藥及防腐消毒劑等。

2. **藥效藥物：** 治療人體機能異常疾病。例如鎮靜安眠劑、精神疾病用藥、利尿劑、降血壓藥、解熱鎮痛劑、氣喘治療劑。

3. **激素類藥物：** 人體能自行合成，當缺乏或分泌過盛時，需依賴藥物治療，例如胰島素、生長激素等。

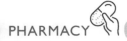
4. **維生素**：人體無法製造，需由外界供給，當缺乏或需求量增加時，必須大量補充，例如葉酸、維生素 B 群等。

5. **其他藥物**：如診斷用藥，在幫助診斷疾病無實際醫療用途，例如硫酸鋇為 X 光胃腸道顯影劑。

其他常見之分類法有：

1. **依毒性程度分類**：可分為毒藥(poisons)、劇藥(potent drugs)、普通藥、麻醉藥(narcotics)。如毛地黃毒苷(Digitoxin)，屬毒藥；苯巴比妥(Phenobarbital)，屬劇藥；嗎啡(Morphine)，屬麻醉藥品。

2. **依各國法規分類**：可分為藥典（法定）藥及非藥典（非法定）藥；在我國政府有為人民安全所公告之管制藥。

1 -3 藥物的標準—藥典與命名

為維持藥物的藥效及安全，世界各國都有制定藥典(pharmacopeia)作為製藥標準，以確保用藥品質及安全性之法定依據。藥典記載的藥物稱為法定藥(official drugs)，其內容包括各種原料藥、製劑的名稱、來源、性狀、含量、鑑別、用途分類、劑量及儲存法、有效期限等項目的規定，包含佐料之成分含量及雜質限量，其內容均會定期增修改版並公告。

1. **中華藥典**(The Chinese Pharmacopeia, CH. P.)：我國的藥典名為中華藥典，於 1930 年由衛生部頒布中華藥典第 1 版(CH. P. I)。1959 年由內政部發布中華藥典第 2 版(CH. P. II)；1980 年衛生署編修公布中華藥典第 3 版(CH. P. III)；1995 年衛生署公告第 4 版，並於 1998 年增列第 4 版補編，2000 年出版 5 版，2006 年出版 6 版，2011 年出版 7 版，2017 年出版第八版。

2. **美國藥典**(The United States Pharmacopeia, U.S.P.)：美國藥典第 1 版於西元 1820 年公布，每 5 年定期修正出版一次，1999 年出版美國藥典的第 24 版；第 19 版國民處方集(National Formulary, N.F.)則收載 U.S.P.未記載的藥物，每年修正出版補編。

3. **英國藥典**(British Pharmacopeia, B.P.)：1998 年已出版第 15 版，其範圍與目的和美國藥典相同；另有英國藥方書(British Pharmaceutical Codex, B.P.C.)作為輔助之用。

4. **日本藥局方**(Japanese Pharmacopeia, J.P.)：1996 年已出版第 13 版，內容包含漢方藥。

5. **國際藥典** (Pharmacopeia Internationalis, Ph.I.)：由聯合國世界衛生組織(W.H.O.)製定，促使國際藥品標準的統一，1998 年已出版第 5 版。

6. **中國人民共和國藥典**(P.R.O.C. Pharmacopeia)：1995 年出版第 5 版，包含西藥及中草藥。

■ **藥物的命名**

主要有下列命名方式：

1. **學名或法定名**(generic or official name)：藥典採用的名稱，是常用的藥名，在教科書、參考資料均採用法定名，又稱學名或俗名。第一個字母以小寫起頭，有些以大寫來提醒讀者，例如：diazepam、sildenafil、orlistat、fluoxetine 等。

2. **商品名**(brand or proprietary name)：為藥商向政府申請許可證，經商標登記後所用之專屬名稱。第一個字母需以大寫，右上角有®之標記，例如：Valium®為 diazepam 之商品名；Viagra®、威而剛®為 sildenafil 之商品名；Prozac®、百憂解®為 fluoxetine 之商品名、Panadol®為 acetaminophen 的商品名。

3. **化學名**(chemical name)：依據藥物化學結構來命名，因過於繁瑣，一般較少使用，例如 Aspirin®之化學名為 acetylsalicylic acid。

4. **代碼名**(code name)：藥物在研發上市前，常暫時使用代碼，通常由英文字母（開發藥廠英文名稱簡稱）及數字，例如 RU-486，學名為 mifepristone。

1-4 藥用度量衡

有關藥物調配所使用容量及重量的度量衡制度，常用者有公制及英美制兩種。國際採用公制的單位為十進位，容易換算，是目前最常用的單位，中華藥典採用公制。英制又分為兩種制度，一為常衡制，日常用品或藥品批售的稱量；另一為藥衡制，專供藥師或醫護人員調配藥品的稱量。目前臨床用藥主要為固態、半固態或液態，故以重量及容量的度量衡較常用，在不同制度相關單位間可相互換算。

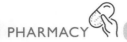

一、公　制

　　公制單位是十進位，單位字首和縮寫符號如下：

單位：$1=10^0$

deci(d)=10^{-1}　centi(c)=10^{-2}　milli(m)=10^{-3}　micro(μ)=10^{-6} nano(n)=10^{-9}　pico(p)=10^{-12}

dika(da)=10^1　hecto(h)=10^2 kilo(K)=10^3　mega(M)=10^6　giga(G)=10^9 tera(T)=10^{12}

1. 重量基本單位為公克(gram, g)與其他單位之關係，如表 1-1。

表 1-1	以公克為基本單位與其他單位之關係	
中文名	英文名及縮寫	與公克之關係
公　斤	kilogram(kg)	10^3g
公　兩	hectogram(Hg)	10^2g
公　錢	dekagram(Dg)	10^1g
公　克	gram(g)	1g
公　釐	decigram(dg)	10^{-1}g
公　毫	centigram(cg)	10^{-2}g
公　絲	milligram(mg)	10^{-3}g
微　克	microgram(μg)	10^{-6}g
微毫克	nanogram(ng)	10^{-9}g

2. 容量基本單位為公升(liter, L)與其他單位之關係，如表 1-2。

表 1-2	公升為基本單位與其他單位之關係	
中文名	英文名及縮寫	與公升之關係
公　秉	kiloliter(kL)	10^3L
公　石	hectoliter(HL)	10^2L
公　斗	dekaliter(DL)	10^1L
公　升	liter(L)	1L
公　合	deciliter(dL)	10^{-1}L
公　勺	centiliter(cL)	10^{-2}L
公　撮	milliliter(mL)	10^{-3}L
微公升	microliter(μL)	10^{-6}L

二、英美制

通行於歐美，其單位間的換算比較複雜，藥師調劑之稱量採藥衡制；又分美國單位與英國單位，常衡制則用於日常買賣或藥品批購之稱量。

1. **英制藥衡制之重量單位**：1 英磅(pounds, 1b)＝12 英兩(ounces, oz)=96 英錢(drams, dr)=288 英分(scruples, sc)=5760 英厘(grains, gr)。

2. **美國藥衡制之容量單位**：1 加侖(gallons, gal)=4 夸脫(quarts, qt)=8 品脫(pints, pt)=128 量兩(fluid ounces, fl.oz.)=1024 量錢(fluid drams, fl.dr.)=61440 量滴(minims, m)。

3. **英美制與公制的換算**：
   (1) 重量單位：
       A.藥衡：1 公斤＝2.2 英磅
              1 公克＝15.43 英厘(≒15gr)，1 英兩＝31.1 公克
       B.常衡：1 英磅(1L)＝454 公克，1 英兩＝28.35 公克
   (2) 容量單位：
       1 加侖(gal)=3.785 公升（美制）=4.546 公升（英制）
       1 量兩(fl.oz.)=29.57 公撮(mL)（美制）=28.41 公撮(mL)（英制）

三、滴容量

少量之液體藥物，可用標準滴管滴數來表示容量。標準滴管外徑為 3mm，於 15℃時，直立滴出蒸餾水 20 滴重量約 1g 或 1mL。但由於液體表面張力、比重、黏度有差異性，因此 1gm 的藥物滴數就不同。例如：1mL 水有 20 滴、酒精有 52 滴、甘油有 27 滴；而 1gm 水有 20 滴、酒精有 69 滴、甘油 22 滴。

四、家庭量制

歐美各國家庭常以餐具做為量器，方便藥水服用，與公制單位公撮(mL)之換算下，但其誤差較大，約為 20%。

　　1 茶匙(teaspoonful)＝5mL

　　1 點心匙(dessertspoonful)＝10mL

　　1 湯匙(tablespoonful)＝15mL

　　1 酒杯(wineglassful)＝60mL

　　1 茶杯(teacupful)＝120mL

　　1 玻璃杯(glassful)＝240mL

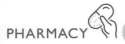

1-5　溶液調配與基本藥用數學

　　醫護人員經常會面臨到溶液的調配給藥，如稀釋溶液、濃度單位換算及給藥輸注速率等。藥物學上的溶液主要是指水溶液，外觀清澈，由溶質與溶劑所組成。許多溶液製劑必須與人體有相同的滲透壓及酸鹼值(pH)，特別是注射液或眼用製劑，如生理食鹽水係指 0.9%的氯化鈉水溶液，是以溶質氯化鈉，溶於溶劑水之後即成溶液。

一、溶解度

　　溶解度(solubility)在藥典的定義是指藥物於 25℃時，溶質 1g 或 1mL 能溶於若干 mL 溶劑中而言；依溶解度大小而區分下列幾種狀態：

1. **極易溶解**：溶劑量<1mL。

2. **易溶**：溶劑量在 1~10mL。

3. **可溶**：溶劑量在 10~30mL。

4. **略溶**：溶劑量在 30~100mL。

5. **微溶**：100~1,000mL。

6. **極微溶**：>1,000mL。

7. **幾不溶**：>10,000mL。

　　溶液中所含溶質的量達最大限度時，稱為飽和溶液。加熱法之溶液在冷卻後有溶質析出稱為過飽和溶液。影響溶解速率之因素主要為溶劑，無機鹽類易溶於水，例如氯化鈉；有機藥物較易溶於酒精，例如揮發油；有機藥物的鹽類則易溶於水，例如鹽酸麻黃鹼。其他影響溶解速率之因素有溫度、藥物粉末的粗細、攪拌程度，故在調製藥品時，常以研磨、加溫、攪拌等方式助其溶解。

　　藥品濃度的表示法，有下列三種：

1. **比例法**：表示固體或液體之溶質與溶劑的含量比例。此種表示法有 W/V、V/V、W/W；其中 V 表示容積，W 表示重量，以前二者較常用。例如葡萄糖溶液 1:100(W/V)，表示 1g 葡萄糖溶於水後，加水配製成 100mL。

2. **百分法**：藥物在溶液中含量的百分比(%)，有三種表示法，%W/V、%V/V、%W/W。例如 1%(W/V)的葡萄糖溶液，表示 100mL 水中含有 1 公克葡萄糖；70%(V/V)酒精溶液，表示 100mL 溶液中含有 70mL 的酒精。

3. **單位法**：溶液濃度以單位(unit)表示。例如有些抗生素或生物製劑，或小瓶每 mL 含若干單位表示。

二、基本藥用數學

(一) 溶液濃度之計算

濃度＝量（重量 g 或容量 mL）／容積(mL)

量（重量 g 或容量 mL）＝濃度×容積(mL)

(二) 濃度表示法及單位之互換

重量單位：1 公克(gm)＝0.001 公斤(kg)＝1000 毫克(mg)＝10^6微克(μg)

容量單位：1 公升(L)＝100 公勺(cL)＝1000 毫升(mL; c.c.)

例如：1:20 之葡萄糖溶液相當於若干%?

解答：1:20=X%

　　　　∴1:20=X:100

　　　　　20X=100

　　　　∴X=5(%)；即 1:20 等於 5%

(三) 溶液配製法

1. **固體藥物溶解之溶液**：

　　　例如：請問配製 500mL，0.9%(W/V)的氯化鈉水溶液，需秤取需多少公克(g)之氯化鈉？

解答：0.9%(W/V)=0.9g/100mL

　　　　重量=濃度×容積=0.9g/100mL × 500mL=4.5g

　　　　即秤取氯化鈉 4.5g，加入適量水使溶解，再加水至 500mL

2. **稀釋液體藥物**：

(1) 例 1：欲配製 75%(V/V)消毒用酒精 1000mL，需用 95%(V/V)酒精若干 mL？

　　解答：∵稀釋前後溶質的量不變

　　　　　溶質量=濃度×體積

　　　　　75 mL/100mL×1000mL = 95mL/100mL×XmL

　　　　　（稀釋後）　　　　　　　（稀釋前）

　　　　　∴X = 790mL

　　　　　即取 790mL 之 95%(V/V)加水稀釋至 1000mL

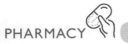
(2) 例 2：欲配製小兒糖漿 8%(W/V)的溶液 100mL，現有 80%(W/V)糖漿，需取用糖漿量多少 mL？

解答：稀釋前後溶質的量不變，僅溶劑的量增加。

重量＝濃度×容積

8g/100mL×100mL=80g/100mL×XmL

（稀釋前）　　　　　（稀釋後）

∴X=10mL

即取 10mL 80%(W/V)糖漿，加入水稀釋至 100mL

(四) 給藥劑量

例如：一體重 50kg 的病人，使用每 1mL 含有 100 單位(Unit; U)之藥物進行治療，其劑量為 5U/kg，應取用多少 mL？

解答：需要總藥量：50kg×5U/kg=250U

藥物容積=量／濃度=250U/100(U/mL)=2.5mL

(五) 輸注速率

靜脈注射藥物，必須緩慢輸注給藥，市售靜脈輸注器(IV set)係已經過原廠的校正，輸注液體量每毫升含有 10、12、15、20、50 或是 60 滴。

輸注速率公式＝量（mL 或滴數）／時間（小時、分鐘）

1. 例 1：醫師處方為「N.S. 2000mL IV 輸注 24 小時（IV set 每毫升 20 滴），請問靜脈輸注速率為多少（每分鐘多少滴數）？

解答：輸注速率＝量（校正值）／時間

＝[2000mL×（20 滴／毫升）／24 小時×60（分鐘／小時）]

＝（2000×20 滴）／（24×60 分鐘）

≒28 滴／分

2. 例 2：醫師處方為 IV 50% glucose 2000mL，改以輸注速率 40 滴／分(IV set 20gtt/mL)，請問需多少小時？

解答：輸注速率＝量（校正值）／時間

∴時間＝量／輸注速率

[2000mL×20(gtt/mL)]／40gtt/min＝1000 分鐘≒16.7 小時

1-6　藥物劑型

　　藥物劑型是依據藥物的治療目的、臨床用量、給藥途徑、物化特性及儲存方便性，製成含量固定之製劑。依給藥途徑不同分口服、注射、黏膜、外用經皮及其他劑型，分類如下：

一、口　服

(一) 固態劑型

1. **錠劑**(tablets)：門診最常用之劑型，由原料藥物加上賦形劑如黏合劑、崩解劑、潤滑劑及保存劑，打錠壓製成。依藥物成分及吸收部位，分別加入糖衣、膜衣或腸衣製成不同製劑。
   - (1) 腸溶錠劑(enteric coated, EC)：避免藥品在胃中崩散受胃酸破壞或刺激胃黏膜，到腸中再崩散吸收。
   - (2) 多層錠劑(layered tablets)：各層分別含有藥物，以不同速率釋放藥品。
   - (3) 糖衣錠劑：外包一層糖衣，可掩飾藥物苦味。
   - (4) 舌下錠：置於舌下，由口腔黏膜直接吸收。
   - (5) 咀嚼錠及口含錠(lozenges)：於口中逐漸釋出藥物。

2. **膠囊劑**(capsules)：將藥品裝入可溶性硬質或軟質。膠囊中如 Vit. E 軟膠囊，有些為求長效持續釋放藥品，可先製成小顆粒再裝入膠囊。膠囊之大小型號由最小的 No.5 至最大的 No.000 分為八種。

3. **散劑**(powders)：兩種以上的藥物混合而成乾燥粉末，可乾燥製成顆粒或球丸狀。

(二) 液態劑型

1. **糖漿劑**(syrups)：藥物溶於高濃度蔗糖溶液，可掩飾藥物的苦味。

2. **溶液劑**(solution)：可溶、不揮發性藥品，溶於水或酒精中，口服或外用。

3. **乳劑**(emulsions)：不相溶的液體，如油脂性藥品均勻分散於水中所製成乳狀製劑，常加乳化劑或界面活性劑，如魚肝油乳劑。

4. **懸浮劑**(suspensions)：為不溶性藥品細粒分散於溶液中久置易沉澱分層；服用前需搖均勻。

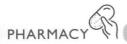

5. **膠漿劑(gels)及乳漿劑(magmas)**：一種膠狀的水懸液劑，例如氫氧化鋁凝膠劑；膠體顆粒較大為乳漿劑，如鎂乳漿劑。

6. **流浸膏劑(fluid extracts)及浸膏劑(extracts)**：生藥抽提其所含的有效成分，經濃縮製得之液體製劑。每 1mL 所含有效成分相當於標準生藥 1g；濃縮成固態半固體劑則為浸膏劑。

7. **醑劑(spirits)、酊劑(elixirs)以及酊劑(tinctures)**：均為含酒精溶液，醑劑含揮發性藥物，如薄荷醑劑；酊劑為芳香甜味澄明液，如芳香酊劑；酊劑則是藥物經浸泡製成，如遠志酊、鴉片酊。

8. **灌腸劑(enemas)**：藥物的液體製劑，用於直腸部位。例如：肥皂灌腸劑。

二、非經腸道

1. **注射劑(injections)**：藥品製造過程必須無菌，經滅菌後儲存於熔封的安瓿(ampule)或小瓶(vial)內，以供注射用，注射劑不得含有微生物或其他異物及會導致發燒之熱原等物質。
   (1) 注射液：澄明溶液，置於安瓿、小瓶或大容積點滴瓶，需注意滲透壓及pH 值。
   (2) 乾粉、凍晶注射液：使用時，加適量之溶劑溶解。
   (3) 滅菌懸浮液：固體藥品懸浮於適當溶劑中，不能供靜脈或脊椎管中注射。

2. **外用經皮：**
   (1) 軟膏劑(ointments)：為一種或數種藥品加入軟膏基劑，經研磨合均勻所製成的一種半固體外用製劑。
   (2) 洗劑(lotions)：為供外用的一種懸浮液或乳劑，經久置後懸浮物可能析出，使用前應充分搖勻。如：爐甘石洗劑(Calamine Lotions)。
   (3) 擦劑(liniments)：為外用溶液或合劑，是將藥品加入油脂中或乳劑中所製成，例如：樟腦擦劑。
   (4) 氣化噴霧劑(aerosols)：含有藥品與推動劑之製劑。

三、經由黏膜

1. **吸入劑(inhalants)**：藥品或其溶液，用加壓器瓶，以細霧方式噴出，經由鼻腔、口腔或呼吸道給藥，黏膜吸收，快速產生局部或全身作用。如氣管擴張劑、全身麻醉劑。

2. **栓劑(suppositories)**：放置於肛門、陰道、尿道的固體製劑，其外形及重量因作用部位而異，塞入人體內藉體溫融化後吸收，發揮療效，如陰道栓劑。

3. **眼用滴劑及軟膏**：藥物加入軟膏基劑，必須避免微生物汙染；滴劑必須是無菌溶液，直接滴至患處有眼、耳、鼻滴劑。

四、其他給藥法

1. **貼劑**：為經皮吸收製劑(transdermal therapeutical system, TTS)，藥物儲存於貼片內，可黏貼於皮膚，藥物持續釋出經皮膚吸收進入血液產生藥效，如抗動暈症藥、退燒藥及硝酸酯貼劑。

2. **皮內植入法**(intradermal implants)：藥物儲存於小錠中，植入皮膚內，藥物持續釋出經血液送至組織產生藥效，如荷爾蒙避孕藥。

3. **薄膜緩釋系統**(ocusert system)：含 pilocarpine，用於治療青光眼。

五、使用之注意事項

　　上列各劑型均為各種需求而特殊設計，使用上需依照指示服用，否則不能達到療效甚至產生不良反應。

1. 持續釋出型膠囊或錠劑、腸衣錠及舌下錠不可任意磨碎、剝半、咀嚼或與食物併服，易破壞原劑型的用途，如緩釋劑不能達到延長藥效、腸衣錠產生刺激腸胃或失效等不當反應。

2. 特殊劑型之使用方法，可請藥師示範及解說，如栓劑、氣化噴霧劑。

3. 調製或更改製劑，應向醫師或藥師詢問，如打開膠囊、磨碎藥片、併服矯味劑與否。

4. 溶液製劑，使用前應搖動均勻再用，吞服藥劑採取立姿，避免臥姿服用，如 Alendronate，服用後半小時不能平躺。

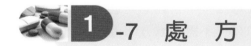

1-7　處　方

　　處方（prescription 或 order）是由合法的執業醫師包括牙醫師、獸醫師為病患診斷之後，依據病患病情的需要，列出對藥品的劑型、劑量和用法上的書面請求，又稱處方箋。一般處方只許調劑一次，保存期限為 3 年，而慢性病處方箋可連續調劑 3 次；含麻醉藥品或毒劇藥品之處方箋保存期限則為 5 年，超過期限的處方，應予銷毀。

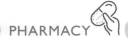

一、處方之內容

完整的處方內容需包含下列項目：

1. **病人的基本資料**：姓名、年齡、性別、出生年月日、身分證號碼及病歷號；提供劑量參考及確保用藥安全，含麻醉藥品處方則必須加列住址、就診日期。

2. **處方號碼及日期**：便於查考，藥師應調配當日的處方，過期者不可調劑。

3. **首語**：為處方的開頭語，即 " R " 符號，拉丁字是 Recipe（你拿；取用）的意思，原意為祈求保佑，現為藥局或處方的代表符號。

4. **正文**：為處方的主體，包含藥名及劑量，藥名以英文書寫。

5. **尾語**：醫師指示藥劑的劑型及配製數量。例如：M.Ft.3×II，即將處方量分成3包，給予2天份。

6. **用法**：指示病人外用或內服藥物之用法、用量，服用次數與時間，通常以 Sig. 表示。

7. **醫師姓名**：為保證處方的真實性。若處方內容含麻醉藥品，則應加寫醫師地址與醫師執照號碼。

8. **藥師姓名**：查核處方及確保調配無誤，若處方內容含麻醉藥品，則應加寫醫師地址與醫師執照號，及藥師執照號碼。

二、常用處方縮寫語

目前醫師都以英文書寫處方，但用法用量之指示則仍用拉丁文縮寫表示，常用處方縮寫，如表 1-3 所示。

三、處方藥與非處方藥

處方藥，需經醫師處方調劑供應，不可任意出售，包裝上更應註明憑醫師處方供應。非處方藥(over the counter drugs, OTC)，不需憑處方即可購買者，包含成藥及指示藥（醫師藥師藥劑生指示藥品），成分含量低、較緩和，危險性低。

四、處方調配

一般處方內服藥的標示是採藍綠色，外用藥是以紅色標示，取用藥品，應三讀五對：標籤核對，即取藥時，核對藥品名含量；開瓶取藥時再讀標籤；最後歸位時，再讀標示，整體調配後，應再檢視處方。

表 1-3　常用處方縮寫之拉丁文

縮寫（給藥時間與途徑）	中文	縮寫（給藥劑量與劑型）	中文
a.c.	飯前	a̅a̅	各一
p.c.	飯後	ad	至；加至
h.s.	睡前	aq.	水
i.c.	餐間	q.s.	足量
a.h.	隔 1 小時	tab.	錠劑
t.i.d	一天 3 次	syrup.	糖漿
b.i.d.	一天 2 次	caps.	膠囊
q.d.	每天	nebul.	噴霧劑
q.1(2,3)h.	每 1(2,3)小時	en.	灌腸
q.i.d.	一天 4 次	tinct.	酊劑
stat.(st)	立即	ung	軟膏
p.r.n.	必要時	supp.	栓劑
S.O.S.	必要時給一次	lot.	洗劑
non rep.;n.r.	不得重配	cito disp.	趕快調劑
a.u.	兩耳	conc.	濃的
a.d.	右耳	d.t.d.	照比調劑
a.s.	左耳	dil.	稀釋
o.u.	兩眼	div.	分成
o.d.	右眼	ft.	製成
o.s.	左眼	gtt.	滴
p.r.	經由直腸	M	混合
p.o.	口服	M. dict	照醫師所囑
IV	靜脈注射	ut dict(UD)	
IM	肌肉注射	Sig.(S)	服用法
		℞	取

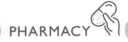

1-8　配伍禁忌與藥物的安定性

一、配伍禁忌

配伍禁忌(incompatibility)是指處方中各成分經調劑在一起之後，在療效、安全性及外觀安定性有不良的反應，分為三類：治療性、物理性及化學性配伍禁忌。

(一) 治療性配伍禁忌

即藥物交互作用(drug interaction)，是指藥物在人體內因藥物與藥物或與食物共同服用，有拮抗抵消療效、增強毒性或引起其他副作用，甚至產生致命效應。重要的藥物與藥物交互作用整理列於各藥物之注意事項。

食物與藥物之配伍禁忌，例如：

1. **含酒精飲料**：與多數藥物不能併服，特別是具中樞抑制作用之藥物如鎮靜、安眠、抗焦慮藥物等。

2. **牛奶製品**：不能併服四環黴素及 Quinolone 類抗生素。

3. **茶、咖啡**：忌用鐵劑、Quinolone 類抗生素。

4. **葡萄柚汁**：會抑制肝臟代謝(CYP3A4)，增強共服藥物之副作用，如 Ca^{2+}通道阻斷劑 Nifedipine 等，第二代 H_1－阻斷劑：如 Terfenadine、Astemizole。

5. **含高酪胺(tyramine)之食物**：如乳酪、紅酒、酪梨、動物肝臟、煙燻魚、酵母菌及其製品等，不可與 MAOI 類藥物併用，如 isocarboxazid、tranylcypromine。

6. **含高量 Vit. K 蔬菜**：有花椰菜、高麗菜、甘藍及酪梨；不可併用 Vit. K 拮抗劑 Warfarin。

(二) 物理性配伍禁忌

常見製劑外觀改變，如沉澱及不完全溶解；水與油分層；熔點降低或吸潮使固體液化；由於外觀不均勻、不美觀，不但影響藥品的一致性，也影響使用者心理。

(三) 化學性配伍禁忌

發生於處方成分之化學反應的結果，主要有下列反應方式：

1. **氧化或還原**：儲存不當致藥物暴露於光、高溫、pH 值、空氣或氧化劑中致藥物氧化；還原反應較少見，如汞重金屬鹽類遇光還原成金屬態。

2. **沉澱**：多數為酸鹼中和反應。

3. **水解**：例如 Aspirin 容易水解產生水楊酸及醋酸。

4. **產生氣體**：例如制酸劑碳酸氫鈉 $NaHCO_3$，遇酸產生 CO_2。

5. **其他反應有變色、消減旋光度等均會降低藥理活性。**

二、藥物的安定性

　　是指藥品在按照規定方法儲藏，仍能維持製造時之品質及特性，超過有效期限或末效期限(Expiractory date, Exp date)，則不能保持其標準的效價。由於儲藏時，受到溫度、濕度、氧氣、光線及容器等因素的影響，儲藏環境不當，會影響品質及安定性，就上列條件之注意事項討論如下：

1. **溫度**：儲存藥物之溫度有：
   (1) 常溫：15~30℃，無特別規定係指常溫。
   (2) 涼處：8~15℃。
   (3) 冷藏：2~8℃，避免冷凍，生物製劑一般以冷藏儲存。
   (4) 冷凍：−20~−10℃避免凍結。

2. **光線及氧氣**：光線會加速藥物分解對光不安定藥物，常以阻光容器儲存如維生素 B_2、B_6、B_{12} 及直接血管擴張劑 Sodium nitroprusside；可加入的抗氧化劑有維生素 C、E 等。

3. **容器**：直接與藥物接觸，是影響藥物安定性的主要因素。在製造過程即考慮其材料及儲藏條件。中華藥典記載之容器種類有：
   (1) 密蓋容器：儲藏時，不可混入外界固體。
   (2) 緊密容器：儲藏時，不易混入外界液體、固體及蒸汽，開放後能重行密閉。
   (3) 阻光容器：不透明或免於因光線引起變質之容器。
   (4) 熔閉容器：為滅菌、不可混入氣體、微生物及熱原之容器，一般為注射用製劑。
   　　A. 安瓿(ampoules)：圓筒玻璃容器，為單劑量注射劑，使用前需割破封口。
   　　B. 小瓶(vials)：玻璃容器，具橡皮或塑膠密封，為液體或粉狀製劑，可加入稀釋劑之多次劑量之容器。

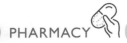

C.大瓶(cartridges)：儲存單劑量之注射劑，配合特殊的注射裝置，供靜脈注射給藥。

1-9　新藥的發展

新藥的發展，不管是天然、化學合成或基因工程之生物製劑，在臨床使用之前，均必須進行臨床前試驗（即動物試驗）及臨床試驗。

(一) 臨床前試驗

又稱動物試驗，可分為五個步驟：

1. **初步篩選**：觀察藥物在離體($in\ vitro$)、動物體內($in\ vivo$)或在細胞、細菌培養。
2. **定量試驗**：在不同劑量的藥效及極高劑量之立即毒性，當治療指數太低時，應停止以下試驗。
3. **毒性試驗**：包括急性和慢性試驗，性別差異性、致癌性及致畸胎性，有明顯的動物毒性即應停止。
4. **藥物在動物體內之吸收、分布、代謝及排泄情形。**
5. **藥物製劑學上的技術試驗。**

(二) 臨床試驗

又稱人體試驗，由於動物與人體試驗的差異很大，需先向衛生福利部申請核准進行，需小心謹慎進行，決定新藥的最重要試驗，分為三期：

1. **第一期**：對象是健康志願者，人數應少於 10 人，延伸動物試驗之藥物作用並決定效應劑量關係。
2. **第二期**：對象是選擇性病人，需相當數量，在周詳的照顧下進行安全性及效應測試；在試驗設計中，可將病人分成試驗藥物組，另一為安慰劑(placebo)組，服用不含藥物，以作為對照組；甚至可進行雙盲(double-blind)試驗，病人和研究人員均不知受試者接受何種藥物；或再進行交叉的治療方式，將藥物換成安慰劑作對評估新藥有效性的方法，或以現有藥物作為對照組比較。

3. **第三期**：對象是 1,500~3,000 位病人，在不同地區，進行大規模試驗，以確保藥物的安全和有效，此治療結果是核定該藥製售之依據。通過臨床試驗可向國家衛生主管單位如台灣衛生福利部、美國的食品藥物管理局(the Food and Drug Administration, FDA)，申請藥物銷售許可證，得到證照之後仍需監督，有不合規定、不良副作用，均可停止生產出售。

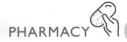
課後複習

( ) 1. 有一藥物由下列給藥途徑均可吸收，試問哪一種投藥方法吸收最快？(A)口服給藥　(B)皮下注射　(C)直腸給藥　(D)吸入給藥。

( ) 2. 藥物的吸收、分布、代謝及排泄等問題屬下列何種範疇？(A)藥物治療學　(B)藥物動力學　(C)毒物學　(D)藥物市場學。

( ) 3. 處方縮寫"Stat."，中文之意是：(A)用法指示　(B)適量　(C)必要時才用　(D)立即給藥。

( ) 4. 常用的處方縮寫與及其意義，錯誤者為：(A)gtt.表示「滴」　(B)o.u 表示「兩眼」　(C)q.d.表示「每天」　(D)h.s.表示「飯前」　(E)p.o.表示「口服」。

( ) 5. 油溶性懸浮藥劑，不可以使用何種方式給藥？(A)肌肉注射　(B)皮下注射　(C)飯後給藥　(D)靜脈注射。

( ) 6. 藥效學(Pharmacodynamics)是研究藥物的：(A)分布　(B)代謝　(C)藥效　(D)動力學。

( ) 7. 處方單上拉丁文縮寫"p.r.n."所代表的中文意義為：(A)直腸給藥　(B)飯後給藥　(C)適量給藥　(D)需要時給藥。

( ) 8. 在公制單位中，下列縮寫所代表的分數或倍數，何者錯誤？(A)d：10^{-1}　(B)G：10^9　(C)n：10^{-6}　(D)m：10^{-3}。

( ) 9. 欲配置常用 75%(V/V)之消毒酒精 500mL，需用 95% 酒精幾毫升？(A)58mL　(B)153mL　(C)213mL　(D)395mL。

( ) 10. 醫師處方為「N.S. 2000mL IV keep 24 hr.」，此 IV set 每毫升 20 滴，請問靜脈輸注速率為多少（每分鐘多少滴數）？(A)28 滴／分　(B)38 滴／分　(C)48 滴／分　(D)58 滴／分。

解答
DBDDD　CDCDA

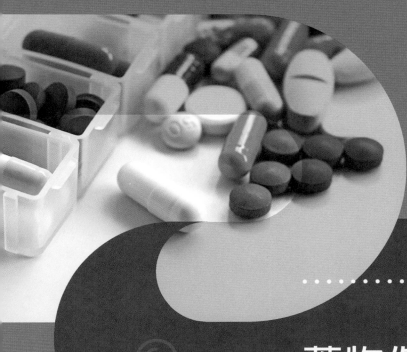

02
CHAPTER

▌詹婉卿 編著

藥物作用的原理

⊹PHARMACY

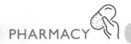

藥物給予活體後，目的是於活體上產生預防、治療或診斷等效用，進入體內的藥物必先經過藥劑相：藥物崩解、溶解、穿透；藥物動力相：藥物的吸收、分布、代謝、排泄；之後才達到藥效相：藥物與受體、離子通道或酶的交互作用產生生理反應，或經由化學反應產生藥效、協助診斷（圖2-1）。

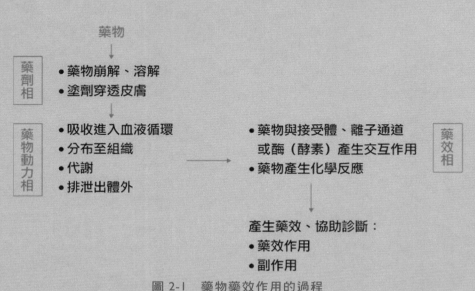

藥物

| 藥劑相 | ・藥物崩解、溶解
・塗劑穿透皮膚 |

| 藥物動力相 | ・吸收進入血液循環
・分布至組織
・代謝
・排泄出體外 |

・藥物與接受體、離子通道或酶（酵素）產生交互作用
・藥物產生化學反應　　藥效相

產生藥效、協助診斷：
・藥效作用
・副作用

圖 2-1　藥物藥效作用的過程

因為在藥物作用的過程中並不會使身體產生突破性的新功能，故藥物只能達到調節生理功能之用；而且進入體內的藥物作用雖設計為具有選擇性，但很少只具有單一作用，如此多樣性的作用中常有一些是治療所不必要的，藥物治療目的以外的作用，就稱為不良作用(adverse effects)或副作用(side effects)。新藥開發的目標即為找出藥效更好、更專一、副作用更少的藥物。

2-1　藥物學及藥理學

藥物學(pharmacy)為綜合各種藥物相關知識的學科，舉凡藥理學、生藥學、毒理學、藥劑學、調劑學等與藥物相關的學科皆包含在內。

藥理學(pharmacology)是研究藥物對生命體（人體、病原體）作用的科學。其範圍非常廣，可包含藥物來源、物化特性、作用機轉、用途、用法、藥效、不良作用及相互作用等。與藥理學研究相關的科學主要有二：

1. **藥物藥效學**(pharmacodynamics)：研究藥物對生命體的效果，即藥物之作用機轉、動力學和效力間之相互關係，如胃腸道用藥、抗發炎藥物之作用機轉及治療效果等。

2. **藥物動力學**(pharmacokinetics)：研究藥物在人體的吸收、分布、代謝、排泄的速率與量的變化。如口服給藥之生體可用率、肝臟代謝率及腎臟排泄率等。

2-2　藥物動力學

　　藥物動力學(pharmacokinetics)即是研究藥物進入體內之吸收、分布、代謝與排泄的一門學問（圖 2-2）。藥物吸收的快慢與吸收率、分布區域大小與分布速度、藥物被代謝之情形、排泄的情形，皆會影響藥物到達作用位置的濃度及藥效程度。使用藥物後至藥物產生最小藥效的時間，稱為起始期(onset of action)；藥物從開始作用到作用時間消失稱為作用期(duration of action)。若能了解藥物在人體內濃度的變化，再配合藥物藥效學則能提供病人在給藥途徑、次數、劑量等各方面有明確的選擇，以達到最佳的治療濃度及效果，且避免產生藥物之毒性作用。

　　臨床上，由於大部分組織細胞被組織液或血漿充分灌注，檢查血漿中藥物濃度是一種監視治療過程的可靠方法。在給藥後，於不同時間間隔抽出血漿檢品並分析藥物濃度，可將血漿中之藥物濃度對時間做曲線圖，由此數據及曲線圖可求出藥物動力學參數，協助學者了解藥物在體內的動向。常用的藥物動力學參

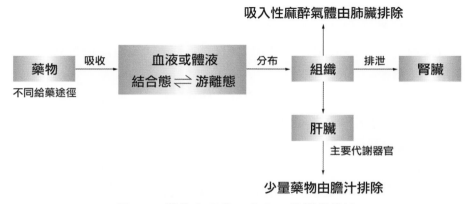

圖 2-2　藥物之吸收、分布、代謝與排泄

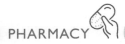

數，如：曲線的最高處為尖峰血漿中濃度(C_{max})、到達尖峰濃度之時間(T_{max})、血漿中藥物水平對時間曲線下面積(AUC)、清除率(CL)、藥物濃度改變一半所需的時間為半衰期($t_{1/2}$)及擬似分布體積(V_D)等為探討藥物於體內動向的憑藉。

一、藥物的吸收

藥物由體外進入體液或血液的過程稱為「吸收」。藥物全身吸收的情形會隨著其理化特性、產品性質、吸收部位的解剖學與生理學功能而改變。給藥的途徑明顯影響了藥物的吸收，除了靜脈給藥—將藥物直接給入血管內，並未涉及吸收過程外，其餘如口服給藥、肌肉注射或直腸給藥等，皆需經過吸收過程。在進入體液時，藥物會產生解離，一個藥物產生解離的比率愈少，即帶電的比率愈小；藥物愈脂溶就愈容易通透胃腸道的細胞膜進入人體。

生體可用率(bioavailability)

生體可用率為藥物投與後吸收入全身血流的比率，可用以評估藥物吸收的好壞，生體可用率愈高表示藥物吸收愈完全。因靜脈注射為將藥物直接給入血流中，故靜脈注射視為百分之百吸收，藥物靜脈注射的生體可用率為 100%；根據給藥後的血中濃度對時間做出的曲線圖，其他非經由靜脈注射給藥的方式可與靜脈注射時的吸收率比較，求出其他給藥方式的生體可用率，公式如下：

生體可用率＝（其他給藥方式血中濃度之曲線下面積／靜脈注射血中濃度之曲線下面積）×100%

(一) 給藥的途徑對藥物吸收的影響

各種給藥的途徑對藥物吸收的影響：

1. **經由腸胃道給藥**：包括口服、舌下、直腸給藥等。藥物先形成溶液之分子態較易被吸收，所以溶液劑、懸液劑之吸收速率通常比需經崩散解離於溶液之膠囊劑、錠劑快。
   (1) 口服給藥(PO)：最安全且最容易的給藥途徑，但吸收不規則，起效時間慢；常於飯後給藥，以減少胃腸道刺激。多數藥物主要吸收部位在小腸，因吸收總面積最大；少部分在胃吸收，如酒精、鐵劑。有些藥物會受胃酸或消化酵素破壞則不宜口服，如：胰島素、Penicillin G。口服藥物進入血液循環分布至全身之前，先經肝門循環進入肝臟被代謝失去活性，使藥物作用量減少，此即肝臟首渡效應(first-pass effect)。

(2) 頰內或舌下給藥(SL)：高脂溶性之藥物，容易經由舌下或口腔黏膜吸收，直接進入血液循環，吸收快速且可避開肝臟首渡效應，如：Nitroglycerin(NTG)舌下含片可用於心絞痛發作之急救。

(3) 直腸給藥(PR)：劑量約為口服 2 倍，藥物經由肛門黏膜吸收進入循環系統，可減少腸胃道刺激且避開部分的首渡效應，適用於不能吞嚥之病人及幼兒使用；但因吸收不規則難以預估藥效，且某些病人會感到不適。

2. **非經由腸胃道給藥：**

(1) 靜脈注射(IV)：分為快速靜脈注射(IV bolus)與靜脈輸注(IV infusion)，兩者皆為完全的(100%)吸收，而後者可注射較大的液體體積；因直接將藥物注入血液，所以作用快，可用於急救，但危險性高。必須為水溶性藥物，油狀或不溶藥物不適合本給藥法。

(2) 肌肉注射(IM)：打入臀中肌、股四頭肌等肌肉，適於水溶、油溶性製劑或懸浮液性藥物，如激素、抗生素或疫苗等。

(3) 皮下注射(SC)：將藥物打入皮下組織中，適用於對局部組織無刺激性之藥物，如胰島素、某些疫苗、溶解度低之藥物或植入藥錠等，或進行小量之藥品測試時用，如 Penicillin 過敏反應測試。

(4) 脊髓腔內給藥：將藥給入脊髓腔內，如用於給予麻醉藥物。

(5) 吸入性給藥：由呼吸道給藥，因肺泡黏膜表面積大且微血管密布，故吸收速率快，常用於呼吸道疾病給藥及吸入性全身麻醉劑。

(6) 經皮吸收：如 NTG 穿皮貼劑、穿皮吸收的女性荷爾蒙等；於皮膚給藥吸收，產生全身的作用。

(7) 局部給藥：如酸痛貼布、軟膏，給藥後作用於局部。

(二) 藥物特性對藥物吸收的影響

藥物吸收時需要穿過細胞膜，而細胞膜可選擇性的讓水分、一些小分子及脂溶性分子通過；所以藥物具備高脂溶性、非離子狀態、非極性、分子量小者，則易通過細胞膜被吸收；帶電荷高的分子及大分子，例如：蛋白質及被蛋白質結合的藥物則不能通過。大部分藥物利用「被動擴散(passive diffusion)」通過細胞膜，其驅動力是細胞膜兩邊的濃度梯度差，由高濃度區向低濃度區擴散；另外亦可藉載體媒介，或以具飽和性與競爭性之「主動運輸(active transport)」或「促進擴散(facilitated diffusion)」等方式運送。

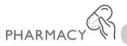

(三) 環境的 pH 值對藥物吸收的影響

　　藥物會受吸收環境的酸鹼值（pH 值）所影響，解離程度與藥物之本身酸鹼強度（pKa 值）有關。藥物帶電荷的解離型比藥物的非解離型更具水溶性，非解離型較為脂溶性，弱酸性藥物（如 Aspirin）在酸性環境中，非離子態濃度多於離子態，故容易被吸收；反之，弱鹼性藥物（如 Amphetamine）在鹼性環境中較容易被吸收。例如：lidocaine（弱鹼性藥物）於發炎反應部位（弱酸性）吸收不佳。pH 值與 pKa 值之關係可用 Henderson-Hasselbalch 方程式表示：

$$\text{酸性藥物：} pH = pKa + \log[A-]/[HA]$$
$$\text{鹼性藥物：} pH = pKa + \log[B]/[BH+]$$

(四) 其他影響藥物吸收的生理因素

　　胃腸道的運動性、胃排空時間、局部血流灌注程度、吸收部位總表面積、藥物在吸收表面停留的時間及疾病狀態等都會影響藥物吸收。增加血流量、表面積廣及停留時間長，皆有助於給藥之吸收程度，故多數口服用藥的主要吸收部位是小腸。胃腸道中的食物也會影響藥物的吸收，某些抗生素如 Penicillin、Tetracycline 因併服食物而減少吸收；而其他藥物如 Griseofulvin，當併服含高脂肪食物時吸收較好。而食物也可能影響劑型的完整性，引起藥物釋放速率的改變。

二、藥物的分布

　　藥物分子進入血流之後，再經由血流灌注到每個組織稱為分布(distribution)，受到血流灌注速度及藥物對脂肪組織的親和性等因素所支配：接受高血流灌注的組織會快速的與藥物平衡；而缺乏灌注的組織與藥物平衡較慢。在體內分布的過程受組織器官血流量、藥物的特性及組織對藥物的親和力、藥物與血漿蛋白的結合率、細胞與微血管膜的穿透性等因素影響。組織器官血流量愈大，藥物的分布愈快，但不表示藥物作用一定較大；高脂溶性、非離子狀態（非解離型）、非極性、分子量小的藥物可迅速通過細胞膜，容易分布到各組織，甚至通過血腦障壁(B.B.B.)及胎盤，其分布也較廣。

(一)藥物與血漿蛋白的結合率

　　藥物在血液中經由可逆過程與血漿蛋白結合，一旦形成結合型式則不具活性，會暫時失去藥理作用；未結合之游離型式(free form)藥物可至標的器官與受體結合產生藥效，故血漿蛋白會延後藥物分布至組織的時間。肝硬化的病人因為血漿蛋白量較正常人少，藥物多呈現游離形式，容易提早分布產生作用，並產生比一般人強的藥效，故需降低其給藥量。藥物與血漿蛋白的結合具飽和性及競爭性，故同時給予多個藥物，會因共同競爭血漿蛋白的結合部位，可能發生藥物交互作用。當從血漿蛋白質取代藥物，導致游離態的藥物濃度增加，可能擴散入組織及受體部位引起更強的藥效反應。

(二) 細胞與微血管膜的穿透性

細胞膜的穿透性依其所在組織而有不同；肝臟與腎臟微血管膜比大腦微血管膜更具藥物穿透性；在腦與脊髓中，微血管的上皮細胞被緊密連結的神經膠細胞包圍，此種加厚的脂質血腦障壁(blood-brain barrier)可減緩藥物擴散入大腦的速率，其可維持腦內環境恆定，保護中樞神經系統不受外物侵入，脂溶性高的藥物才能通透血腦障壁。例如：巴金森氏症之治療目標為提高腦內 Dopamine 濃度，直接給予水溶性 Dopamine 因無法進入腦部而無效；而首選藥物 levodopa (L-Dopa®)為高脂溶性，故容易通過 BBB。部分無法通過 BBB 之藥物，如欲達到中樞神經作用，則需將藥物直接注射入脊髓或腦室內。感染時期的微血管膜通透性較高，故有些治療腦膜炎的藥物只在感染期才可通透血腦障壁進入中樞。另有胎盤屏障及血液睪丸屏障，多數抗生素能輕易的通過胎盤，故懷孕婦女用藥需特別小心（對於懷孕用藥安全，美國 FDA 將藥物分為五等級：A、B、C、D、X，孕婦禁用 D 及 X 級用藥）。例如：妊娠時期不可用 aminoglycosides (Gentamicin)、tetracycline、chloramphenicol 等抗生素；妊娠糖尿病需施打 insulin（不可用口服降血糖藥物）；妊娠時期抗凝血劑需注射 heparin（不可用口服抗凝血劑）。

(三) 重分布

重分布(redistribution)是指藥物由其作用部位重新分布至其他組織，不經由代謝或排泄，使原來作用部位的濃度降低，導致藥效減弱或消失之過程。例如超短效巴比妥鹽 thiopental 為高脂溶性藥物，靜脈注射給藥時，能迅速通過血腦障壁進入腦中達到藥效；但脂溶性高容易通透細胞膜，故很快的又由腦部轉移至其他組織（如脂肪、骨骼肌），而累積在組織中的藥物會再慢慢釋出產生重分布的情形。

三、藥物的代謝

藥物代謝(drug metabolism)又稱生體轉化(biotransformation)是指藥物在體內發生化學結構改變，形成較極性的水溶性代謝物以便被腎臟過濾或分泌出去，不易被腎小管再吸收，有利於藥物之排除。多數藥物經代謝後失去藥理活性；少數

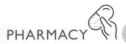
藥物之代謝產物仍有藥理作用或更具活性，如 diazepam 之代謝物 oxazepam 也具有鎮靜安眠作用；另外有一些藥物的原型不具藥理作用，經代謝後才可發揮藥效，此原型為先驅藥(prodrug)，例如：Levodopa 為先驅藥，經去羧反應轉化成 Dopamine 才具有藥理作用。

(一) 代謝反應之分期

藥物代謝反應分為兩相反應：

1. **第一相(phase I)**：第一相是氧化、還原及水解反應，是在酶的催化下於內質網進行，最常參與此階段之酵素是單氧化酶(monoxygenase)，其中最主要負責此反應的為細胞色素 P-450 (cytochrome P-450, CYPs)，可與許多脂溶性藥物結合，催化藥物或某些天然代謝產物的氧化或還原，例如：Codeine 去甲基形成 Morphine。此酶可被藥物誘導或抑制產生藥物交互作用，有些藥物可誘導 CYPs 酶之活性及數量，將加速藥物本身及其他藥物代謝，例如：Phenytoin、Phenobarbital（加強 verapamil 之代謝）、Rifampin、Griseofulvin、吸菸、喝酒及致癌物等，可減少其他藥之血中濃度及藥效；相反的，有些藥物會抑制酶之活性及數量，而增加其他藥之血中濃度及毒性，如 Cimetidine、Isoniazid、Ketoconazole、Phenylbutazone、Allopurinol、Chloramphenicol、Nortriptyline、Erythromycin 及葡萄柚汁等，可能因為抑制代謝造成其他藥物蓄積中毒。

2. **第二相(phase II)**：第二相反應是藥物與體內內生物質產生接合作用(conjugation，又名結合作用或共軛作用)，多在細胞質進行，通常變成水溶性較高之代謝產物，再經由尿液或糞便排出。接合物質包括尿甘酸(glucuronic acid)、甘胺酸(glycine)、麩胺基硫(glutathion)、乙醯化(acetylation)、甲基化(methylation)、硫基化(sulfate)等，與尿甘酸接合是最普遍且重要之接合反應。例如：四環黴素(Tetracycline)、氯黴素(Chloramphenicol)經由接合代謝。

藥物代謝步驟並非必須先進行第一相，再進行第二相，如 Isoniazid (INH)先進行第二相乙醯化反應，再進行第一相之水解反應；有些則只進行第一相或只進行第二相代謝。

(二) 影響代謝之因素

主要是生理因素，如年齡、性別、個人體質、激素等，其中嬰幼兒及老年人對藥物代謝能力較弱，女性於懷孕時代謝能力較差；其他有病理、遺傳及生活環境等因素，如肝功能不佳的病人代謝力也差，對藥物解毒與排除能力都較差，必須降低藥物用量以免藥物蓄積產生毒性。

四、藥物的排泄

多數藥物之代謝產物已極性化、水溶性大，故經由腎臟排泄(elimiation)。藥物到達腎臟後，通常經由腎小管過濾、分泌以增加藥物排除至尿中濃度；如果藥物仍具脂溶性則會經由腎小管再吸收，增加血中濃度。少部分藥物經由膽汁釋入消化道由糞便排泄，例如：Quinidine、Phenytoin、Tetracycline、Erythromycin 等會進行腸肝循環；揮發氣體如全身麻醉劑，則經由肺臟呼氣排出。

其他排泄管道有汗腺、唾腺、乳汁，例如：Rifampin。

高脂溶、非解離藥物及鹼性藥物易擴散通過腺體細胞，如乙醇、咖啡因容易分泌進入乳汁，故哺乳婦女不宜喝酒、喝咖啡。

(一) 分泌液之 pH 值會影響排泄

酸化尿液（降低 pH 值）可加速鹼性藥物排泄（降低腎小管對藥物的再回收作用），例如：服用氯化銨(NH₄Cl，Ammonium chloride)加速弱鹼性藥物 Amphetamine、Procaine 等的排泄；相反的，鹼化尿液（增加 pH 值）可加速酸性藥物排泄，例如：服用碳酸氫鈉(NaHCO₃，Sodium bicarbonate)加速弱酸性藥物 Barbiturate、Salicylate 等的排泄。

乳汁之 pH 值為 6.8 較血漿偏酸，故鹼性藥物如 Morphine、Codeine、Caffeine 會經由乳汁排泄而影響哺乳嬰兒的健康。

(二) 清除率、分布體積及半衰期之關係

1. **清除率**(clearance, Cl)：藥物在體內被排除的速率，即單位時間內由一定量血漿量中有效移除藥物的數量，肝功能和腎功能對清除率影響極大。清除率可由下列公式表示：

$$Cl = Ke \times Vd$$

Ke：表示一級速率常數　　　Vd：表示分布體積

臨床上評估腎功能，可以菊糖(inulin)清除率計算腎絲球過濾速率(glomerular filtration rate; GFR)。

$$GFR = （菊糖尿中濃度 \times 尿液流速）／血漿濃度$$

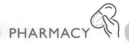

2. **分布體積(volume of distribution, Vd)**：藥物分布於體內的整體體積（假設體內各部位的藥物濃度與血中濃度相同），脂溶性的藥物分布體積較大。分布體積可由下列公式算出：

$$Vd=Ro/Css$$

Ro：表示給藥劑量（負載劑量(loading dose)）　　Css：表示穩定的血中濃度

3. **半衰期(half-life, $t_{1/2}$)**：給藥後藥物在血漿中濃度改變一半所需的時間。半衰期會受到清除率及分布體積的影響，若分布體積大或清除率小都會延長半衰期，三者關係如下：

$$t_{1/2}=0.693/Ke=0.693 \times Vd/Cl$$

2-3 藥物的安全性劑量

一、藥物的安全性

「藥即是毒」，過量的使用會因遭受過度的藥物副作用，而產生不良的生理反應，甚至有人因此而死亡，小心且安全的使用藥物是非常重要的，藥物必須儲存在陰涼、乾燥且孩童無法取得之處；處方箋和藥名需和藥品一同存放，不可以光以外型、顏色來判定藥品；藥品使用前需仔細確定用藥，避免誤用；藥物皆有保存期限，藥物過期後即丟棄，不可再用。

為確定藥物的安全性，藥物上市前會先經一連串試驗，先採用健康的實驗動物進行初步安全性及毒性評估，測得其半數有效劑量、半數致死劑量，算出其治療指數，然後才進行臨床人體實驗。治療指數是評估藥物安全性的指標，愈大表示藥物愈安全。定義及算式分述如下：

1. **半數有效劑量(Median effective dose, ED_{50})**：使半數動物產生藥物治療效果所需要的劑量。

2. **半數致死劑量(Median lethal dose, LD_{50}；亦稱 TD_{50})**：使半數實驗動物死亡所需要的劑量。

3. **治療指數(Therapeutic Index, T.I.)**：半數致死劑量與半數有效劑量的比值，亦等於致死劑量與有效劑量的比值，即：

$$T.I.= LD_{50}/ ED_{50}=致死劑量／有效劑量$$

二、藥物的劑量

　　劑量即為一次給藥的使用量，藥品使用的劑量關係著用藥的安全性，病人身體的狀況、年齡、體重、耐藥性、特異體質、過去病史、過敏史等皆為給藥劑量的考慮因素；同一種藥物以不同給藥途徑給予時，劑量也會有所改變。

1. **老年人的劑量**：老年人因代謝及排泄藥物的能力減退，血液循環也變小，故用藥的劑量需減少以免蓄積及中毒。一般 60~80 歲的老人，用藥劑量約為一般成人劑量的 4/5，隨著年齡漸減，80 歲以上的老人用藥量約為成人之一半。

2. **嬰幼兒劑量**：因嬰幼兒的體重輕、體表面積小，所需的藥量比成人少，需按照其年齡、體重等做調整。

2-4　藥物藥效學

　　藥物藥效學是探討藥物進入生物體內產生之作用機轉與作用能力的一門學問。進入體內的藥物經過藥劑相及藥物動力相，大部分是與受體、離子通道或酶交互作用產生藥效反應。少部分藥物如制酸劑、吸入性麻醉氣體及滲透壓利尿劑等，進入體內不需受體即可產生藥效。

　　受體(receptor)是由蛋白質組成，存在細胞膜、細胞質或細胞核位置（胰島素接受體位於細胞膜、steroid 及 estrogen 接受體位於細胞質、甲狀腺素接受體位於細胞核），專一且有選擇性的與其受質結合；藥物與受體結合後，會產生興奮受體作用的受質稱為作用劑或致效劑(agonist)；與作用劑化學結構類似，可結合至受體上，但不產生作用及藥效者，稱為拮抗劑(antagonist)。

　　競爭性拮抗劑會與作用劑競爭受體結合位置，使得需要有更多的作用劑才能產生相同的作用，若給予的作用劑夠多則可完全對抗競爭性拮抗劑的拮抗效果，故在劑量—反應圖形上所呈現的是：競爭性拮抗劑可使作用劑之劑量—反應曲線完全平行右移（圖 2-3）。重複給予同一個接受體的作用劑，可能造成受體去敏感作用，導致作用下降。

　　受質與受體是經由化學鍵結合，大部分的藥物是以結合力較弱的凡得瓦爾力、氫鍵及離子鍵結合，結合力較弱且可逆；少數藥物如有機磷農藥，會與受體以共價鍵結合，結合力強且不可逆，解毒不易。

　　受質與受體結合後，會活化受體並往下傳訊，有些受體活化後需第二傳訊物質(second messenger)以產生一連串生理及藥理反應，例如：毒蕈素性受體

(muscarinic receptor)活化後經 IP_3、DAG 促使鈣離子釋放，產生胃腸道蠕動、膀胱收縮、支氣管攣縮等生理反應；有些受體本身即為離子通道（不需第二傳訊物質），受體活化後經由離子通透影響膜電位或細胞內離子濃度，進而產生反應，例如：菸鹼素性受體(nicotinic receptor)本身即是鈉離子通道，活化後以鈉離子通透產生神經節活化、肌肉收縮等反應。

　　藥物結合受體的能力稱為親和力(affinity)；藥物與受體結合後改變生理反應的能力稱為效力(efficacy)，常以藥物之劑量—反應圖形來比較各藥物之間的最大效力；效價(potency)是比較藥物產生相同藥效時所需的劑量，所需劑量愈小者，表示其效價愈高（圖 2-4）。學名藥與原廠專利藥以相同給藥途徑給藥之後（例如：皆以口服給藥），其「時間－血中濃度曲線下之面積」相同時，表示此兩種藥物具有生體相等性(bioequivalence)。

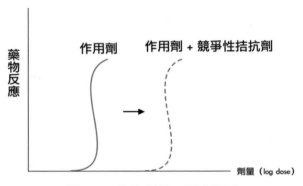

圖 2-3　藥物劑量—反應圖形

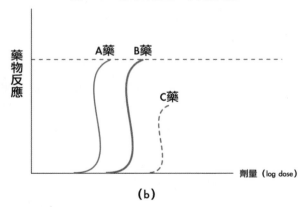

效力比：A＝B＞C

效價比：A＞B

圖 2-4　藥物劑量—反應圖形比較效力與效價

■ 增加藥效之藥物交互作用

藥物合用時會因為其作用機轉或生理反應，造成併用藥物藥效增加的情形，可能情形如下：

1. **相加作用或加成作用**(additive effect)：藥物併用後有 1+1=2 的效果者，例如 Acetaminophen 和 Aspirin 併用以達到更好的止痛效果。

2. **協同作用或加乘作用**(synergistic effect)：藥物併用後有 1+1>2 的效果者，不同作用機轉的兩個藥物併用才會產生此種情形，例如 Sulfamethoxazole 與 Trimethroprim 抑制葉酸合成的不同步驟，合併使用(Co-trimoxazole)能達到更強的殺菌效果。Cefazolin 可以使 Gentamicin 更容易進入細菌體內產生藥效，合併使用有藥效增強效果。

3. **增強作用**(potentiation)：甲藥使乙藥作用更強的情形，單獨給予甲藥並無主要的藥效作用。例如使用 Carbidopa 是為了使 Levodopa 之抗巴金森氏病的效果更強，單獨給予 Carbidopa 並無巴金森氏症的治療效果。

■ 減少藥效之藥物交互作用

拮抗作用：

1. **生理性拮抗**：兩種物質產生生理性的拮抗作用。例如：histamine 造成氣管痙攣，以 epinephrine 治療（造成氣管擴張）。

2. **藥理性拮抗**：藥物作用於同一個接受體，產生拮抗作用。

3. **化學性拮抗**：產生化學反應，例如：以制酸劑胃藥治療胃酸過多的情形。

Medicines Box

名詞解釋

1. **藥物過敏**(drug allergy)：個體對藥物產生藥效以外的抗體—抗原反應，即稱為過敏，症狀可以如皮疹、紅腫等輕微反應，也可能是支氣管攣縮、休克等嚴重過敏反應。

2. **特異體質**(idiosyncrasy)：由於遺傳的因素，造成藥物在某些人產生一些非過敏性特殊反應。例如先天缺乏葡萄糖－六－磷酸脫氫酶者（G-6-PD 缺乏者，俗稱蠶豆症者）若服用 Aspirin 等氧化性強的藥物，易產生溶血性貧血的情形。

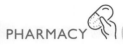

3. 蓄積作用(cumulation)：反覆給予同一藥物，若身體對於此藥物吸收大於排泄時，會造成此藥物堆積在體內；若藥物蓄積作用嚴重時，會因體內藥量達高濃度而導致毒性。脂溶性高的藥物，例如毛地黃(digitoxin)蓄積作用較明顯，長期使用需監測血中濃度。

4. 作用漸減性(tachyphylaxis)：短時間內重覆使用某藥，造成藥效明顯降低的情形。例如心絞痛用藥—三硝基甘油(nitroglycerin)，短時間內經常使用（每 5 分鐘給 1 顆，一次使用不超過 3 顆），藥效反而有減弱的情形。

5. 耐藥性(tolerance)：長期使用某藥，造成藥效明顯降低的情形，若要達原來效果必須增加劑量，例如嗎啡長期使用需要漸增劑量，才能達到原有之止痛效果。

6. 戒斷症狀(withdraw syndrome)：長期服用成癮性藥物，突然停藥會產生身體異常的不適情形，例如長期服用安眠藥者，若突然停藥會產生反彈性失眠。

課後複習

( ) 1. 藥效藥劑作用於中樞神經須通過血腦障壁(B.B.B.)，應具備什麼性質？(A)易解離　(B) 脂溶性大　(C) 易溶於水　(D)與血漿蛋白結合大。

( ) 2. 比較藥物的藥效，以哪一種較重要？(A)最大藥效(efficacy)　(B)效價(potency)　(C)最小藥效　(D)最大力價。

( ) 3. 下列何種性質之藥物容易通過細胞膜？(A)低脂溶性，低離子性(nonionized)　(B)低脂溶性，高離子性(ionized)　(C)高脂溶性，低離子性(D)高脂溶性，高離子性。

( ) 4. 藥物生體可用率(bioavailability)愈大，表示服藥後：(A)愈多藥物集中於中樞神經系統　(B)藥效藥物半生期愈短　(C)愈多藥物經肝代謝　(D)愈多藥物能在體內產生作用。

( ) 5. 下列何種給藥方式產生藥效的速度最快？(A)直腸栓劑　(B)皮下注射　(C)靜脈注射　(D)肌肉注射。

( ) 6. 下列何者為三硝基甘油(NTG)做成舌下含片的主要原因？(A)減少首渡效應(first-pass effect)　(B)減少生體可用率　(C)增加肝臟的代謝　(D)在胃部會被破壞。

( ) 7. 油溶性懸浮藥劑，不可以何種方式給藥？(A)口服　(B)皮下注射　(C)肌肉注射　(D)靜脈注射。

( ) 8. 下列何者為肝臟疾病會影響藥物動力學之主要原因？(A)增加廓清率（清除率）　(B)增加酵素的活性　(C)降低代謝及廓清率（清除率）　(D)增加藥物與蛋白的結合。

( ) 9. 有關治療指數(therapeutic index, TI)之敘述，何者最正確？(A)為度量衡單位的一種　(B)TI 值愈大的藥物愈安全　(C)TI 小於 1 就算很安全　(D)TI＝$ED_{50}／LD_{50}$。

( )10. 兩藥合用，比兩藥各自用的結果相加還大，稱之為：(A)協同作用(synergism)　(B)相加作用(additive effect)　(C)增強作用(potentiation)(D)過度極化(hyperpolarization)。

解答

BACDC　ADCBA

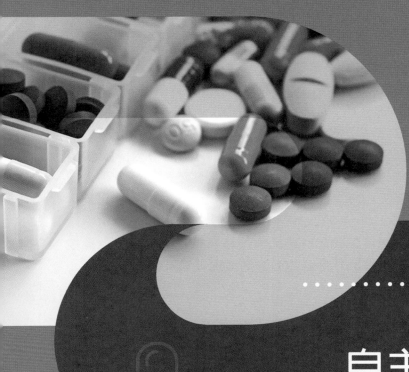

03
CHAPTER

▌詹婉卿 編著

自主神經系統
用藥

✚PHARMACY

　　自主神經系統和內分泌系統共同調節身體各部位的功能，以維持體內之恆定。內分泌系統藉由血液循環傳送荷爾蒙到標的器官，調節器官生理反應；而神經系統則藉由神經元末梢分泌之神經傳遞物質來傳遞訊息。

　　神經系統可依解剖學的方式分為：(1)中樞神經系統(central nerve system, CNS)：包括大腦及脊髓；(2)周邊神經系統(peripheral nerve system, PNS)：是指大腦及脊髓以外的神經元部分（圖 3-1）。周邊神經系統包含傳入神經纖維（感覺神經元）及傳出神經纖維（運動神經元），可將大腦及脊髓訊息傳送到周邊；傳出神經纖維在功能上又可分為體神經系統(somatic nerve system)及自主神經系統(autonomic nerve system)。體神經系統支配隨意性的運動，可由意識控制；自主神經系統分為交感及副交感神經兩大部分，支配不受大腦意識控制的活動，如：內臟平滑肌、心肌及外分泌腺等的活動性（圖 3-2）。

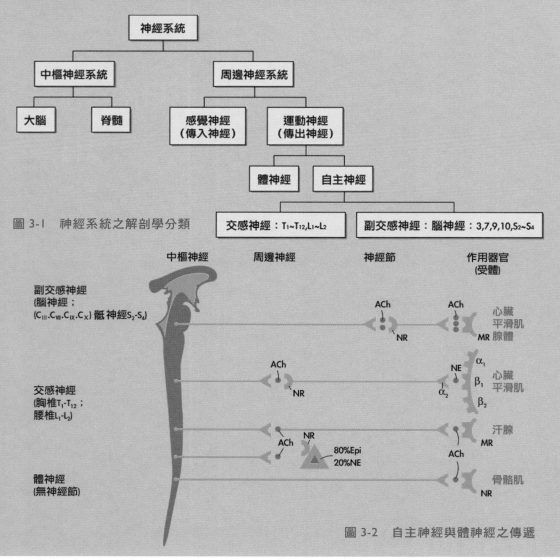

圖 3-1　神經系統之解剖學分類

圖 3-2　自主神經與體神經之傳遞

3-1 自主神經系統的解剖構造

　　自主神經系統(autonomic nerve system, ANS)分成交感與副交感神經，藉由節前神經元與節後神經元將訊息由中樞傳遞至作用器；神經元相接處稱為神經節，神經節與作用器間則稱為突觸，神經節及突觸間必須藉由神經傳遞物質(neurotransmitters)來傳達訊息。

一、交感神經系統之組成

　　交感神經之節前神經元來自胸椎($T_1 \sim T_{12}$)及腰椎($L_1 \sim L_2$)，神經節位於脊髓兩側之索狀神經鏈內，節前神經元釋放乙醯膽鹼(acetylcholine, ACh)，節後神經元由此神經節延伸至作用器官及腺體，釋放正腎上腺素(norephinephrine, NE)；腎上腺髓質類似交感神經節，受神經傳遞物質乙醯膽鹼刺激，釋放腎上腺素（epinephrine, Epi；占80%）與正腎上腺素（norepinephrine, NE；占20%）經由血液輸送至調控作用器官。

二、副交感神經系統之組成

　　包括第3、7、9、10等四對腦神經及第2~4對薦神經($S_2 \sim S_4$)。其神經節位於作用器官附近，節前及節後神經元均釋放乙醯膽鹼。

　　自主神經系統受下視丘控制，不隨意識支配人體內臟器官，交感與副交感神經在大部分的器官上呈現雙重支配，生理功能上常呈現彼此拮抗、相制衡或合作的情形，往往有一方較占優勢，例如：血壓主要由交感神經負責調控，而心跳速率則主由迷走神經控制。但在腎上腺髓質、腎臟、豎毛肌和汗腺等處只受到交感神經的支配，副交感神經並未參與調控。

3-2 自主神經傳遞物質的合成及釋放

　　自主神經傳遞物質主要有：乙醯膽鹼(ACh)、正腎上腺素(NE)及腎上腺素(Epi)。膽鹼素性纖維(cholinergic fiber)為釋放 ACh 的神經纖維，包括：(1)交感與副交感神經之節前神經元；(2)副交感神經之節後神經元末梢；(3)體神經與骨骼肌之接合處(neuromuscular junction, NMJ)；(4)支配汗腺的交感神經之節後神經元末梢；(5)支配腎上腺髓質之交感神經。腎上腺素纖維(adrenergic fiber)為釋放 NE 及 Epi 的神經纖維，有交感神經之節後神經元末梢（分泌 NE）及腎上腺髓質嗜鉻細胞（分泌 Epi 及 NE）。

一、膽鹼素性神經元傳遞物質

神經傳遞物質－乙醯膽鹼的合成、釋放及代謝等過程如下（圖 3-3）：

1. **合成**：乙醯輔酶A(acetyl CoA)與膽鹼(choline)經膽鹼乙醯轉移酶(choline acetyl transferase, CAT)催化合成乙醯膽鹼(ACh)。CAT的作用是合成ACh之速率關鍵步驟(rate-limiting step)。

2. **儲存**：ACh 合成後需儲存在突觸小泡(synaptic vesicles)中，避免被代謝酶水解。

3. **釋放**：當動作電位傳至神經末梢，開啟鈣離子通道致使鈣離子內流(influx)，引發突觸小泡移向突觸並與細胞膜接合，釋出 ACh。肉毒桿菌毒素(botulinus toxin)會抑制 ACh 釋放；Tetracycline 類抗生素會與鈣離子結合，而阻止鈣離子內流；Aminoglycosides 抗生素可阻斷鈣離子通道而抑制釋放 ACh，三者均可阻斷神經肌肉傳導，產生肌肉無力的情形。

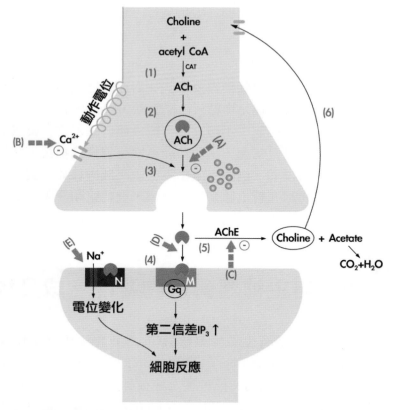

圖 3-3 乙醯膽鹼的合成與釋放，藥物作用位置(A)抑制釋放；(B)抑制 Ca^{2+}通道；(C)AChE 抑制劑；(D)及(E)直接作用在受體致效或拮抗

4. **與受體結合**：ACh 與突觸後的蕈毒鹼性受體或菸鹼素性受體結合產生生理作用。

5. **代謝與回收**：ACh 會迅速地被乙醯膽鹼酯酶分解成乙酸及膽鹼(choline)，膽鹼可被突觸前再回收，與 acetyl CoA 合成新的 ACh。

二、腎上腺素性神經元傳遞物質

　　神經傳遞物質─正腎上腺素的合成、釋放及代謝過程如下（圖 3-4）：

1. **合成**：酪胺酸(tyrosine)經由酪胺酸羥化酶(tyrosine hydroxylase)催化形成多巴(Dopa)，Dopa 經過去羧作用轉變為多巴胺(Dopamine; DA)，DA 亦是神經傳遞物質，但在交感神經節後纖維的 DA 會進入突觸小泡，轉變成正腎上腺素(NE)。

2. **儲存**：NE 會儲存在突觸小泡中以免被酶水解。在腎上腺髓質的嗜鉻細胞中，有 80% 的 NE 在小泡中被轉化成腎上腺素(Epi)，20% 的 NE 則維持原來形式並儲存於末梢突觸小泡中。

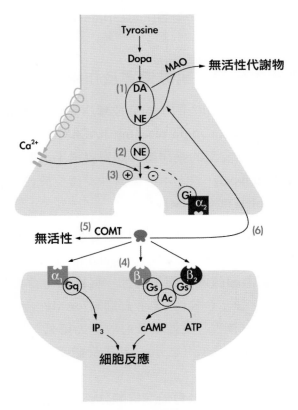

圖 3-4　正腎上腺素的合成與釋放

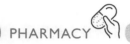
3. **釋放**：當動作電位傳至神經末梢，鈣離子內流引發胞泄作用而將 NE 釋出於突觸間隙(synaptic cleft)，並與受體結合引發生理反應。

4. **與受體結合**：NE 活化突觸後的 α 或 β 受體，經由各自之第二傳訊物質產生不同的作用。

5. **代謝與回收**：結合上受體或游離態的 NE 皆可能被單胺氧化酶(monoamine oxidase; MAO)或兒茶酚胺轉甲基酶(catechol-O-methyltransferase, COMT)代謝，代謝後的產物隨尿液排出體外；而大部分游離的 NE 會被神經末梢再回收，重新進入突觸小泡內，等待下一次的釋放。MAO 存在神經末梢的粒線體內；MAO_A 主要分解 NE、Epi 及 5-HT，MAO_B 主要分解 DA；而 COMT 則存在於突觸末梢的細胞膜上。

3-3　自主神經受體的分布及生理作用

　　乙醯膽鹼受體(AChR)亦稱膽鹼素性受體(cholinergic receptor)，包含菸鹼素性受體(nicotinic receptor)與蕈毒鹼性受體(muscarinic receptor)；而腎上腺素性受體(adrenceptor)分為 α 及 β 兩類。

一、膽鹼素性受體的分類、訊息傳導及作用

　　依其對擬膽鹼性作用劑親和力的不同分成蕈毒鹼性受體(muscarinic receptor, mAChR, M)及菸鹼素性受體(nicotinic receptor, nAChR, N)，蕈毒鹼性受體多數位於副交感神經節後神經元所支配的動作器，如胃腸道平滑肌、心房、睫狀肌，亦存在交感神經節後神經支配的汗腺上；菸鹼素性受體位於自主神經節間及體神經之神經骨骼肌終板(end plate)位置(NMJ)。

1. **蕈毒鹼性受體**：分成 M_1、M_2、M_3、M_4、M_5 等幾種亞型，當 M_1 和 M_3 受體被活化之後，經由 G 蛋白活化磷脂酶 C (phospholipase C)引起第二傳訊物質 IP_3 和 DAG 的形成，刺激細胞內鈣離子增加，促進細胞蕈毒鹼性反應且興奮中樞。而 M_2 受體活化之後，會經由 G 蛋白抑制 cAMP 合成，並增加鉀離子的通透，抑制細胞活性，導致心跳速率及心收縮力降低、中樞神經抑制。除了存在神經元上影響中樞神經作用之外，M 接受體還位於其他細胞上影響生理功能（表 3-1）：

　　(1) M_1：位於胃壁細胞，活化後會促進胃酸分泌；興奮中樞神經。

　　(2) M_2：位於心臟平滑肌細胞，活化後會使心跳減緩；抑制中樞神經。

表 3-1 膽鹼素性受體及腎上腺素性受體

受 體			分 布	訊息傳遞	生理作用
膽鹼素性	蕈毒鹼性	M_1	CNS、胃	$Gq \rightarrow IP_3, DAG \rightarrow Ca^{2+} \uparrow$	• 興奮中樞、胃酸分泌
		M_2	CNS、心臟	$Gi \rightarrow cAMP \downarrow$	• 抑制中樞、心跳減慢、心臟收縮力降低
		M_3	CNS 眼睛 平滑肌 膀胱 外分泌腺	$Gq \rightarrow IP_3, DAG \rightarrow Ca^{2+} \uparrow$	• 興奮中樞 • 縮瞳 • 支氣管平滑肌收縮 • 腸胃道蠕動增加 • 膀胱逼尿肌收縮 • 外分泌腺體（唾液腺、支氣管黏液、消化腺及汗腺等）分泌增加
	菸鹼素性	N_B	CNS	受體本身含鈉離子通道，活化後鈉離子通道產生去極化作用	• 興奮中樞
		N_G	自主神經節		• 交感、副交感神經興奮 • 血壓上升
		N_M	運動終板		• 骨骼肌收縮
腎上腺素性		α_1	血管平滑肌 眼輻射狀肌 膀胱括約肌 胰臟	$Gq \rightarrow IP_3, DAG \rightarrow Ca^{2+} \uparrow$	• 血管收縮、血壓上升 • 輻射狀肌收縮、散瞳 • 膀胱括約肌收縮、不排尿 • 胰島素釋放減少
		α_2	突觸前神經末稍	$Gi \rightarrow cAMP \downarrow$	• 負迴饋，抑制 NE 之釋放
		β_1	心臟	$Gs \rightarrow cAMP \uparrow$	• 心跳加速 • 心收縮力增強
		β_2	支氣管平滑肌 血管平滑肌 子宮平滑肌 胰島	$Gs \rightarrow cAMP \uparrow$	• 支氣管鬆弛 • 骨骼肌血管鬆弛 • 子宮鬆弛 • 胰島素分泌增加
		β_3	脂肪組織	$Gs \rightarrow cAMP \uparrow$	• 脂肪分解

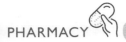

(3) M_3：位於平滑肌、外分泌腺，活化後使睫狀肌、支氣管、胃腸道及逼尿肌等平滑肌收縮；淚腺、唾腺、汗腺、消化腺及支氣管等腺體分泌增加；興奮中樞神經。

2. **菸鹼素性受體**：分成 N_B、N_G、N_M 等亞型，受體本身含鈉離子通道，活化後引起去極化。

(1) N_B：位於中樞神經系統，活化後導致中樞神經興奮。

(2) N_G：位於自主神經節，活化後會增加突觸間傳導。

(3) N_M：位於骨骼肌運動終板位置，活化後引起骨骼肌收縮。

二、腎上腺素性受體的分類、訊息傳導及作用

　　腎上腺素性受體分 α、β 受體兩類，其訊息傳導（第二傳遞物質）及反應如下（表 3-1）：

1. **α 受體**：分成 α_1 與 α_2 等受體。α_1 受體主要分布在突觸後作用器的細胞膜上，活化後會藉由G蛋白活化磷脂酶C，導致IP_3和DAG產生，使鈣離子由內質網釋出，引起腎上腺素性反應，例如：血管收縮、瞳孔擴張、膀胱括約肌收縮。α_2 分布在突觸前神經末梢，當 α_2 受體被活化後會產生負迴饋，藉由抑制adenylate cyclase活性降低傳導cAMP濃度，進而抑制神經元釋放NE。

2. **β 受體**：分為 β_1、β_2 及 β_3 受體。活化 β 受體會加強 adenylate cyclase 活性，使 cAMP 濃度增加，促進腎上腺素性反應。β_1 受體分布於心臟，活化後會增加心跳速率(HR)、心收縮力增強使心搏出量(SV)及心輸出量(CO)均增加，並且使促腎素(renin)分泌激發 R-A-A 系統，亦會促進脂肪分解。β_2 受體分布於支氣管、骨骼肌血管及子宮等平滑肌，使平滑肌鬆弛，並會使胰島素分泌。β_3 受體分布於脂肪組織，可使脂肪分解。

3-4 自主神經系統藥物

　　自主神經用藥包含擬腎上腺素型作用劑（擬交感神經用藥）、擬腎上腺素型拮抗劑、擬膽鹼素性作用劑（擬副交感神經用藥）及擬膽鹼素性拮抗劑，分別敘述如下：

1. **直接作用劑：**

   (1) 非選擇性 α、β 受體作用：Epinephrine、Norepinephrine、Dopamine。

   (2) 選擇性 α_1 受體作用：Phenylephrine、Methoxamine、Naphazoline、Oxymetazoline、Mephentermine。

   (3) 選擇性 α_2 受體作用（迴饋抑制 NE 釋放）：Clonidine、Methyldopa。

   (4) 非選擇性 β 受體作用：Isoproterenol。

   (5) 選擇性 β_1 受體作用：Dobutamine。

   (6) 選擇性 β_2 受體作用：Metaproterenol、Fenoterol、Albuterol、Pirbuterol、Procaterol、Salmeterol、Salbutamol、Terbutaline、Ritodrine。

2. **間接作用劑（刺激神經末梢釋放 NE）：**Amphetamine、Methamphetamine、Dextroamphetamine、Methylphenidate、Tyramine、Cocaine（抑制 NE 回收）。

3. **混合作用劑（兼具直接興奮 α、β 受體及間接促使 NE 釋放的作用）：**Ephedrine、Pseudoephedrine、Metaraminol、Phenylpropanolamine。

■ **藥物之化學結構及代謝**

　　內生性物質如 Epinephrine (Epi)、Norepinephrine (NE)、Dopamine (DA)及人工合成藥物如 Isoproterenol、Dobutamine 的化學結構均屬於兒茶酚胺類 (catecholamines)（圖 3-5），對 α、β 受體親和力高，易結合並活化 α、β 受體，但易被腸道中的兒茶酚胺甲基轉化酶(COMT)及單胺氧化酶(MAO)等快速分解，因此口服投藥無效，常以注射或吸入方式給藥；且兒茶酚胺構造極性較高，不易通過血腦障壁(B.B.B.)，故較無中樞神經系統作用。而麻黃素(Ephedrine)、安非他命(Amphetamine)、Phenylephrine、Terbutaline 及 Ritodrine 等非兒茶酚胺類藥物，不易被 MAO、COMT 等消化酶分解，故可用口服給藥，且作用時間較長，其中 Ephedrine 及 Amphetamine 可穿過血腦障壁進入中樞，而具中樞神經系統興奮作用。

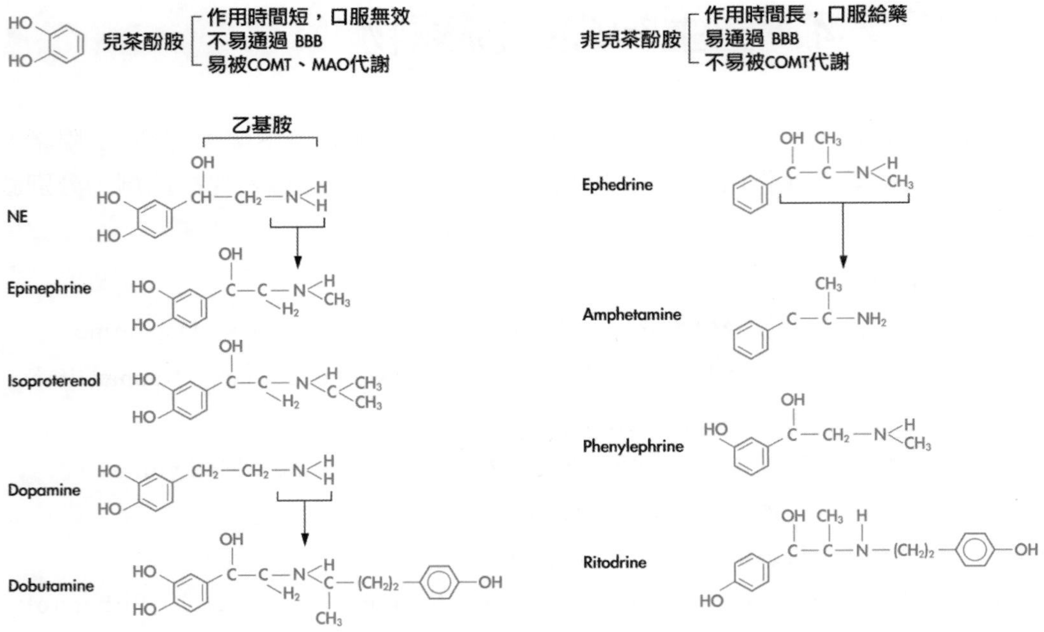

圖 3-5　擬腎上腺素性作用劑之結構

■ 藥物與受體之親和力

　　三種兒茶酚胺對受體親和力大小之比較如下：

1. 對 α 受體而言 Epinephrine (Epi)≧Norepinephrine (NE)＞＞Isoproterenol (Iso)。

2. 對 β_1 受體則是 Isoproterenol (Iso)＞Epinephrine (Epi)＝Norepinephrine (NE)。

3. 對 β_2 受體而言 Isoproterenol (Iso)≧Epinephrine(Epi)＞＞Norepinephrine(NE)。

壹 擬腎上腺素型作用劑

一、直接作用劑

(一) 非選擇性 α、β 受體作用

■ Epinephrine [ep i nef' rin](Bosmin®)（腎上腺素）

俗名為 adrenaline，為腎上腺素性 α 與 β 受體作用劑。

1. **作用機轉：**

   (1) 心臟血管系統：活化心臟 β_1 受體，心臟收縮力增強及心跳速率增加；活化 β_2 受體，擴張骨骼肌血管，使舒張壓降低；活化 α_1 受體，收縮周邊小動脈及皮膚、黏膜等血管，使收縮壓增加。小劑量只活化 β_2 受體，使舒張壓下降；大劑量時，活化了 α_1、β_1，故血壓上升。

   (2) 呼吸系統：活化支氣管平滑肌上的 β_2 受體，使支氣管平滑肌鬆弛，為強力支氣管擴張劑，可解除急性氣喘發作時的呼吸困難現象，用於急救因過敏原或組織胺釋放而引起的支氣管痙攣(bronchospasm)。

   (3) 新陳代謝：活化 β_2 受體，促進升糖激素(glucagon)釋放，使肝醣分解(glycogenolysis)，又活化 α 受體而抑制胰島素釋放，使血糖上升。此外，活化 β_2 受體可促進脂解酶(lipase)活性加速脂肪分解，使三酸甘油酯(triglycerol, TG)水解成游離脂肪酸(free fatty acid, FFA)及甘油(glycerol)。

   (4) 其他：活化眼睛之 α_1 受體，使虹膜放射狀肌收縮而散瞳；活化 β_2 受體，使子宮鬆弛及腸胃道蠕動減緩。

2. **臨床用途：**

   (1) 急救過敏性休克(anaphylatic shock)：過敏原會引起組織胺釋放而導致全身性血管擴張、血壓降低，靜脈或皮下注射 Epinephrine，使周邊小動脈收縮而有升高血壓作用，為第一型過敏休克反應急救之首選用藥。

   (2) 治療氣喘：靜脈或皮下注射給藥，可在幾分鐘內擴張攣縮之支氣管，緩解氣喘。

   (3) 與局部麻醉劑併用：以濃度 1:10 萬的腎上腺素合併使用，利用腎上腺素收縮血管的原理，延長局部麻醉劑停留在作用部位的時間，以加強藥效、減少藥量，並避免藥物擴散的全身性副作用。

   (4) 改善青光眼：局部溶液劑點眼給藥，使睫狀突的血管收縮，減少眼房水形成，治療廣角性青光眼。

   (5) 做為微血管出血之止血劑，如痔瘡之收斂止血及解除鼻黏膜充血症狀。

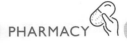

3. **副作用及注意事項：**

(1) 出血：心搏過速之心律不整、快速過量給藥使血壓升高導致腦出血。

(2) 肺水腫、胸痛。

(3) 中樞神經興奮作用：焦慮、顫抖、頭痛。

(4) 本藥口服無效，需緩慢輸注、或經黏膜由鼻腔或眼睛給藥。甲狀腺機能亢進、高血壓、糖尿病患者禁用。

■ Norepinephrine [nor ep i nef' rin](Levophed®, NE)（正腎上腺素）

　　為交感神經節後神經元釋出之神經傳遞物質，腎上腺素性 α 受體作用劑，對 β 受體親合力較弱。

1. **作用機轉**：主要活化 α_1 受體，收縮周邊小動脈使血管阻力增加，造成血壓上升，反射性使心跳速率減慢。

2. **臨床用途**：治療休克及急性低血壓，以靜脈點滴注射給藥，可使腎臟血管收縮減少腎血流量，而影響腎功能，尤其是腎絲球過濾速率低下患者。

3. **副作用**：高血壓、反射性心搏過緩、頭痛、噁心、呼吸及排尿困難。

■ Isoproterenol [eye soe proe ter'e nole](Isuprel®、Aludrin®)

　　合成之腎上腺素性 β_1、β_2 受體作用劑。

1. **作用機轉：**

(1) 心臟血管系統：活化心臟 β_1 受體，增加心臟收縮力及心跳速率。活化 β_2 受體，擴張血管，降低周邊血管阻力。

(2) 呼吸系統：活化 β_2 受體造成支氣管平滑肌鬆弛，為強效支氣管擴張劑，常以吸入給藥，藥效迅速且副作用小；若靜脈注射或舌下給藥，易因興奮 β_1 受體引起心悸等全身毒性。

(3) 其他作用：如促進肝醣分解，使血糖上升及加速脂肪分解，使游離型脂肪酸增加。

2. **臨床用途**：急救時刺激心臟跳動、或用於緩解支氣管攣縮。

3. **副作用**：眩暈、頭痛、焦慮不安、高血壓、心搏過速。

■ Dopamine[doe'pa meen](Intropin®)（多巴胺）

　　Dopamine (DA)是正腎上腺素的前驅物質，亦是中樞神經系統重要的神經傳遞物質。在自主神經系統中，DA 不但可活化 DA 受體，在低劑量時可刺激 β 受體，高劑量可活化 α_1 受體。

1. **作用機轉：**
   (1) 心臟血管系統：活化 β_1 受體，會增加心臟收縮力及心跳速率，使心輸出量增加致血壓上升。高劑量則活化 α_1 受體，使血管收縮、降低腎血流。
   (2) 腎臟及內臟：活化腎臟及腸繫膜上的多巴胺受體(D_1)，使小血管擴張，增加腎及腸繫膜的血流量，保護休克時腎臟及內臟的功能。

2. **臨床用途：**作為休克後期之升壓劑，且可保護受損的腎臟功能。

3. **副作用及注意事項：**有噁心、心搏過速、心絞痛、高血壓、頭痛等副作用；心悸、嗜鉻性細胞腫瘤者禁用。

(二) 選擇性 β_1 受體作用

■ Dobutamine [doe byoo' ta meen](Dobutrex®)

　　合成之兒茶酚胺，結構類似 Dopamine，為選擇性 β_1 受體作用劑。

1. **臨床用途：**靜脈輸注給藥，活化 β_1 受體，增加心臟收縮力及心跳速率，使心輸出量增加而血壓上升，為強心劑，可治療充血性心臟衰竭及心因性休克。

2. **副作用及注意事項：**產生心絞痛、高血壓、心律不整、頭痛等副作用，會惡化心房纖維顫動。主動脈狹窄、高血壓患者禁用。長期使用有耐藥性。

(三) 選擇性 α_1 受體作用

1. Phenylephrine [fen il ef' rin](Neosyneophrine®)：合成之非兒茶酚胺類藥物，不被兒茶酚胺轉甲基酶(COMT)代謝，選擇性 α_1 受體作用劑。
   (1) 臨床用途：
       A. 活化 α_1 受體，使周邊小動脈收縮、周邊阻力增加，造成血壓上升，可做為升壓劑，用於治療因麻醉劑或外傷引起之低血壓休克。
       B. 活化鼻黏膜 α_1 受體，收縮鼻黏膜血管，做為鼻充血解除劑，改善感冒、鼻炎引起之鼻塞現象。
       C. 興奮虹彩放射狀肌 α_1 受體，使放射狀肌收縮造成散瞳，臨床做為散瞳劑，用於眼底檢查。
   (2) 副作用與注意事項：反射性心跳過慢、高血壓性頭痛、蜘蛛膜下腔出血。孕婦使用可能導致流產，冠狀動脈疾病、狹角性青光眼、前列腺肥大者、甲狀腺機能亢進者禁用。

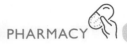

2. Methoxamine [meth ox'a meen](Vasoxyl®)：為升壓劑，治療麻醉時低血壓；因血壓上升引起反射性心跳速率減慢，可用於治療陣發性心房心搏過速。

3. Naphazoline [naf az'oh leen](Privine®)、Oxymetazoline[ok' see met az' oh leen](Nezeril®)：充血解除劑，改善感冒、鼻炎引起之鼻塞或治療眼睛充血。

4. Mephetamine [mefi ta meen](Wyamine®)：主要做為升壓劑，治療低血壓。

(四) 選擇性 α_2 受體作用

1. Clonidine[kloe' ni deen](Catapres®)：作用在神經末梢突觸前的 α_2 受體，進而抑制 NE 的釋放，降低中樞交感神經活性，使血壓下降及心跳減慢。
   (1) 臨床用途：口服或皮膚貼劑給藥，用於治療原發性高血壓，或作為緩解鴉片類止痛劑及 Benzodiazepine 類的戒斷症狀；以點滴輸注做為癌症之止痛劑，也可用於治療過動兒。易產生副作用，故目前已少用。
   (2) 副作用：抑制中樞致鎮靜效果，口乾、鼻黏膜乾燥；突然停藥會產生反彈性高血壓。

2. Methyldopa[meth il doe' pa](Aldomet®)：中樞性高血壓治療劑，有鎮靜、嗜睡之副作用，可用於妊娠高血壓。

(五) 選擇性 β_2 受體作用（支氣管擴張劑及安胎劑）

1. Terbutaline[ter byoo' ta leen](Bricanyl®)：合成之非兒茶酚胺藥物，不易被兒茶酚胺轉甲基酶(COMT)代謝，作用時間長，為選擇性 β_2 受體作用劑。
   (1) 臨床用途：臨床上做為支氣管擴張劑，口服、吸入、注射給藥，活化支氣管平滑肌上的 β_2 受體，鬆弛支氣管平滑肌，緩解氣喘之呼吸道阻塞。亦可作用於子宮平滑肌 β_2 受體，鬆弛子宮、預防早產，做為安胎劑。
   (2) 副作用：使用 β_2 受體作用劑易產生骨骼肌顫抖甚至痙攣，因血管擴張導致頭痛、情緒不穩、緊張、噁心；大劑量下會產生心悸現象，可用拮抗劑 Propranolol 治療。

2. Metaproterenol[met a proe ter' e nole](Alupent®)：治療氣喘及預防早產。

3. Albuterol [al byoo' ter ole](Salbutamol、Ventolin®)：起效快，可治療氣喘。

4. Salmeterol [sal me' te role](Serevent®)：藥效 10 小時以上，可治療氣喘。

5. Fenoterol [fe no' te role](Berotec®)：治療氣喘及安胎劑，懷孕 20 週前禁用。

6. Ritodrine [ri'toe dreen](Yutopar®)：靜脈輸注或口服給藥做為安胎劑，用於預防早產或治療習慣性流產（妊娠 20 週以後），懷孕 20 週前禁用本藥。

二、間接作用劑

■ Amphetamine [am fet' a meen](Dexedrine®)（安非他命）

　　非兒茶酚胺之擬腎上腺素性藥物，可通過血腦障壁(B.B.B.)進入中樞，亦是中樞神經興奮劑。

1. 作用及臨床用途：

(1) 促進腎上腺素性神經釋放 NE 以活化 α 及 β 受體，使血壓上升、心跳速率加快及支氣管擴張等作用。

(2) 促進中樞神經末梢的突觸小泡釋出 Dopamine (DA)、NE 等胺類，興奮中樞神經，提高警覺性、有欣快感，減少疲倦感，甚至失眠、痙攣或產生思覺失調症狀。曾作為提神劑及抗憂鬱劑，亦可治療發作性昏睡病(narcolepsy)。但其易成癮及濫用，台灣已將 Amphetamine 列為第二級管制藥品。

(3) 抑制下視丘攝食中樞而降低食慾，治療肥胖症，但易於 1~2 週後產生耐藥性，且造成使用者成癮。

(4) 增加中樞神經傳導的連結性，改善過動兒注意力不集中的現象。目前臨床上選用 Amphetamine 之衍生物 Methylphenidate 來改善小孩過動的情形。

2. 副作用： 體溫上升、噁心、厭食、失眠、激躁不安、幻覺、精神混亂、高血壓、具成癮性；長期高劑量使用會產生精神疾病，如妄想。

■ Methylphenidate[meth il fen' i date](Ritalin®)

　　為 Amphetamine 衍生物，飯前口服給藥，取代 Amphetamine 用於治療過動兒及發作性昏睡病。

■ Methamphetamine®[meth am fet' a meen]、Dextroamphetamine®[dex troe am fet' a meen]

　　較 Amphetamine 更易成癮及濫用，在國內已禁用。

■ Tyramine[teer a meen]

　　Tyrosine 之代謝物，非臨床用藥，在乳酪、紅葡萄酒等食物中含量高，Tyramine 會促使儲存於神經末梢的兒茶酚胺釋放，導致嚴重的高血壓、心律不整及中風。

■ 古柯鹼(Cocaine)[koe kane']

1. 作用機轉及臨床用途： 可抑制神經元對 DA、5-HT 及 NE 的再回收，起初會提高三者在突觸間隙的濃度，增強中樞及交感神經活性，產生欣快感等精神

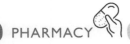

亢奮的作用；之後會因神經傳遞物質在突觸末梢的耗盡，造成情緒低落、精神不振、身體不適，而有求藥行為出現。目前列為第一級管制藥品。Cocaine 可阻斷鈉離子通道影響神經衝動的傳導，是唯一具有血管收縮作用之局部麻醉劑。

2. **副作用及注意事項**：焦慮、多言、譫妄、高血壓、心悸、體溫上升、散瞳、眼壓升高現象等副作用；具耐藥性，易成癮；因其造成臍靜脈收縮而減少胎兒養分供應，孕婦使用易產生低體重之胎兒，故孕婦禁用；其會造成青光眼惡化，故青光眼病人禁用。

三、混合作用劑

■ **麻黃素鹼**(Ephedrine)[e fed' rin]

為中藥麻黃的主要生物鹼成分，可直接興奮 α 及 β 受體，亦可促進 NE 釋出，短時間內重覆給藥，會排空突觸小泡儲存的 NE，導致藥效愈來愈弱，產生藥效漸減性作用（tachyphylaxis，又稱急性耐藥性）。

1. **作用機轉及臨床用途**：其為非兒茶酚胺之腎上腺素性藥物，可通過血腦障壁(B.B.B.)產生中樞興奮作用，有提神效果；因其興奮 α 及 β 受體等作用，可治療低血壓、作為充血解除劑、支氣管擴張劑，改善感冒、鼻炎引起之鼻塞現象，長期治療慢性氣喘。其具有骨骼肌收縮作用，可改善重症肌無力。目前亦將麻黃素與甲狀腺素、利尿劑合用作為三合一減肥藥，但已經有病人因用藥的副作用而死亡。

2. **副作用**：高劑量造成血壓過高、心跳過速等不良反應。

■ Pseudoephedrine[soo doe e fed' rin](Sudafed®)

治療過敏性鼻炎、鼻塞及中耳炎。

■ Metaraminol[met a ram' i nole](Aramine®)

治療急性低血壓性休克。

■ Phenylpropanolamine[fen ill 'proe pa no 'la meen](Acutrim®；PPA)

常見於綜合感冒藥中用以治療鼻塞；亦可抑制食慾中樞，做為減肥藥，但可能引起出血性腦中風。2006 年 7 月台灣已禁用。

貳 擬腎上腺素性拮抗劑

　　擬腎上腺素性拮抗劑(adrenergic anatagonist)又稱為交感神經抑制劑(sympatholytic drugs)，依作用機轉分成受體拮抗作用及影響腎上腺素再回收及釋放作用兩大類。

1. **受體拮抗劑：**
   (1) 非選擇性 α（α_1 及 α_2）受體拮抗作用：Phenoxybenzamine、Phentolamine、Tolazoline、Ergot alkaloid (Ergotamine、Ergometrine、Bromocriptine、Methysergide、LSD)。
   (2) 選擇性 α_1 受體拮抗作用：Prazosin、Terazosin、Doxazosin、Tamsulosin、Alfuzosin、Indoramin。
   (3) 選擇性 α_2 受體拮抗作用：Yohimbine、Idazoxan。
   (4) 非選擇性 β（β_1 及 β_2）受體拮抗作用：Propranolol、Timolol、Nadolol。
   (5) 非選擇性 β（β_1 及 β_2）受體之部分作用劑：Acebutolol、Pindolol、Alprenolol、Carteolol。
   (6) 選擇性 β_1 受體拮抗作用：Acebutolol、Atenolol、Betaxolol、Bisoprolol、Metoprolol、Esmolol。
   (7) 非選擇性 α 及 β 受體拮抗作用：Labetalol、Carvedilol。

2. **影響腎上腺素再回收及釋放之藥物：** Reserpine、Guanethidine、Bretylium。

一、非選擇性 α（α_1 及 α_2）受體拮抗作用

■ Phenoxybenzamine[fen ox ee ben' za meen](Dibenzyline®)

　　與 α 受體形成共價鍵結合，不可逆的阻斷 α 受體的活性，注射給藥後經代謝轉變成活化型式，藥效長達 24 小時。

1. **作用機轉：**
   (1) 心臟血管作用：阻斷 α 受體，鬆弛血管平滑肌，降低周邊血管阻力使血壓下降，易造成姿態性低血壓，因低血壓引發感壓反射造成反射性心搏過速(reflex tachycardia)。
   (2) 逆轉腎上腺素的作用(epinephrine reversal)：先給予 α 拮抗劑 Phenoxybenzamine 再給 Epinephrine，會使得 Epi 血管收縮之升壓現象被抑制，變成僅剩 β_2 受體活化之血管擴張作用。

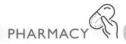

(3) 男性性功能：因興奮 α_1 受體使膀胱內括約肌收縮，在男性會有射精的現象；此藥拮抗 α_1 受體會導致尿道內括約肌不能閉鎖，引起逆行性射精。

2. **臨床用途：**

(1) 治療嗜鉻性細胞腫瘤引起之高血壓，或用於治療高血壓危象。

(2) 擴張血管，治療雷諾氏症(Raynaud's disease)或循環不良之周邊血管疾病，如凍瘡等。

(3) 治療良性前列腺肥大，本藥物可鬆弛膀胱內括約肌及縮小前列腺肥大之體積，以改善病人排尿困難，但目前臨床上已被選擇性 α_1 受體拮抗劑如 Prazosin 等所取代。

3. **副作用**：姿態性低血壓、反射性心搏過速、射精困難、鼻塞、縮瞳、噁心、嘔吐、鎮靜、無力。

■ Phentolamine[fen to 'la meen](Regitine®)

可逆性拮抗 α 受體，注射給藥，藥效短約 4 小時，作用較 Phenoxybenzamine 弱。

1. **臨床用途：**

(1) 診斷嗜鉻性細胞腫瘤(Regitine test)。

(2) 擴張血管、解除血管痙攣，治療周邊血管疾病如凍瘡或改善趾頭血液循環。

2. **副作用**：姿態性低血壓、反射性心搏過速、射精困難、鼻塞、惡化性胃潰瘍。

■ Tolazoline[toe laz'a leen](Priscoline®)

拮抗 α 受體，解除血管痙攣，治療雷諾氏症及降血壓，也有 α partial agonist（部分作用劑）效果，產生豎毛及散瞳的作用。

■ 麥角生物鹼(ergot alkaloid)[er 'got al ka 'loid]

非選擇性 α 受體阻斷作用，亦可興奮腦內 Dopamine (DA)及抑制 Serotonin (5-HT)受體，可做為強力的血管收縮劑，主要成分及用途如下：

1. Ergotamine[er got' a meen](Ergomar®)：收縮腦血管平滑肌，治療偏頭痛。

2. Ergonovine[er goe no 'veen](Ergometrine, Ergotrate®)：收縮子宮之血管平滑肌，治療產後或流產手術後大出血。

3. Bromocriptine[broe moe krip' teen](Parlodel®)：抑制泌乳素分泌，所以可用於退奶；其活化 DA 受體，亦用於治療巴金森氏病。

4. Methysergide[meth i ser'jide](Sansert®)：拮抗 5-HT 活性，可預防偏頭痛。

5. Lysergic acid diethylamide(LSD)：為迷幻藥，進入中樞產生欣快、幻覺，血管收縮痙攣、高血壓，易成癮及濫用，無臨床用途。

二、選擇性α_1受體拮抗作用

■ Prazosin[pra' zoe sin](Minipress®)

選擇性α_1受體拮抗劑，不阻斷α_2受體，仍有負迴饋抑制 NE 釋放，故突觸間 NE 不會增加，較不會有反射性心搏過速現象。

1. **臨床用途：**

 (1) 治療高血壓：阻斷α_1受體而鬆弛血管平滑肌，使血壓下降、反射性使心跳加速及少許體液滯流現象。第一次服用此藥時常會發生嚴重姿態性低血壓而暈厥，稱為第一劑量暈厥(first dose syncope)，因此，第一次劑量應減量成 1/3 或 1/4，或於睡前給藥。

 (2) 治療良性前列腺肥大：拮抗α_1受體，可鬆弛膀胱內括約肌及縮小前列腺肥大之體積，改善良性前列腺肥大(BPH)患者排尿困難的現象。

2. **副作用：**姿態性低血壓、反射性心搏過速、射精困難、疲倦無力、頭痛、眩暈、鼻塞、縮瞳。

■ Terazosin[ter ay' zoe sin](Hytrin®)

藥效較 Prazosin 弱，但藥效長，一日服藥一次。

■ Doxazosin[dox ay' zoe sin](Cardura®)

藥效比 Terazosin 持久。

■ Tamsulosin[tam-soo' lo-sin](Harnalidge®)

治療良性前列腺肥大，對血壓影響較小。

三、非選擇性β(β_1及β_2)受體拮抗作用

又稱為β腎上腺素性阻斷劑，因為阻斷β_1受體，可用於治療心律不整、心絞痛、心肌梗塞及高血壓；但由於阻斷β_2受體，亦使呼吸道攣縮，氣喘患者必須小心使用。

■ Propranolol[proe pran' oh lole](Inderal®)

同時拮抗β_1及β_2受體，不具選擇性，為目前臨床最常使用藥物之一。

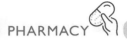

1. **作用機轉：**

   (1) 心臟血管作用：

   　　A.拮抗 β_1 受體，降低心縮力及減慢心跳速率(HR)，使心輸出量(cardiac output, CO)明顯減少而降低血壓(BP＝CO×TPR)；又抑制近腎絲球細胞的 β_1 受體，降低腎素(renin)分泌，干擾 RAA (renin angiotensin aldosterone)系統而減少體液滯留，亦可達到降低血壓的效果。

   　　B.因降低心跳速率及心收縮力，可減少心肌工作量及耗氧量，緩解心絞痛。

   (2) 呼吸道：拮抗支氣管平滑肌的 β_2 受體，而使支氣管收縮，因此氣喘或慢性阻塞性肺疾等病人禁用。又拮抗子宮平滑肌的 β_2 受體，而使子宮收縮，因此孕婦應小心使用。

   (3) 新陳代謝：拮抗 β_2 受體，抑制升糖激素分泌及降低肝醣分解作用，使血糖降低。若併用降血糖藥物，則血糖下降更顯著。又低血糖會引發反射性心跳加速現象，被 Propranolol 等 β 拮抗劑遮蔽，不易察覺血糖已過低，甚至會因低血糖而休克、昏迷或死亡。故 β 拮抗劑不可與降血糖藥物併用；且糖尿病患盡量避免使用 β 拮抗劑。

2. **臨床用途：**治療高血壓、心跳過速之心律不整、心絞痛、降低心肌梗塞後的死亡率，改善青光眼症狀及預防偏頭痛等。

3. **副作用及注意事項：**疲倦、頭昏、噁心、心跳過慢；造成支氣管痙攣，故氣喘病人勿用；低血糖及遮蔽低血糖而引發反射性心跳加速現象，所以糖尿病病人需小心給藥。長期服藥不可突然停藥，否則會產生反彈性高血壓及誘發心律不整。

■ Timolol[tye' moe lole](Cusimolol®、Timoptic®)

　　藥效較 Propranolol 強 5~10 倍，局部點眼可阻斷睫狀體之 β_2 受體使血管收縮，進而減少眼房液分泌使眼內壓降低，主要用於治療慢性廣角性青光眼，氣喘病人切勿使用。

■ Nadolol[nay doe' lole](Cargard®)

　　藥效比 Propranolol 強，作用時間相當長，半衰期為 20 小時，用途與 Propranolol 相似；氣喘病人切勿使用。

四、非選擇性 β (β₁ 及 β₂)受體之部分作用劑

又稱為部分致效拮抗劑，與全效作用劑(full agonist)同時存在時，會產生輕度拮抗 β₁ 及 β₂ 之作用。Acebutolol (Sectral®)、Pindolol (Visken®)具有內生性擬交感神經活性(ISA)，結合至 β₁ 及 β₂ 受體產生部分之作用，具有 α 與 β 阻斷作用，並同時抑制體內效力更強的兒茶酚胺的作用，其對心臟抑制作用較少，不會使心跳過慢，適用於心跳遲緩或有糖尿病的高血壓患者。

五、選擇性 β₁ 受體拮抗作用

選擇性 β₁ 受體拮抗劑，不會產生支氣管痙攣現象，適用於氣喘併發高血壓的病人。

1. Atenolol[a ten' oh lole](Tenormin®)、Bisoprolol[biso pro'lole](Concor®)、Metoprolol[me toe' proe lole] (Lopressor®)：治療輕中度高血壓、心律不整、心絞痛及心肌梗塞。

2. Esmolol[ess' moe lole](Brevibloc®)：藥效極短，靜脈注射給藥，可治療手術引起的心律不整。

3. Betaxolol[ba-tak' so-lol](Betoptic S®)：局部點眼，作用於睫狀上皮(ciliary epithelium)以減少眼房液(aqeous)分泌，可治療慢性青光眼、降低眼壓。

六、非選擇性 α 及 β 受體拮抗作用

1. Labetalol[la bet' a lole]：同時阻斷 α 及 β 受體，可鬆弛周邊血管使血壓下降，不影響血脂及血糖濃度，用於不欲引起周邊血管阻力增加之老人或黑人的高血壓患者，但會因阻斷 α 受體致姿勢性低血壓。

2. Carvedilol：阻斷 α₁ 及 β 受體，可用於充血性心衰竭、高血壓之治療，並減少穩定性心絞痛的發作。

七、影響腎上腺素再回收及釋放之藥物

干擾交感神經末梢 NE 之儲存及釋放，間接抑制交感神經活性；臨床僅限於治療高血壓，因副作用大，故少用。

■ Reserpine[re ser' peen] (Serpasil®，蛇根鹼)

從植物 Rauwolfia serpentina 的根部所萃取之生物鹼，能作用於中樞及周邊交感神經，阻斷神經末梢運送 NE、DA、5-HT、Epi 至突觸小泡儲存之能力，並排空突觸小泡，使 NE 及 Epi 等胺類快速地被單胺氧化酶分解耗盡，阻斷腎上腺

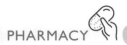
素性、多巴胺性及血清素性神經活性。此藥起效慢、作用時間長，因胺類合成需要一段時間，停藥後作用仍可持續幾天。亦可進入中樞產生抑制效果。副作用大，目前少用。

1. **作用機轉**：因 NE、Epi 缺乏所造成的交感神經活性抑制，如心跳減慢、心輸出量減少等；因中樞 DA、5-HT 排空、分解、耗盡，亦導致情緒低落的抑鬱現象，造成鎮靜、精神憂鬱及類巴金森氏病症狀。

2. **臨床用途**：口服給藥，起效慢藥效長。治療高血壓；曾當作寧神藥(tranquilizer)用於安定情緒，但因副作用多，故極少使用；可於實驗室當作工具藥品。

3. **副作用及注意事項**：憂鬱、自殺傾向、腹瀉、胃酸分泌過多、心跳緩慢、姿勢性低血壓、陽萎、男性女乳及類巴金森氏病的錐體外症狀；巴金森氏病患禁用。

■ Guanethidlne[gwahn eth'i deen](Ismelin®)

　　進入突觸末梢抑制 NE 的釋放且取代儲存的 NE，持續口服給藥 1~2 週，才有降壓作用。

1. **臨床用途**：治療高血壓，但因副作用大，故臨床少用。

2. **副作用**：姿勢性低血壓、男性性功能失常、腹部絞痛及下痢等。

■ Bretylium[bre til'ee um](Darethin®)

　　鉀離子通道阻斷劑，會使得神經末梢之 NE、DA、5-HT、Epi 無法再回收，造成神經傳遞物質耗盡；為抗高血壓及第三類抗心律不整藥物（治頑強性心律不整）。

八、選擇性 α_2 受體拮抗劑

　　Yohimbine(Yohimex®)選擇性抑制突觸前 α_2 受體，使 NE 釋放加強交感神經活性，促進胰島素釋放，為催淫劑，在台灣禁用。

參 擬膽鹼素性作用劑

　　擬膽鹼素性藥物(cholinergic drugs)能興奮乙醯膽鹼受體，蕈毒鹼性受體(muscarinic receptor, mAChR)分布於副交感節後神經纖維的作用器，可被蕈毒鹼(muscarine)活化，藥物能與此受體結合產生類似副交感神經的反應；菸鹼性受體(nicotinic receptor, nAChR)分布於自主神經節及神經肌肉接合處，可被菸鹼

(nicotine)活化，藥物能與此受體結合活化產生交感、副交感神經興奮作用或骨骼肌收縮作用。

1. **直接作用劑**：類似乙醯膽鹼(acetylcholine, ACh)之作用，如：Methacholine、Bethanechol、Carbochol、Pilocarpine、Arecholine、Muscarine。

2. **間接作用劑**：抑制乙醯膽鹼酯酶，使 ACh 的代謝減少，增加 ACh 的作用。

    (1) 可逆性膽鹼酯酶抑制作用：Physostigmine、Edrophonium、Neostigmine、Pyridostigmine。

    (2) 不可逆性膽鹼酯酶抑制作用：Isoflurophate、Echothiophate、Parathion、Sarin、Malathion、Soman、Tabun。

3. **膽鹼性藥物中毒之解毒劑**：Atropine。

4. **膽鹼酯酶抑制劑中毒之解毒劑**：Atropine + Pralidoxime (PAM)。

5. **影響乙醯膽鹼合成及釋放之藥物**：Botulinus toxin、Tetracycline、Aminoglycoside 類抗生素。

一、直接作用劑

1. **作用機轉**：

    (1) 蕈毒鹼性受體活化的相關作用：

       A.眼睛：活化虹彩環狀肌上的蕈毒鹼性受體，環狀肌收縮使瞳孔縮小（縮瞳；miosis）；又使睫狀肌(ciliary muscle)收縮而開啟許萊姆氏管(canal of Schleman)，增加眼房液排除而降低眼內壓，可改善青光眼症狀；亦可應用於白內障摘除手術後，需縮瞳降眼壓之措施。

       B.心血管系統：小劑量使血管擴張、血壓下降；大劑量作用在 SA node、AV node 及心房肌肉，減慢心跳速率及傳導速率。

       C.平滑肌：使支氣管、胃腸道、膀胱等平滑肌收縮。引發呼吸困難、氣喘，增進腸胃蠕動，增進逼尿肌的收縮力而促使排尿。可治療手術後及分娩後腹脹與尿滯留、促進胃腸蠕動。

       D.外分泌腺：流涎、流淚、流汗，促進支氣管腺體及胃腸道的分泌液增加。

    (2) 菸鹼性受體活化的相關作用：

       A.活化神經節間的菸鹼性受體：產生交感、副交感神經興奮作用。

       B.活化運動終板的菸鹼性受體：使骨骼肌收縮，可改善重症肌無力(myasthenia gravis)的症狀。

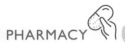

2. **副作用及注意事項**：流汗、流涎、潮紅、噁心、腸胃道痙攣、腹瀉、縮瞳、急尿、低血壓、支氣管痙攣、呼吸困難；消化性潰瘍、氣喘、甲狀腺機能亢進、冠狀動脈阻塞及巴金森氏病等患者，不可使用擬膽鹼素性藥物。

3. **解毒劑**：膽鹼性作用劑中毒時，以洗胃或抗膽鹼性藥物 Atropine 作為解毒劑。

(一) 膽鹼酯類

　　膽鹼酯類的藥名常有「-choline 或-chol」的字尾，如下：

1. **乙醯膽鹼**(Acetylcholine, ACh)[a se teel koe' leen]：不具選擇性，可興奮蕈毒鹼性與菸鹼性受體，作用廣泛影響全身，但在體內很快被突觸的乙醯膽鹼酯酶分解而失效，作用時間短暫，臨床很少應用，為實驗室用藥。

2. **Methacholine**[metha koe' leen]：無受體選擇性，因副作用太多，故用途大受限制。使用過量有噁心、嘔吐、氣喘、血壓下降、心絞痛之副作用，大劑量時造成小便急迫、大便失禁。臨床上偶用於誘發及診斷氣喘。

3. **Bethanechol**[be than' e kole](Urecholine®)：
   (1) 作用機轉及臨床用途：選擇性作用在胃腸道及泌尿道的蕈毒鹼受體，對心血管作用較弱。不易被乙醯膽鹼酯酶分解故藥效長，是常用的膽鹼酯類藥物。口服給藥促進胃腸蠕動及排尿，治療手術後及分娩後腹脹與尿滯留，不宜靜脈注射給予。
   (2) 副作用及注意事項：流汗、腹痛、腹瀉、縮瞳、急尿、低血壓、反射性心搏過速。消化性潰瘍、氣喘、甲狀腺機能亢進、冠狀動脈阻塞及巴金森氏病等患者禁用擬膽鹼素性藥物。

4. **Carbachol**[kar' ba kole](Miostat®)：非選擇作用在蕈毒鹼性與菸鹼性受體，不易分解，是最安定、最強效的膽鹼酯類。因無選擇性、作用強且藥效長，臨床僅局部用於眼科，治療青光眼及應用於白內障摘除手術後之縮瞳降眼壓。

(二) 天然生物鹼類

　　由植物萃取而得之生物鹼成分，作用機轉與膽鹼類藥物相似，僅 Pilocarpine 具臨床用途。

1. **Pilocarpine**[pye loe kar' peen]（**毛果芸香鹼**）：由毛果芸香葉提煉出來的生物鹼，選擇性作用在蕈毒鹼性受體，屬於三級胺生物鹼，能通過角膜開啟許萊姆氏管降低眼壓，眼用溶液製劑治療青光眼，為緊急降低眼壓的首選用藥，但會使睫狀肌收縮，造成視力模糊（近視傾向）。

2. Arecholine（檳榔鹼）：為三級胺生物鹼，可通過 BBB，進入中樞神經產生欣快感，具成癮性，非選擇性作用在蕈毒鹼性與菸鹼性受體，無臨床用途。

3. Muscarine（蕈毒鹼）：存在色彩鮮豔之毒蕈，為四級胺結構，具有強力心血管作用，使血壓下降及心跳減慢，亦促進汗腺分泌作用。誤食中毒時以 Atropine 做為解毒劑。無臨床價值。

二、間接作用劑

為膽鹼酯酶抑制劑 (cholinesterase inhibitors) 又稱抗膽鹼酯酶藥物 (anticholinesterase drugs, Anti-AChE)。本類藥物可抑制膽鹼酯酶分解 ACh 之活性，提高 ACh 在突觸末梢的濃度，促使更多 ACh 與其受體結合，間接性興奮膽鹼素性受體。

抗膽鹼酯酶藥物依藥物與乙醯膽鹼酯酶的結合強度，分為可逆性及不可逆性。可逆性抗膽鹼酯酶藥物的毒性較小；不可逆性膽鹼酯酶抑制劑常是有機磷化合物，與膽鹼酯酶產生共價鍵結合，毒性大，故醫療用途大受限制，且中毒後較不易被解救，如 Echothiophate 是治療青光眼之縮瞳劑；而沙林毒氣(Sarin)則是化學戰劑。

1. **作用機轉**：類似 ACh 之作用。
   (1) 中樞神經系統：三級胺化合物如 Physostigmine 及有機磷化合物如 Parathion、Sarin，可通過血腦障壁而產生中樞作用；四級胺藥物如 Neostigmine、Pyridostigmine 不易通過血腦障壁，故較無中樞作用。其中樞作用初期為中樞神經興奮，而後期為中樞抑制。
   (2) 心血管系統：中毒劑量會造成血管擴張而降低血壓。
   (3) 神經肌肉傳導：興奮體神經骨骼肌接合處(neuromuscular junction, NMJ)的運動終板，促使肌肉收縮可改善重症肌無力症。中毒劑量常會造成 ACh 過度蓄積，出現有橫膈、肋間肌麻痺，例如：Sarin 毒氣中毒者會造成呼吸抑制甚至死亡。
   (4) 其他部位：如促進胃腸道的運動性和緊張度，促進淚腺、唾液腺、汗腺分泌，增加呼吸道分泌及使支氣管平滑肌攣縮；三級胺及有機磷化合物穿透眼角膜能力佳，具縮瞳及降低眼內壓作用。

2. **中毒症狀**：膽鹼酯酶抑制劑的中毒症狀，可分成蕈毒鹼性、菸鹼性及中樞神經性症狀。中毒症狀持續的時間視藥物的種類而定，可逆性藥物如 Edrophonium 較輕微，持續數分鐘以上；而不可逆性抑制劑如有機磷化合物中毒則持續數天以上，主要死因為呼吸衰竭。

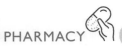
(1) 蕈毒鹼性症狀：即副交感神經興奮過度之症狀，如縮瞳、盜汗、流涎、腹瀉、尿失禁、支氣管痙攣、呼吸困難、低血壓及心跳減慢。

(2) 菸鹼性症狀：運動終板會造成去極化性阻斷，如肌肉收縮顫動後麻痺，可致呼吸肌麻痺。

(3) 中樞症狀：活化中樞膽鹼性神經產生如緊張、不安、失眠、意識混亂、顫抖、運動失調、昏迷、痙攣、呼吸抑制等。

3. 膽鹼酯酶抑制劑中毒時之解救：

(1) Atropine[a' troe peen]：為抗蕈毒鹼性藥物，拮抗中樞及周邊神經之蕈毒鹼性作用，靜脈注射 2~4mg，直至呼吸痙攣及中樞興奮現象緩解。

(2) Pralidoxime(Protopam®, PAM)：為膽鹼酯酶活化劑，靜脈滴注給藥，在烷基老化之前，可與有機磷化合物（不可逆性膽鹼脂酶抑制劑）結合，使乙醯膽鹼酯酶再活化。

(3) 支持療法：如維持呼吸道通暢及人工呼吸（有機磷中毒時，切勿口對口人工呼吸），輔助以 Diazepam® 控制痙攣症狀。

(一) 可逆性抑制膽鹼酯酶

1. Physostigmine[fi zo stig' meen](Eserin®)（毒扁豆鹼）：

(1) 作用機轉及臨床用途：非洲毒扁豆提煉之生物鹼，局部或注射給藥，用於治療青光眼以及做為 Atropine、d-TC、Imipramine 及 Benzodiazepine 中毒之解毒劑。

(2) 副作用：為三級胺，會興奮中樞，引起震顫等類似巴金森氏病之反應。

2. Edrophonium[ed roe foe'nee um](Tensilon®)：起效快（30~60 秒）、藥效短（約10 分鐘），用於診斷重症肌無力症。給藥後若無骨骼肌收縮反應，則是其他因素如神經纖維受損造成之肌無力。

3. Neostigmine[nee oh stig' meen](Prostigmin®)：四級胺，中樞性作用較少，主要用於治療重症肌無力症、手術後腹脹、尿滯留及拮抗 d-TC 等神經肌肉阻斷劑的作用。

4. Pyridostigmine[peer id oh stig' meen](Mestinon®)：藥效較 Neostigmine 長，副作用較少，口服治療重症肌無力症之最佳藥物。

(二) 不可逆性抑制膽鹼酯酶

　　與乙醯膽鹼酯酶形成共價鍵結合使其失去活性，無法代謝體內之乙醯膽鹼，造成持續的膽鹼作用，必須等到新的酶生成後才有乙醯膽鹼代謝作用。本類藥物多數是有機磷化合物，脂溶性高、毒性大，醫療少用；揮發性大者做為神經毒氣，如 Sarin 是極毒之化學製劑；揮發性小者做為農業殺蟲劑，如 Parathion、Malathion 等。中毒症狀主要有縮瞳、噁心、嘔吐、發汗、低血壓，嚴重時易引發呼吸困難而死亡。

1. Isoflurophate(DFP)[eye soe 'flure oh fate]：脂溶性極高，可進入中樞神經系統、穿透角膜，藥效強且作用時間長，低濃度點眼可治療青光眼，因中毒後較不易救治，故少用。

2. Echothiophate[ek oh thye'oh fate](Phospholine®)：DFP 之類似藥物，因帶正電荷不易通過血腦障壁(B.B.B.)，脂溶性及毒性較小，不易由皮膚吸收，0.25%製劑用於治療青光眼。

3. Parathion（巴拉松）：屬於 prodrug，在體內代謝成 Paraxon 才具有抗膽鹼酯酶作用；為農業殺蟲劑，毒性大，噴灑時可經呼吸道、皮膚及黏膜快速吸收產生全身毒性。

4. Malathion：做為殺蟲劑及除蚤劑。

5. Sarin：為含氟之有機磷化合物，無色、無味之速效（幾秒）揮發性液體，是一種軍事化學神經毒氣，一滴經皮膚吸收足以致命。

肆 擬膽鹼素性拮抗劑

　　依乙醯膽鹼受體在周邊組織之分布位置，分為三大類：

1. **抗蕈毒鹼性藥物**(antimuscarinic drugs)：主要於副交感神經節後神經元之支配器官產生拮抗的作用。
   (1) 天然生物鹼：Atropine、Scopolamine。
   (2) 眼科用藥：Homatropine HBr、Eucatropine、Tropicamide。
   (3) 平滑肌解痙攣劑：Scopolamine Butylbromide、Anisotropine、Hyoscyamine、Propantheline Bromide、Dicyclomine、Pirenzepine、Methantheline Bromide、Glycopyrrolate、Oxyphencyclimine、Oxybutynin、Flavoxate、Tolterodine。
   (4) 抗分泌劑：Atropine、Glycopyrrolate。
   (5) 巴金森氏病之輔佐用藥：Trihexyphenidyl、Benztropine、Biperiden。
   (6) 氣喘治療劑：Ipratropium。

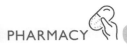

2. **神經節阻斷劑**：主要阻斷交感及副交感神經節，如：Trimethaphan、Mecamylamine、Nicotine。

3. **神經肌肉阻斷劑**：主要作用於神經肌肉接合處。
   (1) 非去極化型：d-Tubocurarine、Atracurium、Doxacurium、Metocurine、Mivacurium、Rocuronium、Vecuronium、Pancuronium、Pipercuronium、Gallamine。
   (2) 去極化型：Succinylcholine chloride。

一、抗蕈毒鹼性藥物之作用機轉及臨床用途

1. **眼睛**：鬆弛虹膜環狀肌產生散瞳(mydriasis)及睫狀肌麻痺劑，利於眼底檢查及治療假性近視，但因鬆弛睫狀肌產生視力模糊的症狀；會增高青光眼患者的眼壓，所以青光眼患者勿用。臨床使用藥效較弱的 Homatropine 及 Tropicamide，較無青光眼的副作用。

2. **外分泌腺**：唾腺、淚腺、支氣管分泌腺及胃腸道消化腺體表面皆有蕈毒鹼受體，小劑量的抗蕈毒鹼性藥物即可減少以上腺體之分泌。Atropine、Glycopyrrolate 可抑制支氣管及唾液分泌，麻醉前給藥以抑制麻醉過程中分泌液過多的情形。

3. **胃腸道及泌尿道**：拮抗胃腸道及膀胱平滑肌上之蕈毒鹼性作用，使胃腸道及膀胱平滑肌鬆弛，具強效之解痙攣活性，但會導致便祕和尿滯留。臨床上使用 Scopolamine、Propantheline、Dicyclomine 等，緩解胃腸過度蠕動、輸尿管蠕動疼痛及改善尿急、頻尿等症狀。

4. **呼吸道**：使支氣管平滑肌鬆弛，造成支氣管擴張。Ipratropium 常用於治療氣喘或慢性阻塞性肺疾病。

5. **心臟血管系統**：低劑量 Atropine 可興奮迷走神經使心跳減慢；在治療或中毒劑量時，因抗蕈毒鹼作用而抑制迷走神經活性，反而產生心跳加速現象。

6. **緩解膽鹼酯酶抑制劑中毒之症狀**：Atropine 之作用部位廣，可作為有機磷藥物中毒、乙醯膽鹼過度作用之解毒劑。

7. **輔助治療巴金森氏病**：巴金森氏病所呈現的顫抖症狀與中樞乙醯膽鹼活性過強有關，Trihexyphenidyl、Benztropine、Biperiden 等蕈毒鹼性拮抗劑可改善此類顫抖情形，常輔助 Levodopa 治療巴金森氏病。

8. **治療前庭平衡感失調**：前庭平衡感與蕈毒鹼性神經傳導有關，Scopolamine 可有效改善暈車、暈船或梅尼爾氏症等動暈症(motion sickness)。

Medicines Box

抗蕈毒鹼性藥物之副作用、毒性及中毒解救方法

抗蕈毒鹼性藥物在臨床上的用途是非常廣的喔！所以熟悉此類藥物的副作用及毒性是非常重要的。

1. 常見的副作用及毒性症狀：口乾舌燥、視力模糊、尿液滯留、便祕、散瞳、畏光、皮膚潮紅、吞嚥困難、排汗不能、體溫上升、心跳過速等。

2. 抗蕈毒鹼性藥物中毒之解救方法：

    (1) 洗胃：用鞣酸(tannic acid)洗胃以減少吸收。

    (2) 靜脈注射抗膽鹼酯酶藥物：Physostigmine。

    (3) 用中樞抑制劑：如 Diazepam 抑制中樞興奮及痙攣情形。

    (4) 支持療法：人工呼吸、導尿、散熱。

    抗蕈毒鹼性藥物中以 Atropine 最具代表性；多數藥物皆為非選擇性，可同時拮抗 M_1、M_2 及 M_3 受體；但是 Pirenzepine 對 M_1 受體則有高度選擇性拮抗，抑制胃酸分泌，做為消化性潰瘍治療劑。

(一) 茄科生物鹼及其衍生物

- Atropine[a' troe peen]（阿托品）

    由顛茄中萃取出的天然生物鹼成分(belladonna alkaloids)。

1. **作用機轉及毒性作用**：與乙醯膽鹼競爭蕈毒鹼受體之結合部位，造成口乾舌燥、無法看近物、心跳減緩、平滑肌蠕動減緩等；小劑量具輕微中樞興奮作用，劑量過高會產生中毒症狀：吞嚥困難、心搏過速、頭痛、激躁不安，甚至昏迷、呼吸衰竭而死。

2. **臨床用途**：

    (1) 散瞳劑：1%水溶液或軟膏製劑，點眼散瞳及麻痺睫狀肌，用於觀察眼底、測量屈光度或矯正視力，散瞳效果可達 7 天。

    (2) 抗分泌劑：麻醉前皮下注射 0.5 mg，減少麻醉過程中支氣管及唾液分泌。

    (3) 平滑肌解痙攣劑：皮下注射 0.5 mg，緩解腸胃道痙攣或鬆弛膀胱，可用於治療內臟痙攣性絞痛或小兒夜尿症。

    (4) 緩解膽鹼酯酶抑制劑中毒之症狀：可作為有機磷藥物中毒、乙醯膽鹼過度作用之解毒劑，可改善心跳徐緩之情形。

3. **禁忌症**：前列腺肥大及青光眼患者禁用。

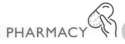

■ Scopolamine[skoe pol' a meen](Scopoderm®)

　　由顛茄萃取出的天然生物鹼成分。具中樞抑制作用，產生健忘(amnesia)、短期記憶消失、鎮靜及昏睡現象，在手術或分娩前給藥可使病患忘卻過程的苦痛；作成耳後穿皮貼片(transdermal therapeutical system, TTS)，用於預防動暈症。此藥之周邊作用機轉與 Atropine® 相似，但對中樞神經系統的作用較強。

■ 茄科生物鹼之半合成藥物

1. Scopolamine Butylbromide(Buscopan®)：平滑肌解痙攣劑，治療內臟痙攣性絞痛。

2. Scopolamine Hydrobromide(Hyoscine®)：於分娩前使用，讓病患忘卻生產過程的苦痛。

3. Anisotropine(Valpin®)：用於胃鏡檢查之解痙攣劑。

4. Hyoscyamine[hye oh sye' a meen](Levsin®)：用於緩解平滑肌痙攣及輔助治療巴金森氏病。

5. Ipratropium[i pra troe' pee um](Atrovent®)：四級胺藥物，選擇性鬆弛支氣管平滑肌，治療氣喘及慢性阻塞性肺疾病。

■ 合成之平滑肌解痙攣劑

　　多為四級胺化合物，不易通過血腦障壁，選擇性作用於周邊神經加強解痙攣作用，治療腸胃道、膽道、尿道或子宮平滑肌等內臟痙攣性絞痛。

1. Propantheline Bromide[proe pan' the leen](Pro-banthine®)：治療胃腸道痙攣、胃潰瘍或尿失禁。

2. Dicyclomine[dye sye' kloe meen](Bentyl®)：主要用於治療胃腸道痙攣。

3. Pirenzepine(Gastrozepin®)：選擇性拮抗 M_1 受體，抑制胃酸分泌，有輕度的解痙攣作用，可輔助治療消化性潰瘍。

■ 藥效持久之解痙攣劑

　　用於胃潰瘍之輔助治療。

1. Methantheline Bromide(Banthine®)。

2. Glycopyrrolate[glye koe pye' roe late](Robinul®)。

3. Oxyphencyclimine(Daricon®)。

- **泌尿系統之解痙攣劑**

治療頻尿、尿失禁及夜尿的情形。

1. Oxybutynin[ox i byoo' ti nin](Ditropan®)。

2. Flavoxate[fla vox' ate](Bladderon®)。

(二) 眼科用藥

為三級胺化合物，對結膜及角膜的滲透效果佳，可散瞳及麻痺睫狀肌，做為散瞳劑及假性近視之治療。

1. Homatropine HBr[hoe ma'troe peen](Mesopin®)：作用較 Atropine 為弱，散瞳效果 1~2 天，眼藥水製劑局部點眼，用於眼底檢查。

2. Eucatropine：散瞳藥效 12 小時，睫狀肌麻痺作用少，2%眼藥水為散瞳劑。

3. Tropicamide[tro spi'um](Mydriacyl®)：藥效 5 小時易恢復，副作用少，臨床常用。

4. Cyclopentolate[sye kloe pen'toe late](Cyclogyl®)：散瞳藥效約持續 1 天。

(三) 巴金森氏病輔助治療藥物

此類抗膽鹼性藥物之中樞選擇性較強，可通過血腦障壁進入中樞神經系統，緩解錐體外神經路徑運動功能失調症狀，用於輔助治療巴金森氏病。

1. Trihexyphenidyl[trye hex ee fen' i dil](Artane®)：三級胺化合物，可過血腦障壁，具抗膽鹼及抗組織胺作用，副作用小。

2. Benztropine[benz' troe peen](Cogentin®)：具抗膽鹼及抗組織胺作用。

3. Biperiden[bye per'i den](Akineton®)。

二、神經節阻斷劑之作用機轉及臨床用途

神經節阻斷劑為菸鹼素性受體拮抗劑，與乙醯膽鹼競爭菸鹼素性受體，阻止受體活化，因菸鹼素性受體位於交感及副交感的神經節間，故神經節阻斷劑對交感及副交感神經活性皆有影響，其副作用相當多：阻斷交感神經活性而造成姿勢性低血壓、陽萎等；阻斷副交感神經活性而有口乾、視覺模糊、惡化青光眼、便祕、尿滯留、心跳加速等情形。其副作用限制其臨床應用，僅於其他藥物無效時才使用，臨床用途為緊急降低血壓，解除高血壓危象(hypertension crisis)。

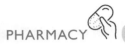

1. Trimethaphan[trye meth'a fan](Arfonad®)：有神經節阻斷及擴張末梢血管作用，靜脈注射給藥用以解除高血壓危象。青光眼、前列腺肥大、尿道阻塞、腦血管硬化等病人禁用。

2. Mecamylamine[mek a mill'a meen](Mevasin®、BInversine®)：是二級胺化合物，可通過血腦障壁而產生中樞的副作用，口服吸收良好，藥效持續 10 小時；亦可做為戒菸輔助劑。

3. Nicotine[nik' oh teen]（菸鹼、尼古丁）：香菸之成分，低劑量先使神經節興奮，高劑量會產生神經節抑制作用，甚至阻斷神經節（詳見本書第 4 章）。

4. Hexamethonium(C6)：實驗室用藥。

三、神經肌肉阻斷劑之作用機轉與臨床用途

　　神經肌肉阻斷劑(neuromuscular blockers)作用於神經肌肉接合處（運動終板）之菸鹼性受體，阻斷神經與肌肉之傳導，以注射給藥鬆弛全身骨骼肌，臨床上於麻醉前給藥以放鬆全身肌肉或輔助氣管插管、燒燙傷患者之肌肉鬆弛。依作用機轉分成兩類：(1)競爭型（非去極化型）：如南美箭毒素(d-Tubocurarine)等；(2)非競爭型（去極化型）：如 Succinylcholine。

（一）競爭型（非去極化型）神經肌肉阻斷劑

1. **作用機轉**：競爭型神經肌肉阻斷劑無法通過血腦屏障，選擇性作用於周邊神經系統，與 ACh 競爭運動終板上的菸鹼性受體，拮抗受體活性，經由阻斷運動終板電位產生而達到骨骼肌鬆弛作用。小肌肉及收縮快速之肌肉先發生鬆弛作用，如眼瞼、面部表情肌，而後是大塊肌肉群，如四肢、頸項、軀幹及背脊，最後才是維持呼吸的肋間肌及橫膈膜，若給予的劑量過高會導致呼吸肌癱瘓而致死。

2. **臨床用途**：靜脈注射給藥作為手術麻醉時之輔助用藥，鬆弛骨骼肌以利手術進行；檢查前給藥，協助支氣管鏡、胃鏡等檢查。

3. **解毒劑**：中毒時會呼吸肌癱瘓抑制呼吸致死，應立即施行人工呼吸或氣管插管接上呼吸器，並給予抗膽鹼酯酶藥物如 Neostigmine、Physostigmine 等，提高 ACh 濃度以拮抗神經肌肉阻斷劑的作用。

4. **藥物個論**：
   (1) d-Tubocurarine[too boe kyoo ar'een](d-TC, Tubocurarine®, Curarine®)：南美箭毒素；南美印地安人用 curare 汁液塗於箭上射殺動物或敵人，之後科學

家由 curare 植物萃取得最具活性之生物鹼 Tubocuruine（右旋光性，d form，故常簡稱 d-TC），鬆弛肌肉作用之起效快（2 分鐘達最大作用）、作用時間短（約持續 45~60 分鐘）。其可能促使巨細胞釋放組織胺，造成血壓降低、支氣管痙攣及呼吸道腺體分泌增加；亦有自主神經節阻斷作用，影響交感神經對血壓之維持，產生低血壓的副作用。

(2) Mivacurium[miv a cur'i um](Mivacron®)：2 分鐘可達最大作用，藥效短恢復快，用於較短時間的手術。

(3) Atracurium[a tra kyoor'ee um](Tracrium®)：3 分鐘可達最大作用，作用時間短，用作小手術之輔助用藥，亦可緩解機械性呼吸患者痙攣；組織胺釋放作用小，在血漿中會自然破壞，不受肝、腎代謝，可用於腎衰竭病人。

(4) Doxacurium[dox'a cur i um]：6 分鐘可達最大作用。

(5) Metocurine[met oh kyoo'reen]：4 分鐘可達最大作用。

(6) Rocuronium：作用時間快，1 分鐘達最大作用，用於緊急之氣管插管。

(7) Vecuronium[vek yoo roe'nee um](Norcuron®)：作用時間短，適用於短暫手術之輔助用藥，組織胺釋放作用小。

(8) Pancuronium[pan kyoo roe'nee um](Pavulon®)：作用快藥效長，藥效為 d-TC 之 5 倍，組織胺釋放作用小，但會阻斷迷走神經造成心跳加速及血壓上升等副作用。

(9) Pipecuronium[pi pe cu ron'i um]：2 分鐘可達最大作用，作用時間和 Atracurium 相似。

(10) Gallamine[gal'a meen]：拮抗心房蕈毒鹼受體，易引起心跳過速、心律不整及血壓上升等副作用。

(二) 非競爭型（去極化型）神經肌肉阻斷劑

1. **臨床用藥**：Succinylcholine[suk sin ill koe'leen]。

2. **實驗室用藥**：Decamethonium (C10)。

3. **作用機轉**：Succinylcholine (SCh)是菸鹼性受體作用劑(nicotinic agonist)，可去極化運動終板之菸鹼性受體產生暫時的肌肉收縮，但其不被乙醯膽鹼酯酶水解代謝，故會持續去極化受體，造成受體去敏感化，最終導致肌肉麻痺性的鬆弛；直到 SCh 被血漿中之膽鹼酯酶代謝後（約 5~10 分鐘）才使受體恢復正常功能。短時間內重覆給予 SCh 會有藥效漸減現象。

4. **臨床用途**：短效性骨骼肌鬆弛劑，靜脈注射給藥，輔助支氣管鏡、胃鏡檢查及氣管插管。

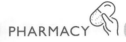

5.**副作用及解毒劑**：肌肉酸痛、高血鉀、眼內壓升高、惡性高體溫、呼吸麻痺、呼吸暫停。若出現惡性高體溫，應迅速退燒或給於 Dantrolene（直接肌肉作用的肌肉鬆弛劑）；若有呼吸麻痺情形，立即施行人工呼吸。

Medicines Box

常用的骨骼肌鬆弛劑

1. **中樞神經作用**：Diazepam、Baclofen、Methocarbamol、Meprobamate、Chlorzoxazone、Chlormezanone、Carisprodol、Carbamazepine。
2. **周邊神經作用（神經肌肉阻斷劑）**：
   (1) **競爭型**：d-Tubocurarine、Pancuronium、Vecuronium、Atracurium、Mivacurium、Doxacurium、Metocurine、Rocuronium。
   (2) **非競爭型（去極化型）**：Succinylcholine chloride。
3. **直接肌肉作用**：Dantrolene。

(三) 骨骼肌鬆弛劑個論

■ **中樞神經作用之骨骼肌鬆弛劑（骨骼肌解痙劑）**

　　中樞抑制脊髓和腦幹的神經元活性，降低傳遞至骨骼肌上的神經衝動，使肌肉緊張度降低。因其並非直接作用於骨骼肌運動終板，其肌肉鬆弛的效果比神經肌肉阻斷劑弱，且常有中樞神經抑制之鎮靜、安眠及安神的藥效，為急性痙攣治療藥物；而鎮靜抗焦慮劑也具有良好之中樞神經抑制作用，亦可達到骨骼肌鬆弛，常用於治療慢性痙攣，如 BZD 類藥物。臨床用於骨骼肌痙攣、僵直、運動過度、酸痛、扭傷、滑液囊腫、運動傷害或多發性硬化症等。

1. **治療急性骨骼肌痙攣用藥**：
   (1) Chlorzoxazone(Solaxin®)、Carisprodol(Rela®)、Chlormezanone(Tensolax®)：抑制脊髓和腦幹的神經元活性。
   (2) Baclofen(Baclon®)：作用在 CNS 之 $GABA_B$ 受體，抑制鈣離子通透性。
2. **治療慢性骨骼肌痙攣用藥**：
   (1) Meprobamate(Miltown®)：抑制視丘及邊緣系。
   (2) Diazepam(Valium®)、Carbamazepine(Tegretol®)：作用在 CNS 之 $GABA_A$ 受體，增加氯離子通透性。

■ 直接作用之骨骼肌鬆弛劑—Dantrolene[dan' troe leen](Dantrium®)

1. **作用機轉**：肌肉收縮決定於細胞內鈣離子濃度，此藥直接抑制肌漿網 (sarcoplasmic reticulum)釋出鈣離子，降低細胞內鈣離子濃度、干擾肌肉收縮，直接鬆弛骨骼肌纖維。

2. **臨床用途**：緩解慢性中樞神經病變相關之肌肉痙攣、緊急治療 Succinylcholine 等引起的惡性高體溫。

3. **副作用**：肝毒性、下痢、思睡、疲勞感。

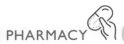

課後複習

( ) 1. Epinephrine 在臨床上常用來治療：(A)高血壓 (B)低血壓性休克 (C)甲狀腺功能亢進 (D)鼻塞。

( ) 2. 選擇性 β_2－受體催動劑，在臨床上最常被用來做為：(A)去鼻塞劑 (B)抑制血管收縮劑 (C)氣管鬆弛劑 (D)治療心絞痛。

( ) 3. 下列何者是治療重症肌無力症的首選藥物？(A)Pilocarpine (B)Edrophonium (C)Pyridostigmine (D)Physostigmine。

( ) 4. 關於 Timolol 的錯誤敘述為：(A)氣喘病人勿用 (B)β-腎上腺素性作用劑 (C)治療青光眼 (D)劑型包括滴劑等。

( ) 5. 下列何者可以專一性拮抗於 α_1 接受器之作用？(A)Pirenzepine (B)Atropine (C)Prazosin (D)Neostigmine。

( ) 6. 治療手術後腹脹及尿滯留最佳之藥物為：(A)Bethanechol (B)Pilocarpine (C)Norepinephrine (D)Trimethaphan。

( ) 7. 下列何者可使瞳孔縮小，排除眼房液，常用來治療急性青光眼？(A)Scopolamine (B)Pilocarpine (C)Epinephrine (D)Timolol。

( ) 8. 下列何者常用來預防暈車(motion sickness)及當作平滑肌解痙劑？(A)Atropine (B)Scopolamine (C)Pirenzepine (D)Methoctramine。

( ) 9. 有關 Atropine 的作用，何者錯誤？(A)排尿困難 (B)口乾舌燥 (C)縮瞳 (D)抗分泌。

( ) 10. 下列何者係經由競爭性抑制尼古丁受體，而使骨骼肌鬆弛？(A)Pancuronium (B)Decamethonium (C)Diazepam (D)Succinylcholine。

解答
BCCBC ABBCA

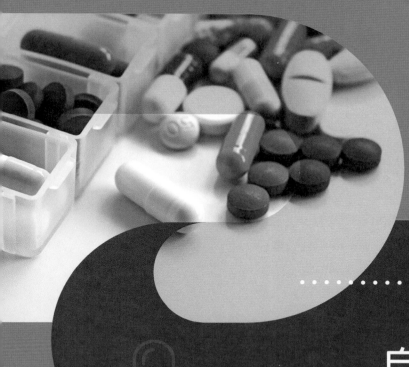

04
CHAPTER

▌ 詹婉卿 編著

自泌素及其
拮抗劑

✚PHARMACY

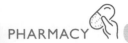
　　自泌素(autocoids)是一群由不同組織分泌的物質，其特色是分泌之後只擴散至附近的組織進行局部作用，並且快速被分解，作用局部且短暫；由於其作用只限於局部，所以又稱為局部荷爾蒙(local hormones)；而荷爾蒙(hormones)則藉由血液循環造成全身性之作用。

　　自泌素是由希臘字"auto"（自己）和"akos"（醫學用藥）兩字組成，在體內媒介重要的生理及病理反應，例如：發炎、免疫、情緒、血壓、凝血、疼痛等；分泌過多或太少皆會引起疾病，部分自泌素亦為中樞神經傳遞物質，於中樞扮演調控角色。

　　自泌素依其化學結構，可分為三大類：

1. **胺類**(amines)：如組織胺(histamine)、血清素(serotonin, 5-HT)。

2. **多胜肽類**(peptides)：如血管收縮素 II (angeotensin II)、慢動素(bradykinin)、腦內啡(endorphins, enkephalin)。

3. **不飽和脂肪酸類**(eicosanoids)：如前列腺素(prostaglandins, PGs)、血栓素(thromboxane A_2, TXA_2)、白三烯素(leukotrienes, LTs)。

　　以下分別介紹自泌素及自泌素相關之藥物。

4 -1　組織胺

　　組織胺儲存於肥大細胞(mast cell)及嗜鹼性白血球(basophils)內之顆粒中，當組織受損或過敏原進入體內時，能促使組織胺釋放引發發炎及免疫反應，例如：(1)外來過敏原（塵埃、花粉）與抗體 IgE 結合，引發肥大細胞釋出組織胺引起過敏反應、蕁麻疹、花粉熱等；(2)藥物刺激如 Penicillin、d-Tubocurarine 等引發組織胺分泌造成血管擴張、血壓下降；(3)外傷、細菌毒素感染或被昆蟲叮咬等會引發組織胺分泌產生紅、腫、熱、痛等發炎反應。

一、組織胺受體

　　組織胺會作用在不同的受體而產生不同的生理反應；組織胺的受體(receptor)有 H_1、H_2、H_3 等三種，各有其不同的生理角色：

1. **H_1 受體**：與發炎過敏反應有關，促使局部小動脈血管擴張，微血管通透性增加、皮膚呈現典型「三重反應」(triple response)引起紅腫、條痕及發癢刺痛感；並刺激外分泌腺分泌，促使鼻腔、支氣管黏膜分泌增加、眼結膜充血、腫脹。在中樞神經系統中 Histamine 為興奮性傳遞物質，可維持神經活性及精神狀態，過量時會引起嘔吐、暈眩，不足則會有嗜睡及疲勞感。

2. **H₂ 受體**：促進胃壁細胞分泌胃酸；增強心肌收縮力及心跳速率。

3. **H₃ 受體**：於中樞神經之突觸前，經由負迴饋抑制組織胺釋放。

二、抗組織胺藥物

抗組織胺藥物(antihistamine)與組織胺競爭受體，進行可逆性拮抗作用，一般感冒鼻炎用的抗組織胺藥物，通常是 H₁ 受體拮抗劑；而 H₂ 受體拮抗劑用以治療胃酸分泌過多。

(一) H₁ 受體拮抗劑

典型第一代抗 H₁ 藥物，吸收快、分布廣，可通過血腦障壁(B.B.B.)，造成中樞抑制作用（嗜睡），因藥效佳且便宜，目前仍廣泛使用。第二代藥物如 Terfenadine 等，脂溶性低，不易通過 B.B.B.，較無中樞抑制作用，藥效長但起效慢，如紅黴素(Erythromycin)或抗黴菌藥物（如 Ketoconazole）會阻礙第二代抗組織胺藥物代謝，一起併用時易造成血中抗組織胺藥物濃度過高而產生致命的心臟毒性。新型第二代抗 H₁ 藥物無心臟毒性。

■ **作用機轉及臨床用途**

1. **治療過敏症狀**：治療蕁麻疹、枯草熱、過敏性鼻炎及眼鼻黏膜充血等，但其對支氣管平滑肌作用極少，治療氣喘效果不彰；急性過敏反應常有低血壓、休克、氣喘等症狀，注射 Epinephrine 為急救首選用藥。

2. **拮抗組織胺的血管擴張作用**：使小血管收縮，降低微血管通透性，減輕水腫症狀，治療血管神經性水腫、感冒引起之鼻塞、流鼻水現象。

3. **抗動暈症**：第一代 H₁ 拮抗劑會抑制中樞神經系統，有鎮靜、止吐及抗動暈症作用，開車前 30 分鐘口服，可預防暈車。Diphenhydramine 中樞抑制作用強，亦可用於治療輕度失眠。

4. **中樞抗膽鹼性作用**：拮抗中樞 ACh 作用，第一代抗 H₁ Diphenhydramine 可輔助治療巴金森氏病。

5. **局部麻醉止癢作用**：有良好的局部止癢效果，塗敷緩解異位性皮膚炎及過敏性皮膚炎之不適。

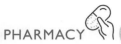

■ **副作用及注意事項**

1. **中樞抑制作用**：第一代 H_1 拮抗劑易有鎮靜、疲累、嗜睡等副作用，服用後應避免開車或操作機械等危險工作；有中樞興奮作用的第一代 H_1 拮抗劑 Phenindamine 及第二代 H_1 拮抗劑較不會造成嗜睡情形。

2. **抗膽鹼性作用**：口乾、鼻黏膜乾燥、視覺模糊、便祕、排尿困難等。使用抗組織胺會使眼壓上升，加重青光眼症狀。

3. **低血壓及心跳過速**：第二代 H_1 拮抗劑可能引發心律不整。

4. **致畸胎性**：常用的暈車藥 Meclizine、Buclizine 及 Cyclizine 有致畸胎作用，孕婦禁用。

5. **避免和葡萄柚汁一起併用**。

■ **H_1 拮抗劑各製劑之特性及主要用途**

　　H_1 拮抗劑各製劑之特性及主要用途如表 4-1 所示。

(二) H_2 受體拮抗劑

　　競爭拮抗胃壁細胞上的 H_2 受體，阻斷組織胺所誘發之胃酸分泌，治療消化性潰瘍、胃酸分泌過多之胃炎等胃酸過度分泌之胃疾病。

1. **第一代**：Cimetidine。

2. **第二代**：Ranitidine。

3. **第三代**：Famotidine、Nizatidine。

■ **第一代藥物〔Cimetidine[sye met' i deen](Tagamet®)〕**

　　最早開發之 H_2 拮抗劑，口服或注射給藥，其副作用多、藥效弱且作用期間短，逐漸被新開發的藥物所取代。其副作用有：

1. 頭痛、眩暈、腹瀉、肌肉痛及蛋白尿。

2. 抗雄性素作用，導致男性女乳症(gynecomastia)、陽萎(impotence)、精蟲減少及乳漏症(galactorhea)等。

3. 抑制肝臟代謝 Cytochrome P-450 系統，阻斷其他藥物之代謝反應（如 Warfarin、Diazepam、Phenytoin、Carbamazepine、Theophylline 等），提高其他藥物之血中濃度，故併用時應減少其他藥的劑量。

■ **第二代藥物〔Ranitidine[ra nye' te deen](Zantac®)〕**

　　強效之 H_2 拮抗劑，藥效為 Cimetidine 的 5~10 倍，口服或注射給藥，作用期間長且副作用少（頭痛、頭暈），為常用之消化性潰瘍治療藥物。

表 4-1 H₁ 拮抗劑各製劑之特性及主要用途

第一代 H₁ 拮抗劑	臨床用途與注意事項
Diphenhydramine (Vena®)	・治過敏症狀、抗動暈症 ・中樞抑制作用強，睡前使用可治失眠 ・抗膽鹼性作用強，可輔助治療巴金森氏病
Chlorpheniramine (Chlor-Trimeton®) Brompheniramine (Dimetane®) Pheniramine (Trimeton®)	・長效型 ・治過敏症狀，綜合感冒藥常用以治鼻炎、流鼻水症狀 ・中樞抑制作用強
Clemastine (Tavegyl®)	・治過敏症狀，老年人、孕婦禁用
Dimenhydrinate (Dramine®) Promethazine (Phenergan®) Hydroxyzine (Atarax®)	・治過敏症狀、止吐、鎮靜、抗焦慮、抗動暈症 ・強效治過敏、止吐，有明顯的抗副交感神經作用，可能造成呼吸抑制，兩歲以下小孩禁用
Meclizine (Bonamine®) Buclizine (Longifene®) Cyclizine (Marezine®)	・抗動暈症 ・致畸胎性，孕婦禁用 ・鎮靜作用
Cyproheptadine (Periactin®)	・治過敏性鼻炎；拮抗 5-HT 受體，產生食慾促進作用；新生兒禁用
Phenindamine (Thephorin®)	・治過敏症狀，具中樞興奮作用，適合白天使用
第二代 H₁ 拮抗劑	臨床用途與注意事項
Terfenadine (Teldane®) Astemizole (Hismanal®)	・治過敏症狀，無中樞抑制作用，藥效長但起效慢 ・併用 Erythromycin、抗黴菌藥物如 Ketoconazole 及抗憂鬱劑等，可能會產生致命的心臟毒性
Fexofenadine (Allegra®)	・治過敏症狀，無中樞抑制作用，有噁心、嘔吐的副作用，兒童勿用（為 Terfenadine 的活性代謝物）
Cetirizine (Zyrtec®)	・治過敏症狀，無中樞抑制作用，六歲以下孩童禁用
Loratidine (Clartin®)	・治過敏症狀、有食慾促進作用 ・無中樞抑制作用，藥效長但起效慢
Acrivastine (Semprex®)	・可促進食慾

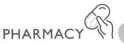

■ 第三代藥物

1. Famotidine[fa moe' ti deen](Gaster®)：藥效為 Ranitidine 之 3~20 倍。

2. Nizatidine[nye'za ti deen](Tazac®)：作用及藥效與 Ranitidine 相似，肝臟之首渡效應小，口服生體可用率高（大於 90%）。

(三) 抑制組織胺釋放之藥物

　　若藥物能有效抑制組織釋放，即可抑制組織胺相關的生理反應。如 Cromolyn[kroe' moe lin](Intal®)及 Ketotifen[kee toe tye' fen](Denerel®)可穩定肥大細胞的細胞膜，防止組織胺、白三烯素等發炎物質釋出。多以局部給藥預防氣喘及過敏性鼻炎。

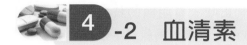

4-2　血清素

一、生合成、分布及代謝

　　血清素(Serotonin, 5-hydroxytryptamine, 5-HT)，由色胺酸(tryptophan)經羥化酶及脫羧酶催化而成，其代謝途徑有二：一是被 A 型單胺氧化酶(MAO_A)分解；二是在松果腺經由甲基轉化酶 C 催化形成褪黑激素(melatonin)，此與日夜節律及女性生殖週期有關。體內 90%之血清素存在腸胃道嗜鉻細胞，其餘在血小板及中樞之下視丘、腦幹縫核及松果腺。

二、血清素受體及其生理作用

　　5-HT 受體主要分成三類：$5-HT_1$、$5-HT_2$ 及 $5-HT_3$，而 $5-HT_1$ 受體還可細分成四種亞型：$5-HT_{1A}$、$5-HT_{1B}$、$5-HT_{1C}$、$5-HT_{1D}$，其主要分布位置如下（圖 4-1）：

1. $5-HT_{1A}$：位於突觸前神經末梢，為自體受體(autoreceptor)，負迴饋抑制 5-HT 釋放。

2. $5-HT_2$：受體存在胃腸道、子宮、支氣管、血管平滑肌、血小板及中樞；跟升血壓、血小板凝集、行為及睡眠（melatonin 生成）有關。

3. $5-HT_3$：受體位於延腦嘔吐中樞、迷走神經及內臟神經纖維，活化造成嘔吐反應。

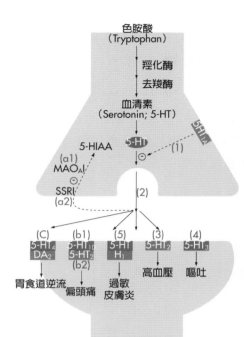

色胺酸
（Tryptophan）

羥化酶
去羧酶

血清素
（Serotonin; 5-HT）

5-HIAA

MAO$_A$I

SSRI

增加5-HT在突觸間隙及受體致效劑
A. 抗憂鬱藥
　(a1) 減少被分解MAO$_A$I，Moclobemide
　(a2) 抑制再回收SSRI，Fluoxetine
B. 預防及治療偏頭痛
　(b1) 5-HT$_{1D}$受體致效劑，Sumatriptan(治療)
　(b2) 5-HT$_2$部分致效劑，Methysergide(預防)
C. 治療胃食道逆流
　5-HT$_4$部分致效及DA拮抗劑，Cisapride(消化道刺激劑)、
　Metoclopramide(止吐)

降低5-HT在突觸間隙間及拮抗劑
(1) 5-HT$_{1A}$部分致效劑(負迴饋抑制5-HT釋出)，Buspirone（抗焦慮)
(2) 排空5HT致被分解，Reserpine(降血壓)
(3) 5-HT$_2$受體拮抗劑，Ketanserin、Ritanserin(降血壓)
(4) 5-HT$_3$受體拮抗劑，Ondansetron(止吐)
(5) 5-HT及H$_1$拮抗劑，Cyproheptadine(抗過敏；類癌腫瘤)
(6) 5-HT拮抗劑，Ergotamine(治偏頭痛)

(C) 5-HT$_4$ DA$_2$　胃食道逆流
(b1) 5-HT$_{1D}$ 5-HT$_2$ (b2)　偏頭痛
(5) 5-HT H$_1$　過敏皮膚炎
(3) 5-HT$_2$　高血壓
(4) 5-HT$_3$　嘔吐

圖 4-1　5-HT 的合成代謝過程與影響的藥物

三、血清素的生理作用

　　由於 5-HT 受體分布在中樞及周邊，5-HT 的生理作用相當廣泛，不管分泌過多或太少均可能引發病理症狀，其參與的生理及病理反應如下：

1. **中樞神經系統作用**：中樞 5-HT 可提高情緒、保持清醒，過多則會產生焦慮症狀；亦可鎮痛、產熱及促進食慾。反之 5-HT 神經元活性減弱，突觸間隙 5-HT 含量太少，導致憂鬱。

2. **偏頭痛**：發作前期是因腦內 5-HT 大量釋放，使小動脈收縮搏動，血流量減少灌流不足使痛覺接受器敏感化。頭痛期是因 5-HT 濃度太低腦血管擴張，壓迫神經元使 P 物質、慢動素、前列腺素釋出。藥物治療目標：於疼痛發作期，加強 5-HT 受體活性如 Sumatriptan、選擇性作用在 5-HT$_{1D}$ 受體，使支配顱內小血管收縮，抑制 P 物質等釋放，口服或皮下注射給藥藥效短。而 Ergotamine 為 5-HT 拮抗劑及血管收縮劑，在發作前期較有效。預防發作之藥物 Methysergide 則為 5-HT$_2$ 受體部分致效劑。

3. **噁心、嘔吐**：由於 CTZ 嘔吐中樞有 5-HT$_3$ 受體，活化此受體之後會引起嘔吐現象；治療目標在拮抗 5-HT$_3$ 受體，Ondansetron 為強力鎮吐劑，用於癌症化療後之噁心、嘔吐。

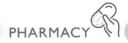

4. **迷幻作用**：迷幻劑〔Lysergic acid diethylamide (LSD)〕可促進 5-HT 自體受體作用，降低 5-HT 對邊緣系統的抑制作用，產生幻覺、欣快感。

5. **內分泌系統**：增加 GH、Prolactin、ACTH、TSH、FSH、LH 等激素的分泌，進而影響內分泌。

6. **血壓調節**：活化 5-HT，使小動脈及靜脈血管收縮、增加周邊血管阻力；亦擴張骨骼肌大血管；造成先降壓再升壓，最後血壓下降。

7. **胃腸道、支氣管平滑肌收縮**：造成下痢及支氣管痙攣症狀。

8. **血小板凝集**：血管受傷時，血小板釋出大量 5-HT，活化血小板表面之 5-HT$_2$ 受體引發血小板凝集。

9. **發炎反應**：可引發白血球聚集及紅、腫、熱、痛等發炎反應。

四、血清素相關藥物

■ 5-HT 之作用劑

1. **5-HT$_{1A}$ 受體作用劑**：Buspirone 為抗焦慮劑，可負迴饋抑制 5-HT 釋出，降低 5-HT 神經元活性，達到抗焦慮療效。

2. **5-HT$_{1D}$ 受體作用劑**：Sumatriptan 造成顱內血管收縮，抑制 P 物質釋放，降低疼痛敏感度，治療偏頭痛。

3. **5-HT$_2$ 受體部分作用劑**：Methysergide 可治療復發性偏頭痛。

4. **MAO$_A$ 抑制劑**：Moclobemide 為抗憂鬱劑，可抑制 5-HT 之代謝，使突觸間隙 5-HT 含量增加。

5. **5-HT 回收抑制劑**：Fluoxetine 為抗憂鬱劑，抑制 5-HT 之回收，使累積在突觸間隙之 5-HT 增加。

■ 5-HT 之拮抗劑

1. **5-HT$_2$ 受體拮抗劑**：Ketanserin、Ritanserin 可拮抗 5-HT$_2$ 之血管收縮而達到降低血壓的作用。

2. **5-HT$_3$ 受體拮抗劑**：Ondansetron 為強力止吐劑，防止化療產生之嚴重嘔吐。

3. **5-HT和H$_1$受體拮抗劑**：Cyproheptadine因拮抗H$_1$而為抗過敏劑；又拮抗5-HT亦有食慾促進作用。

4. **5-HT 受體拮抗劑**：Ergotamine 造成顱內血管收縮，抑制 P 物質釋放，降低疼痛敏感度，治療偏頭痛。

4 -3 血管收縮素

一、生合成

血管收縮素是由肝臟分泌之血管收縮素原(angiotensinogen)，經由腎素(renin)代謝而得，具有血管收縮作用。當血壓下降、通過腎絲球的血量不足時，會刺激腎元近腎絲球器分泌腎素，催化血管收縮素原活化成血管收縮素 I (angeotensin I, AI)，再經由血管收縮素轉化酶(angiotensin converting enzyme, ACE)催化形成血管收縮素 II (angiotensin II, AII)，AII 再被血管收縮素酶(angiotensinase)分解成血管收縮素 III (angiotensin III, AIII)（如圖 4-2）。AII 之血管收縮活性較強，AI 及 AIII 之活性極弱。

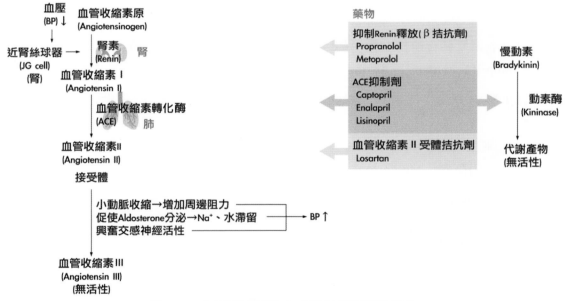

圖 4-2　血管收縮素的合成過程與影響的藥物

二、生理作用

AII 會結合至 AT_1 受體及 AT_2 受體，產生以下生理反應：

1. **維持血壓及電解質恆定：**

   (1) 血管收縮作用：AII 是體內最強的血管收縮劑，直接作用在小動脈平滑肌使其收縮，造成周邊血管阻力增加而升血壓，效力較 Norepinephrine (NE) 強 40 倍。

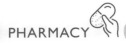

(2) 醛固酮(aldosterone)釋放作用：AII 刺激腎上腺皮質分泌醛固酮（留鹽激素）造成鈉、水滯留，增加血液容積而升血壓。腎素－血管收縮素－醛固酮系統(renin-angiotensin-aldosterone system, R-A-A system)，是身體維持血壓恆定的重要機轉。

2. 作為神經傳遞物質：

(1) 增進交感神經活性：刺激交感神經釋放 NE，增加心跳速率及收縮周邊小動脈，使血壓上升。

(2) 促進抗利尿激素(ADH)釋放：產生抗利尿作用，減少水分排出。

三、影響血管收縮素之藥物

1. AII 受體拮抗作用：可產生降血壓反應。

(1) AT_1 受體拮抗劑：Losartan、Valsartan、Candesartan、Irbesartan。

(2) AT_1、AT_2 受體部分作用劑：Saralasin。

2. 血管收縮素轉化酶抑制劑(ACE I)：抑制 AII 生成，可產生降血壓反應，如：Captopril、Enalapril、Lisinopril、Quinapril、Fosinopril。

3. 減少腎素分泌：使血管收縮素原無法活化成 AI，抑制了血管收縮，可降血壓。

(1) β 阻斷劑：Propranolol。

(2) β_1 阻斷劑：Metoprolol、Atenolol。

四、血管收縮素藥物個論

■ ACE 抑制劑(ACEI)

1. Captopril[kap' toe pril]**(Captoten®)：**

(1) 作用機轉：抑制 ACE 使 AI 無法轉變成較強活性之 AII，故抑制 AII 血管收縮作用；其亦可抑制慢動素(BK)分解，提高 BK 之血管擴張效果，兩者加成使血管擴張效果更明顯，但因肺部 BK 累積而有乾咳的副作用。

(2) 臨床用途：治療高血壓、充血性心衰竭、治療輕中度急性心肌梗塞。

(3) 副作用：咳嗽、皮疹、血管神經性水腫、高血鉀、味覺減退、頭痛。

2. Enalapril[e nal' a pril]**(Renitec®)：**第二代 ACEI，在體內代謝為活性 ACEI，藥效長，每天 2 次，副作用較輕微。

3. Lisinopril[Lyse in' oh pril]**(Zestril®)：**第三代 ACEI，藥效長，每日 1 次，副作用輕微。

■ AII 受體拮抗劑及類似藥物

1. Losartan[loe sar' tan](Cozaar®)：選擇性拮抗 AT_1 受體，使血管平滑肌舒張，臨床用於治療高血壓，易產生微小血管性水腫、頭痛、暈眩等副作用。

2. Saralasin[sar 'al a sin]：AII 受體部分作用劑，用於診斷 AII 依賴性高血壓。

Medicines Box

　　一般來說，藥物的命名都有一個依據可循，若能了解其中的要訣，則對於記住藥名及藥物作用有很大的幫助喔！例如：

1. ACE 抑制劑字尾都含有 "-pril"。

2. AII 受體拮抗劑字尾都含有 "-sartan"。

■ 減少腎素分泌－β 阻斷劑

　　非選擇性 β 阻斷劑如 Propranolol 及選擇性 $β_1$ 阻斷劑如 Metoprolol、Atenolol 等，可拮抗心臟及腎絲球器之 $β_1$ 受體，使心跳減緩、心收縮力降低，腎素釋放減少、抑制 R-A-A 系統，使得血壓降低。

4-4 慢動素

一、生合成

　　慢動素(bradykinin, BK)或稱緩動素，為 9 個胺基酸的多胜肽，是動素原(kininogen)經一連串酵素（Hegaman 因子、Kallikrein）活化所釋出；釋出之 BK 可被分解酶迅速分解，其分解酶為：存在血液中的動素酶 I (kininase I)及存在各器官內的血管收縮素轉化酶（ACE，又稱為 kininase II），分解為無活性之代謝物。生合成之過程見圖 4-3。

二、生理作用

1. **血管擴張作用**：BK 是自泌素中最強力的血管擴張劑，鬆弛血管平滑肌，使子宮、支氣管、胃腸道等平滑肌舒張。

2. **發炎反應**：BK 為發炎介質，增加微血管通透性，造成水腫；又可促進前列腺素合成，引起發炎症狀。

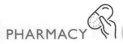
3. **引發痛覺**：為強力致痛物質，內臟病變及皮膚發炎時，刺激感覺神經末梢。

4. **其他**：如活化 Hageman 因子，可促進血液凝固，調節局部循環及調節血壓、電解質及水分恆定。

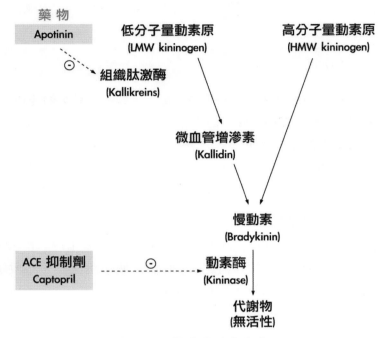

圖 4-3　慢動素的生合成

三、影響慢動素的藥物

1. Aprotinin[a pro ti'nin](Trasylol®)：本製劑是由牛的肺及唾液腺提煉而得，為組織肽激酶(kallikrein)抑制劑，其阻斷慢動素的合成，亦可抑制胞激素(plasmin)活性及阻斷微血管滲素（kallidin，微血管胰激肽）形成，阻斷纖維蛋白溶解作用，臨床用於治療急性胰臟炎引起之低血壓休克，作為止血藥。

2. Captopril[kap' toe pril](Capoten®)：為 ACEI，可抑制 Kininase II (ACE)而減少 BK 被分解，提高 BK 濃度，使血壓降低。

4-5 前列腺素與白三烯素

前列腺素(prostaglandins, PGs)與白三烯素(leukotrienes, LTs)皆是含 20 個碳的環狀不飽和脂肪酸的衍生物，在血漿或肝臟很快的被分解，半衰期約數分鐘。細胞膜的磷脂質(phospholipid)會受到磷脂酶 A_2(phospholipase A_2)催化成花生四烯酸(arachidonic acid, AA)，而花生四烯酸有二條轉變途徑：

1. 經由環氧酶(cyclooxygenase, COX)催化形成不同的前列腺素，例如：在血小板可形成血栓素(Thromboxane A_2, TXA_2)促進血小板凝集；在血管內皮細胞則合成 PGI_2，鬆弛血管平滑肌及抑制血小板凝集。環氧酶目前發現有二種類型：一是平時生理狀態存在的環氧酶 I (COX I)，負責正常生理所需的 PGs；二是在病理發炎狀態才誘導出的 COX II，引發 PGs 大量生成導致嚴重的發炎反應。新型的 NSAIDs 藥物能選擇性抑制 COX II 而不影響 COX I 的活性，不僅具有消炎止痛作用，且不會破壞 COX I 所維持的胃液分泌抑制及黏膜保護功能。

2. 花生四烯酸的另一代謝途徑，是經由脂氧酶(5-lipoxygenase)催化形成白三烯素 A_4(leukotriene A_4, LTA_4)，在支氣管平滑肌轉變成 LTC_4、LTD_4 及 LTE_4，而在白血球中則轉變成 LTB_4。生合成過程及相關酶與藥物作用部位見圖 4-4。

一、前列腺素與白三烯素之生理作用

1. **血管作用**：PGI_2、PGE_1、PGE_2 具有強力的血管擴張作用，而 TXA_2、$PGF_{2\alpha}$ 則為強力血管收縮劑。

2. **血小板凝集作用**：PGI_2 抑制血小板凝集；而 TXA_2 促進血小板凝集，血栓形成。

3. **開放性動脈導管**(ductus arteriosus)：胎兒的肺不具功能，PGE_2 及 PGI_2 會擴張動脈導管呈開放狀態，使右心室流出的血不進入肺臟而經由動脈導管至主動脈循環。出生後動脈導管應閉合萎縮成動脈韌帶，使血流經肺臟進行氣體交換。若早產，此系統無法閉合將危及生命。治療可用非類固醇抗發炎藥(NSAIDs)之 Indomethacin 抑制 PGE_2 及 PGI_2 合成促使導管閉合。

4. **胃腸道作用**：PGE_1、PGE_2 抑制胃酸及胃蛋白酶(pepsin)分泌，PGI 具黏膜保護作用。由於 Aspirin 等 NSAIDs 藥物可抑制環氧化酶(COX)而阻斷 PGE 的合成，導致胃酸分泌過多及消化性潰瘍產生。

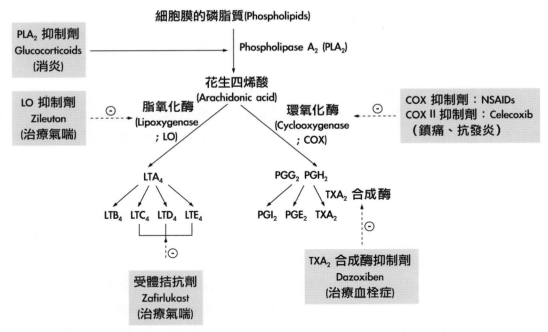

圖 4-4　前列腺素與白三烯素之生合成過程及相關酶與藥物作用部位

5. **發炎及免疫反應**：PGs 及 LTs 皆是發炎介質，會造成紅、腫、熱、痛等發炎反應：其中 LTB_4 可誘導白血球趨化性，增強免疫功能；下視丘的 PGE_2 可提高體溫設定點，引起發燒。

6. **呼吸系統作用**：LTC_4、LTD_4、LTE_4、TXA_2、PGD_2、$PGF_{2\alpha}$ 導致支氣管平滑肌收縮，尤其是 LTs 及 PGD_2 過量分泌將誘發氣喘；PGE_1、PGE_2 會使支氣管擴張，但治療氣喘的效果不大；抑制 LTs 合成之藥物，如白三烯素受體拮抗劑 Zafirleukast 與脂氧化酶(LO)抑制劑 Zileuton，均能有效治療氣喘。

7. **生殖系統作用**：於陰莖海綿體注入 PGE_1 (Alprostadil)，可治療男性勃起功能障礙。PGE_1、PGE_2 及 $PGF_{2\alpha}$ 使子宮平滑肌收縮，作為引產劑及墮胎藥。在女性月經期間 PGE_2 及 $PGF_{2\alpha}$ 收縮子宮平滑肌，造成之經痛(dysmenorrhea)，可用 NSAIDs 製劑來緩解。

8. **腎臟作用**：PGE_1、PGE_2 及 PGI_2 可維持腎臟血流，有利尿及鹽類的排除。

9. **其他作用**：PGs 可作為神經傳遞物質及神經調節者，如 PGE_2 可調節 NE 釋放，促進 ACTH、Prolactin、GH、FSH、LH 等之分泌。

二、前列腺素與白三烯素相關藥物個論

(一) 前列腺素類似藥物

1. Misoprostol[mye soe prost' ole](Cytotec®)：
    (1) 作用機轉：其為 PGE$_1$ 類似物，可抑制胃酸分泌，具有子宮收縮作用。
    (2) 臨床用途：口服給藥，治療 NSAIDs 藥物引起之消化性潰瘍；可與 Mifepristone（RU-486，黃體素拮抗劑，墮胎藥）、Methotrexate（葉酸拮抗劑，抑制胚胎發育）合併用於墮胎。
    (3) 副作用：腹瀉、子宮收縮等。

2. Dinoprost[dye noe prost](Prostin F$_2$ Alpha®)：天然 PGF$_{2\alpha}$，注射給藥。

3. Dinoprostone[dye noe prost'one](Prostin E$_2$; Cervidil®)：天然 PGE$_2$，陰道栓劑給藥。

4. Carboprost[kar'boe prost](Hemabate®)：為合成 PGF$_{2\alpha}$ 衍生物，注射給藥。
    (1) 作用機轉：三者均有收縮子宮平滑肌作用。
    (2) 用途：引產、墮胎及產後止血。
    (3) 副作用：噁心、嘔吐、乳房脹痛及心跳異常。

5. Iloprost：為 PGI$_2$ 衍生物，抑制血小板凝集，治療末梢血管血栓。

6. Epoprostenol[e po pros'te nol](Flolan®)：為 PGI$_2$ 類似物，有血管擴張作用，可治療肺性高血壓。

7. Latanoprost[la·tan·o·prost](Xalatan®)：為 PGF$_{2\alpha}$ 類似物，選擇性 prostanoid FP 受體作用劑，點眼可增加眼房液排出，降低眼壓、治療青光眼。

8. Alprostadil：為 PGE$_1$，新生兒手術之前，可維持動脈導管開放之作用藥物。亦可直接注射於陰莖，治療男性勃起功能之障礙。

(二) 合成酶抑制劑

1. Glucocorticoid（糖皮質素）：抑制磷脂酶 A$_2$(PLA$_2$)，阻斷 PGs 及 LTs 的合成，為強力抗發炎藥物（見本書第 14 章）。

2. NSAIDs：為非類固醇抗發炎止痛劑，抑制環氧化酶(Cyclooxygenase, COX)，阻斷發炎介質 PGs 合成，減輕發炎反應（見本書第 8 章）。新型的 NSAIDs 藥物能選擇性抑制 COX II 而不影響 COX I 的活性，不僅具有消炎止痛作用，且不會破壞 COX I 所維持的胃液分泌抑制及黏膜保護功能。

3. Aspirin[as' pir in]：為 NSAIDs 類藥物，不可逆的抑制環氧化酶，使 PGs、TXA$_2$ 無法合成，除了有抗發炎作用，亦可小劑量使用預防血栓併發症如：腦中風及心肌梗塞。

4. Dazoxiben：抑制血栓素合成酶，阻斷血小板之血栓素(Thromboxane A$_2$, TXA$_2$)合成，為血栓症治療劑。

5. Zileuton[zye loo' ton](Zyflo®)：抑制脂氧酶(lipoxygenase)，阻斷白三烯素的合成，降低 LTC$_4$、LTD$_4$ 及 LTE$_4$ 濃度，為氣喘的治療劑。

(三) 受體拮抗劑

Zafirlukast[za fir' loo kast](Accolate®)為拮抗白三烯素 D$_4$ (LTD$_4$)受體作用，避免 LTD$_4$ 引發的支氣管平滑肌收縮及發炎反應，為氣喘治療劑。

課後複習

( ) 1. 下列各藥中屬於第一代抗組織胺，為過敏性鼻炎治療劑，但會讓人昏昏欲睡：
(A)Dipyridamole　(B)Allopurinol　(C)Chlorpheniramine　(D)Meperidine。

( ) 2. 下列何者屬於第二代抗組織胺(antihistamine)藥物？(A)Chlorpheniramine
(B)Diphenhydramine　(C)Terfenadine　(D)Meclizine。

( ) 3. 何者為 H_2 受體阻斷劑，可用於胃潰瘍治療？(A)Omeprazole　(B)Cimetidine
(C)Propantheline　(D)Clarithromycin。

( ) 4. 下列何者可抑制 angiotensin 所引起的血管收縮作用？(A)Saralasin
(B)Atropine　(C)Mecamylamine　(D)D-tubocurarine。

( ) 5. 下列何者抑制 angiotensin II 合成，可用於降血壓？(A)Metoclopramide
(B)Cimetidine　(C)Atropine　(D)Lisinopril。

( ) 6. 下列何者會抑制白三烯素(leukotriene)之合成？(A)Zileuton　(B)Ipratropium
(C)Aspirin　(D)Zafirlukast。

( ) 7. 下列何者是 PGE_2 類似物，臨床上常用於引產或墮胎的陰道栓劑？(A)
Carboprost trometnamol　(B)Alprostadil　(C)Epoprostenol　(D)
Dinoprostone。

( ) 8. 下列何者是 5-HT 作用劑，臨床上常用於抗焦慮，副作用很少：(A)Buspirone
(B)Carboprost　(C)Omeprazole　(D) Allopurinol。

( ) 9. 下列何者是 $5-HT_2$ 受體作用劑，臨床上常用於治療偏頭痛：(A)Caffeine
(B)prazosin　(C)Methysergide　(D)Cocaine。

( ) 10. 下列何者為 NSAIDs 藥物，可抑制環氧化酶(COX)而阻斷 PGE 的合成，臨床
上用於鎮痛、解熱、抗發炎，也可防止血栓生成；但高劑量長期服用會導致
胃酸分泌過多及消化性潰瘍產生：(A)Acetaminophen　(B)Morphine
(C)Lidocaine　(D)Aspirin。

( ) 11. 下列何者是 PGE_1 類似物，臨床上常用於抑制胃酸分泌，但會造成子宮收
縮？(A)Alprostadil (B)Misoprostol (C)Dinoprostone (D)Carboprost。

( ) 12. 下列何者可抑制 AT_1 受體所引起的血管收縮作用？(A)Saralasin　(B)Atropine
(C)Valsartan　(D)D-tubocurarine。

解答
CCBAD　ADACD　BC

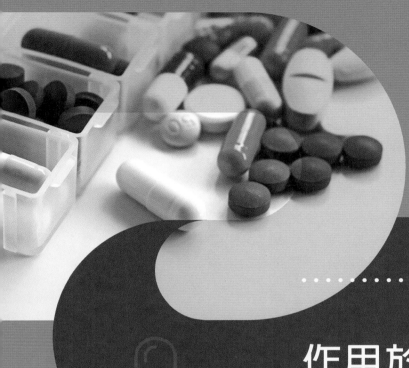

05
CHAPTER

▌ 詹婉卿 編著

作用於中樞神經系統的藥物

✛PHARMACY

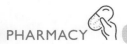
中樞神經系統藥物分為興奮劑及抑制劑兩大部分：

1. **中樞神經系統興奮劑**：中樞神經興奮劑對於中樞神經系統具有非選擇性的興奮作用，能使意識覺醒、促進呼吸、情緒高昂、焦慮、甚至精神緊張引發痙攣。本類藥物在臨床上用途不多。僅有大腦皮質興奮劑、甦醒劑、厭食劑及抗憂鬱藥四類供醫療使用。

2. **中樞神經抑制劑**：種類數量相當多，依臨床使用不同分為：(1)抗焦慮藥物；(2)鎮靜安眠藥物；(3)鎮痛劑；(4)全身麻醉劑；(5)抗癲癇藥物；(6)抗巴金森氏病藥物；(7)抗憂鬱藥物；(8)思覺失調症藥物。上列藥物可能因劑量高低而呈現抗焦慮、鎮靜、安眠、鎮痛、麻醉之作用。其中抗焦慮藥物、抗憂鬱藥物及思覺失調症藥物併入第 6 章精神科用藥，而全身麻醉劑、鎮痛劑分別於第 7、8 章詳述。

5-1　中樞神經系統概論

■ **中樞神經傳遞物質**

　　中樞神經之訊息傳導如同周邊神經一般，經由神經傳遞物質於突觸之間傳遞訊息；與周邊神經不同的是，中樞神經傳遞物質之種類及數量多且作用複雜，依化學結構不同可分為單胺類(monoamine)、胺基酸類(aminoacid)及胜肽類(peptides)三種。重要之中樞神經傳遞物質及其主要的功能分類見表 5-1。

　　神經傳遞物質之合成、釋放、回收及代謝去活性，因種類而不同，單胺類釋放後可由神經末梢回收，而乙醯膽鹼(ACh)先分解後再回收；胜肽類傳遞物質則無法回收，擴散至組織液中被代謝（表 5-1）。

■ **神經系統藥物之作用原理**

　　由於神經系統訊息的傳導是經由神經傳遞物質傳達，而影響細胞膜電位之變化，藥物可增強及減弱傳遞作用，穩定或激發細胞膜電位。若藥物激發細胞膜電位產生興奮型神經電位(EPSP)，會使神經系統易興奮；反之若能穩定細胞膜電位產生抑制型神經電位(IPSP)，則使神經系統趨於穩定，呈現鎮靜、抑制興奮的情形。

表 5-1 重要之中樞神經傳遞物質及其主要的功能			
分類	神經傳遞物質	受體種類	主要功能
單胺類			
	抑制性		
	Dopamine	$D_{1(5)}$	‧ 動作協調性之控制，抑制泌乳素分泌
		$D_{2(34)}$	‧ 致精神分裂（與情緒、行為變化有關）
	興奮性		
	5-HT	$5\text{-}HT_{1A}$、$5\text{-}HT_{1D}$	‧ 與情緒控制、鎮痛、體溫調節、食慾及性
		$5\text{-}HT_{2A}$、$5\text{-}HT_{2C}$	活動有關行為、幻覺、睡眠（在松果體轉
			成褐黑激素(melatonin)）
		$5\text{-}HT_3$	‧ 嘔吐、焦慮
	ACh	M、N	‧ 動作協調控制、與老年失智及學習記憶有
			關
	NE	α、β	‧ 情緒控制、清醒、血壓調節
胺基酸類			
	抑制性		
	GABA	$GABA_A$	‧ 抑制癲癇、鎮靜安眠（突觸後加強 Cl^- 通
			透）
		$GABA_B$	‧ 抑制癲癇（突觸前降低 Ca^{2+} 通透）
	Glycine	Glycine	‧ 抑制痙攣（脊髓內加強 Cl^- 通透）
	興奮性		
	Glutamate	NMDA	‧ 與學習有關的興奮性作用（加強 Ca^{2+} 進
			入通透）
	Asparate	NMDA	‧ 與類精神病幻覺作用藥有關（與 Glycine 共
			同作用）
			‧ 與神經受損有關（興奮性毒性致細胞死
			亡）
	Histamine	H_1、H_2、H_3	‧ 與食慾增加、體溫調解、導致動暈症有關
胜肽類			
	P 物質(Substance P)		‧ 致痛物質
	Endogenous opioid peptides		‧ 止痛、欣快感
	Somatostatin		‧ 可加強對 ACh 之抑制，與失智症有關
	Neuropepide Y		‧ 強力血管收縮素
	Neurotensin		‧ 降體溫、促進生長激素與泌乳素分泌

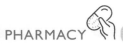

5 -2　中樞神經興奮劑

中樞神經興奮劑的作用機轉可經由：加強興奮性訊息傳導、阻斷抑制性訊息傳導及抑制突觸前傳遞物質的釋放達成。主要分為三類：

1. **致痙攣劑及呼吸興奮劑（甦醒劑）**：致痙攣劑多為實驗用；呼吸興奮劑可用於中樞抑制劑使用過量時之急救，刺激呼吸中樞以興奮呼吸，但因不具專一性，過量易引發痙攣。例如：Strychnine、Picrotoxin、Bicuculline、Nekethamide、Doxapram、Pentylenetetrazole、Amiphenazole、Ammonia。

2. **精神興奮劑**：可提高活動機能如覺醒、減少疲勞感、增加代謝、抑制食慾，臨床上用於提神、體重控制及治療過動兒。
   (1) 提神劑：Amphetamine、Methylphenidate、Cocaine、Nicotine、Caffeine、Theophylline、MDMA。
   (2) 厭食劑：Phenmetrazine、Fenfluramin、Phenylpropranolamine (PPA)、Mazindol、Phentermine、Sibutramine。

3. **致精神病藥物（即迷幻藥）**：濫用藥物，少有臨床用途。例如：Lysergic Acid Diethylamide (LSD)、Psilocin、Cannabis、Phencyclidine (PCP)、Mescaline。

一、致痙攣劑及呼吸興奮劑(analeptic stimulants)

本類藥物會引發過度反射、增強呼吸及血管運動中樞活性，使用過量會產生痙攣，作為抗痙攣藥物之研發實驗用藥，僅有少數藥物用於臨床，做為呼吸興奮劑即甦醒劑(analeptics)，急救中樞抑制劑過量使用時刺激呼吸之用。本類藥物有源自天然生物鹼，如 Strychnine、Picrotoxin、Bicuculline；合成藥物有Nekethamide、Doxapram、Pentylenetetrazole。

■ Strychnine（番木鼈鹼或馬錢子鹼）

1. **作用機轉**：作用於脊髓，拮抗抑制性傳遞物甘胺酸(glycine)受體，進而阻斷中間神經元對運動神經之迴饋抑制作用，造成運動神經易興奮產生強直性痙攣，中毒時引起角弓反張(opisthotones)；本藥僅供實驗室使用，無臨床用途。

2. **類似藥物**：Bicuculline 為植物生物鹼，類似 Strychnine 之作用，主要作用在腦部，選擇性阻斷 GABA$_A$ 受體，不會影響 GABA$_B$ 受體；此藥僅供研究用，無臨床用途。

■ Picrotoxin（印度防己素）

　　作用在腦幹，阻斷 GABA 在突觸前的抑制作用，抑制氯離子通道，產生不對稱性的強直陣痙攣(tonic-clonic convulsion)，毒性很強，僅供實驗室研究用，無臨床用途。

■ Doxapram[dox'a pram](Dopram®)

1. **作用機轉及臨床用途**：低劑量時選擇性興奮血管運動中樞；高劑量時則興奮延腦呼吸中樞，增強呼吸；過量導致痙攣。臨床上用於麻醉後刺激病人呼吸，加速甦醒，故又稱為甦醒劑；或用於中樞抑制劑使用過量之急救，如巴比妥類藥物引起的呼吸抑制。可用靜脈輸注給藥，起效快、藥效短（僅 3~5 分鐘），且安全性大。

2. **副作用**：高血壓、心律不整、不安等交感神經興奮作用；過量會引起痙攣。

3. **類似藥物**：

　　(1) Nekethamide (Coramine®)：興奮延腦呼吸中樞，藥效比 Doxapram 弱且缺乏選擇性，現已少用。

　　(2) Pentylenetetrazole (Metrazol®)：興奮大腦皮質及腦幹，低劑量診斷癲癇，靜脈注射迅速給藥以治療休克。

　　(3) Ammonia（NH_3；氨）、Ammonium carbonate：興奮頸動脈化學受體，刺激延腦呼吸反射，作為甦醒劑。

二、精神興奮劑(psychomotor stimulants)

　　興奮大腦皮質區，可提神、增強警覺心及防止精神疲勞，故又稱為提神劑或精神運動型興奮劑。除了甲基黃嘌呤外，其餘臨床用途不大，安非他命衍生物可治療白晝昏睡、過動兒，部分藥物具有抑制食慾作用，為厭食劑。本類藥物依其用途分為提神劑及厭食劑。

(一) 提神劑

■ Amphetamine[am fet' a meen]

1. **作用機轉**：口服吸收完全，亦可以靜脈注射、吸入煙霧等方式給予，可促進中樞及周邊神經末梢對兒茶酚胺的釋放，進而興奮中樞及周邊交感神經系統。

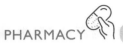

2. **藥理作用**：

(1) 中樞神經系統興奮：產生欣快感及增加運動活性、失眠、增強警覺心、不易疲勞、食慾降低、體溫上升；大量使用時，會出現痙攣、幻覺且有攻擊性。

(2) 交感神經系統興奮：使血壓上升、心跳加快、支氣管擴張及散瞳。

(3) 長期使用因促進多巴胺釋放，增強邊緣系統活性，導致精神病。

(4) 具有耐藥性、身心依賴性及成癮性。

3. **臨床用途**：曾用以治療昏睡病(narcolepsy)、注意力無法集中的過動兒及降低食慾，目前以衍生物取代其用途。本藥易成癮濫用，造成社會危害，已列入第二級毒品管制，全面禁用。

4. **副作用與注意事項**：造成失眠、緊張不安、精神混亂、幻覺、攻擊性，甚至導致精神病；刺激心血管系統產生高血壓、心悸、頭痛、盜汗。Amphetamine 為弱鹼性藥物，酸化尿液可加速其排出。

5. **類似藥物**：

(1) Methylenedioxymethamphetamine (MDMA, Ecstasy®)：俗稱搖頭丸、快樂丸；為 Amphetamine 衍生物，有類似 Amphetamine 作用，產生興奮欣快感及迷幻作用，口服約 20 分鐘產生藥效，持續 4~6 小時，藥效消失後，產生沮喪、焦躁不安，長期使用導致精神病且會成癮；已列管禁用。

(2) Methylphenidate[meth il fen' i date]（利他能®，Ritalin®）：中樞興奮作用不強，口服吸收良好、飯前給藥，改善過動兒之行為及學習能力。臨床上用於治療昏睡病（narcolepsy，發作性嗜睡症）及注意力無法集中的過動兒。目前列於第三級管制藥品，應謹慎使用。

■ Cocaine[koe kane']（古柯鹼）

1. **作用機轉及藥理作用**：抑制神經傳遞物兒茶酚胺的再回收，初期使高濃度兒茶酚胺積聚於突觸末梢，增強中樞及周邊交感神經活性，產生強烈欣快感、美好之陶醉感及增加運動活性、警覺性、出現幻覺和譫妄等；之後因兒茶酚胺耗盡而有嚴重沮喪、憂鬱感，並渴求再度使用古柯鹼。

2. **臨床用途**：

(1) 可用咀嚼、鼻腔吸入及靜脈注射等方式服藥。鼻腔內給藥，15~20 分鐘達到作用之高峰，持續此高峰 1~1.5 小時之後消失。

(2) 曾經做為局部麻醉劑，用於耳鼻喉等外科小手術。是唯一可造成血管收縮的局部麻醉劑。本藥易成癮濫用，造成社會危害，已列入第一級毒品管制，全面禁用。

3. 副作用：

(1) 因興奮交感神經而產生周邊血管收縮及瞳孔散大、心跳過速、高血壓、冒汗、妄想等焦慮症狀。

(2) 濫用者會出現欣快感、妄想、幻覺，長期使用產生顫抖、痙攣、嚴重沮喪及呼吸抑制。

(3) 使用鼻腔吸入法的濫用者，可能會因長期鼻黏膜血管收縮而致鼻中隔組織壞死穿孔。

■ Methylxanthines（甲基黃嘌呤類）

　　咖啡鹼(Caffeine)、茶鹼(Theophylline)及可可鹼(Theobromine)皆屬甲基黃嘌呤類，日常飲料如茶葉、咖啡、可樂、可可、巧克力等都含有甲基黃嘌呤類，其中咖啡是最廣泛使用的提神飲料，所含的 Caffeine 是最廣泛使用的精神興奮劑。

1. 作用機轉：

(1) 抑制代謝 cAMP 之磷酸二酯酶(phosphodiesterase, PDE)，間接增加細胞內 cAMP 濃度。

(2) 拮抗抑制性神經傳遞物質—腺苷酸(adenosine)受體，產生中樞興奮作用。

(3) 促進細胞鈣離子釋放，鈣離子入細胞產生去極化情形。

2. 藥理作用：

(1) 中樞神經系統：一般劑量能興奮大腦皮質產生提神作用；大劑量能興奮腦幹促進呼吸；劑量過高時會興奮脊髓，出現焦慮、痙攣，甚至可能導致死亡。

(2) 心血管系統：增加心肌收縮力及心跳速率；可使冠狀動脈血管、肺血管等周邊血管平滑肌擴張；但造成腦血管收縮，故可改善偏頭痛。

(3) 利尿作用：心肌收縮力及心跳速率增加，亦增加腎臟血流，加速過濾率，有微弱利尿作用。

(4) 呼吸系統：使支氣管平滑肌鬆弛，有支氣管擴張作用，可用於治療氣喘。

(5) 胃黏膜：會刺激胃黏膜分泌胃酸，消化性潰瘍者應避免飲用咖啡。

3. 臨床用途：

(1) 治療支氣管氣喘，如 Theophylline、Aminophylline（80% Theophylline 加上 20% Ethylenediamine 增加溶解度）用於治療中重度慢性氣喘。

(2) 輔助治療一般頭痛，併用 Caffeine 與解熱鎮痛劑如 Acetaminophen，使止痛效果更好。亦可併用 Caffeine 與 Ergotamine 治療偏頭痛。

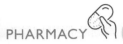

(3) 嗜睡、疲倦之提神，提神飲料、綜合感冒藥中常添加 Caffeine 以達到提神
　　效果。

4. **副作用**：

(1) 引起焦慮、激動、顫抖、緊張、心悸及胃酸分泌；高劑量會造成嘔吐、失
　　眠、痙攣等毒性症狀；大於 10g 的 Caffeine，可能會引發心律不整而致死。

(2) 使用 Caffeine 會產生習慣性及戒斷症狀。長期飲用後，突然停止會引起嗜
　　眠、暴躁及頭痛等症狀。

■ Nicotine[nik' oh teen]（尼古丁）

　　為菸草中之活性成分，不用於治療用途，急性致死量為 60 mg，但其耐藥性
產生非常快速且易成癮，已被大量濫用。易通過血腦障壁(B.B.B.)、胎盤及乳
腺，孕婦、哺乳婦女應避免使用。

1. **藥理作用**：低濃度興奮中樞及自主神經節，產生欣快感、鬆弛、增強學習及
注意力，又會使血壓上升、心跳加快、心絞痛及加強腸蠕動；高濃度反而產
生阻斷神經節效果，使得血壓下降、腸道活動降低、呼吸麻痺。Nicotine 和焦
油、一氧化碳同存於香菸之煙霧中，是肺臟疾病、心血管疾病、各種癌症之
危險因子。

2. **戒斷症狀**：暴躁、顫抖、焦慮不安、頭痛、注意力不集中、影響食慾、失眠
及胃腸疼痛。

3. **戒菸計畫**：可採合併藥物及行為治療，藥物製劑有 Nicotine 經皮貼片、
Nicotine 口嚼錠、口含錠、鼻噴劑等，亦可使用抗憂鬱劑 Bupropion 或
Varenicline 等減輕戒斷症狀，幫助菸癮者戒菸。

(二) 厭食劑

1. Phenylpropanolamine [fen ill 'proe pa no 'la meen](Acutrim®, PPA)：為交感神
經興奮劑，會引起高血壓、出血性腦中風；能抑制食慾中樞。可用於治療支
氣管氣喘、鼻炎及降低肥胖者之食慾，但高血壓、冠狀動脈疾病患者禁用。

2. Phendimetrazine 及 Mazindol [may'zin dole](Mazanor®)：抑制食慾中樞，口
服飯前給藥，會產生心悸、緊張、失眠。青光眼、心血管疾病及服用單胺氧
化酶抑制劑者禁用。

3. Fenfluramine（Pondimin®，芬芬）：易成癮，會引起肺動脈高血壓和心瓣膜
疾病等嚴重心臟副作用，衛生福利部公告列入禁藥。

4. Phentermine[fen' ter meen]（**芬他命**）：常見走私進口的非法減肥藥，衛生福利部公告列入禁藥。

三、致精神病藥物(psychotomimetics)

致精神病藥物又稱為迷幻藥(hallucinogenic agents)，服用後會引起知覺和心智狀態改變，產生錯覺、失去時間距離感；有夢幻般的回憶，出現多彩多姿，變化多端的視聽幻覺，干擾理性思考，無法做出正確判斷，類似急性精神分裂病狀。迷幻藥並無生理依賴性，但是會有嚴重的心理依賴性。本類藥物少有醫療用途，多為濫用藥物，可分成下列兩類：

1. **結構似體內神經傳遞物質（類似 5-HT）者**：如 Lysergic acid diethylamide (LSD)、Mescaline、Psilocin。

2. **結構與神經傳遞物無關者**：如 Cannabis（大麻）、Phencyclidine (PCP)。

■ **Lysergic acid diethylamide(LSD)**

LSD 在 1938 年合成，屬於麥角生物鹼衍生物，為強效之迷幻劑。LSD 為 5-HT$_1$、5-HT$_2$ 自體受體之作用劑，可抑制 5-HT 神經元之興奮，造成色彩豔麗、生動的幻視、幻聽及欣快感。此外，亦會增加交感神經活性，引起散瞳、血壓上升及體溫增高等症狀。長期服用 LSD 會有心理依賴性，但無生理依賴性。可用 Haloperidol 迅速解除 LSD 之幻覺作用及副作用症狀。

■ **Mescaline（墨西哥仙人掌鹼）**

由仙人掌鹼萃取，在墨西哥北部印地安部落的宗教儀式中使用之仙人掌素 (peyote)，含有 Mescaline。服用 Mescaline 產生之效應類似 LSD，但起效較慢、藥效較弱，常伴隨有噁心、顫抖、盜汗，亦會出現生動、夢幻般之幻覺，長期使用會發生耐藥性及心理依賴性，但無生理依賴性。

■ **Psilocin**

由墨西哥 psilocybe 屬之蕈類萃取，藥效類似於 LSD 但較弱，起效快、藥效短，長期使用會有耐藥性及心理依賴性。

■ **Tetrahydrocannabinol** [tet ra hi dro can nab'i nol]（THC；四氫大麻酚）

為大麻之主成分，化學結構與 5-HT 無關，其結合 cannabinoid CB$_1$ 受體，具有鎮靜、幻覺、妄想及抑鬱的作用，會損害短期記憶及需要高度技巧之運動能力（如駕車），並會增加食慾。THC 具有止吐作用，臨床上可用於因化學治療所引起之嚴重嘔吐。吸食大麻，會使心跳增快、血壓上升、眼結膜充血，大劑量會誘

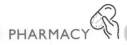
發精神病。長期使用有耐藥性及輕微之生理依賴性；因其易成癮，已列入法定麻醉藥物管制（第二級管制藥品）。Cannabidiol（CBD，大麻二酚）可抗發炎、抗痙攣、抗氧化、止吐，可由醫院專案申請進口使用。

- Phencyclidine[fen si k'li deen]（PCP、angel dust、peace pill hog；天使塵）

　　Phencyclidine 抑制腦部麩胺酸 NMDA 接受體，與 Ketamine 類似，造成解離型麻醉（看似意識清楚，其實知覺已麻痺扭曲，無痛覺），會失去定向感及產生幻覺。小劑量會有陶醉感，大劑量會有興奮、意識混亂、言語不清、四肢麻痺、甚至麻醉或昏迷，也會有類似精神分裂病之攻擊行為。劑量過大時，會導致抽搐、高血壓危象、心臟及呼吸衰竭等。易被濫用，可吞服、注射及直接吸入或撒於菸上吸食，連續使用會產生耐藥性。

5-3 中樞神經抑制劑

　　包含抗焦慮劑及鎮靜安眠劑(sedative-hypnotics)，有降低活動力、緩解緊張情緒、抗焦慮、肌肉鬆弛等鎮靜作用，高劑量之鎮靜安眠劑則可誘導睡眠及維持睡眠狀態。

1. Benzodiazepines（BZD 或 BDZ）：最常用之鎮靜安眠藥物，治療指數大。
   (1) 短效：Oxazepam、Triazolam、Midazolam、Nitrazepam、Brotiazolam 治療睡眠障礙。
   (2) 中效：Alprazolam、Lorazepam、Temazepam、Flunitrazepam(FM_2)、Lormetazepam、Oxazepam、Estazolam 治療睡眠障礙。
   (3) 長效：Chlordiazepoxide、Flurazepam、Diazepam、Clonazepam 治療癲癇、使肌肉鬆弛及抗焦慮。

2. **巴比妥類**(barbiturates)：治療指數小，過量引發呼吸抑制死亡，其鎮靜安眠的使用已被 BZD 所取代，僅有 Thiopental 仍常用於誘導麻醉。
   (1) 超短效：Thiopental、Thiamylal 誘導麻醉。
   (2) 短效：Pentobarbital、Secobarbital。
   (3) 中效：Amobarbital。
   (4) 長效：Phenobarbital、Barbital。

3. **抗組織胺**：第一代抗組織胺第一型受體(H_1 antagonist)藥物有嗜睡之副作用，如 Diphenhydramine、Promathazine、Hydroxyzine 等，可用作助睡劑。

4. **抗憂鬱藥（用於憂鬱引起之失眠）**：Amitriptyline、Trazodone 等。

5. **其他**：Zopiclone、Zolpidem、Chloral hydrate、Paradehyde、Alcohol、Buspirone、Zaleplon、Melatonin。

Medicines Box

　　一般來說，藥物的命名都有一個依據可循，若能了解其中的要訣，則對於記住藥名及藥物作用有很大的幫助喔！例如：

1. Benzodiazepines（BZD 或 BDZ）字尾多含有 "-zepam" 或 "-zolam" 結尾。
2. 巴比妥類(barbiturates)字尾多含有 "-tal"、"-barbital" 或 "-pental" 結尾。

一、Benzodiazepines（BZD 或 BDZ）[ben'zoe dye az'e peen]

1. **短效**：Oxazepam (Elinin®)可抗焦慮，Triazolam (Halcion®)、Midazolam (Dormicum®)、Nitrazepam (Mogadon®)可治療睡眠障礙。

2. **中效**：Alprazolam (Xanax®)可抗焦慮，Lorazepam (Ativan®)、Temazepam (Euhypnos®)、Flunitrazepam (FM$_2$, Rohypnol®)可治療睡眠障礙。

3. **長效**：Chlordiazepoxide (Librium®)、Flurazepam (Dalmadorm®)、Diazepam (Valium®)可治療癲癇、使肌肉鬆弛及抗焦慮。

　　Benzodiazepines 為臨床常用的藥物，安全性高，具有抗焦慮、鎮靜、安眠、抗痙攣及肌肉鬆弛的作用。FM$_2$ 原常用於治療老年人的睡眠障礙，但因其水溶性高，迅速溶於水後呈無色、無味，被濫用於約會迷姦，常稱為「強姦藥丸」，現臨床已少用。

■ **作用機轉**

　　作用在 GABA$_A$ 受體上的 BZD 次受體，活化並開啟氯離子通道，產生 IPSP，使細胞膜產生過極化，達到中樞神經抑制作用（圖 5-1）。

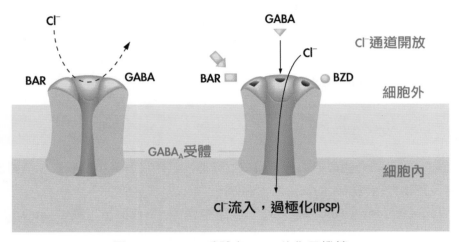

圖 5-1　GABA$_A$ 受體與 BZD 的作用機轉

■ 臨床用途

　　在高劑量下產生鎮靜及安眠作用，快速誘導入睡及延長睡眠時間。

1. **治療睡眠障礙**：依失眠狀態而選用不同 BZD 類藥物。通常愈短效之藥物愈快產生耐藥性，也愈易出現不安及反彈性失眠等戒斷症狀，可採用間歇性方式給藥避免成癮。

    (1) 中短效型藥物，如 Lorazepam、Temazepam、Triazolam 常用於誘導睡眠。

    (2) 治療時常因睡眠中斷而覺醒者，可用中效型藥物，如 Temazepam 用於維持睡眠。

    (3) 縮短誘導睡眠時間及減少中途覺醒的次數，可用長效型藥物，如 Flurazepam；但可能造成白天昏沉嗜睡。

2. **其他臨床用途**：Diazepam 可治療焦慮症，並產生骨骼肌鬆弛作用、可治療癲癇重積症；治療酒精戒斷狂躁症候群、用於麻醉前給藥使病人鎮靜（詳見第 6 章）。

■ 副作用及注意事項

　　常見有嗜睡、精神混亂、倦怠、反應遲鈍及運動失調，甚至會導致認知損害，降低學習與記憶力；也會有身心依賴性，具成癮性易被濫用，突然停藥會有戒斷症候群出現。勿和其他中樞神經抑制劑併用，如酒精、抗組織胺等，會加重 BZD 類的中樞神經抑制作用。

■ BZD 拮抗劑

Flumazenil 為 GABA 受體阻斷劑，靜脈注射給予，可迅速逆轉 BZD 的作用，解除鎮靜作用。

二、Barbiturates（巴比妥類）

曾受到廣泛使用的鎮靜安眠劑，治療指數低(LD_{50}/ED_{50})毒性大、安全性低、副作用強，長期使用易產生耐藥性、依賴性，易成癮及濫用；會抑制呼吸中樞而造成呼吸衰竭，稍過量則易致命。本類藥物可增加肝臟微粒體酶活性，加速其他藥物代謝產生藥物交互作用。臨床上其鎮靜安眠的應用已被 BZD 類藥物取代，只有超短效藥物如 Thiopental 等仍用於麻醉前的誘導作用。

■ 作用機轉

作用在 $GABA_A$ 受體上的 Barbiturate 次受體，活化並開啟氯離子通道，產生 IPSP，使細胞膜產生過極化，達到中樞神經抑制作用（圖 5-1）。

■ 藥理作用

1. **中樞神經抑制作用**：與劑量大小有關，以催眠作用為 1 單位，各作用之劑量次序如下：緩解緊張焦慮、解除壓抑(1/4)、鎮靜作用(1/3)、催眠作用(1)、全身麻醉作用(5)、昏迷，最後致死(10)。另有抗痙攣作用，本類藥物小劑量無鎮痛作用，且可能加劇疼痛。

2. **呼吸抑制**：大劑量及中毒劑量的本類藥物會降低延腦呼吸中樞對二氧化碳的敏感性，對呼吸有明顯抑制作用，出現呼吸慢、淺而不規則，呼吸麻痺致死常為本類藥物過量死亡之主因。

3. **誘導微粒體酶**：長期使用會誘導肝臟 P-450 微粒體酶(CYP)，加速其他併服藥物之代謝。

4. **心血管系統**：催眠劑量下，並無太大影響；高劑量則會使血壓下降。

5. **泌尿系統**：高劑量時，會刺激抗利尿激素(ADH)分泌，而使尿量減少。

■ 用途

本類藥物依作用時間長短分成下列三類：

1. **長效性**：Phenobarbital、Barbital，脂溶性低，吸收、代謝慢，可持續 8 小時以上；具有鎮靜催眠及抗痙攣作用。

2. **短效性**：Amobarbital（青發）、Secobarbital（紅中）、Pentobarbital，吸收較快，可持續作用 3~8 小時，可做為鎮靜安眠藥。

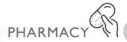
3. **超短效性**：Thiopental、Thiamylal，吸收快、脂溶性高，數秒內產生作用，藥效持續 15~45 分鐘，常供靜脈注射，做為誘導麻醉劑。

■ **藥物動力學**

　　巴比妥藥物在胃、腸、皮下組織及肌肉皆可吸收，起效快並全身分布，可穿過血腦障壁到達腦部，但因脂溶性高，可重新分布至脂肪組織、骨骼肌及內臟，此重分布使腦中濃度迅速下降，而停止藥效；Thiopental 超短效是因脂溶性高，吸收快且重分布快，故藥效消失亦快。

■ **副作用**

1. 思睡、注意力無法集中、心智敏銳力降低、運動失調、抑制睡眠之快速動眼期，另有宿醉效應如感到暈眩、倦怠、頭痛、作嘔等現象。

2. 長期服用易產生習慣性、依賴性、易成癮被濫用，突然停藥會出現戒斷症狀，如顫抖、不安、噁心、嘔吐、低血壓、反彈性失眠等。

3. 抑制呼吸中樞而造成呼吸衰竭，稍過量極易致命，呼吸麻痺致死。

4. 長期服用易產生耐藥性，因可增加肝臟微粒體酶活性，加速本身及其他併用藥物代謝。

■ **中毒及解毒**

　　巴比妥藥物中毒特徵為呼吸淺弱、血壓下降、昏迷、體溫降低，最後抑制呼吸中樞致呼吸麻痺死亡。急救時先清除胃中藥物，可以 1:5,000 高錳酸鉀($KMnO_4$)洗胃；人工呼吸並給氧氣，維持血壓及體溫；使用碳酸氫鈉($NaHCO_3$)鹼化尿液加速巴比妥鹽排出或血液透析，亦可給予 Doxapram 興奮呼吸中樞及血管中樞。

三、抗組織胺藥物

　　第一代抗組織胺第一型受體藥物(anti-H_1)主要用於治療過敏性疾病及鼻炎，部分具有強力鎮靜作用，利用其嗜睡之副作用，可用於孩童或老年人之鎮靜安眠。如 Diphenhydramine (Benadryl®)、Promethazine (Phenergan®)、Hydroxyzine (Vistaril®)（參考第 4 章自泌素用藥）。

四、抗憂鬱藥

　　主要用於治療憂鬱症，可用於治療憂鬱引起之失眠症狀，如三環抗鬱劑 Amitriptyline (Elavil®)等（參考第 6 章憂鬱症用藥）。

五、其他類鎮靜安眠劑

■ Zopiclone [zoe' pi clone](Imovane®)、Zolpidem[zole pi' dem](Stilnox®)

作用迅速、藥效短之新型安眠藥，不是 BZD 也不是 Barbital 藥物，卻可作用在 BZD 受體上，無抗痙攣及肌肉鬆弛作用，長期服用不會產生耐受性，Zolpidem 不會產生戒斷症狀；但 Zopiclone 則會產生戒斷症狀。兩者口服吸收迅速，半衰期短（Zolpidem 約 3 小時；Zopiclone 約 6 小時），故口服不影響第 2 天精神狀態；副作用少、偶見苦味感、頭痛、惡夢、夢遊、暈眩及反胃。

■ Melatonin（Transzone®，褪黑激素）

為人體松果腺分泌之激素，用於治療失眠及預防飛行時差。飛行前三天開始每日口服一次，副作用為頭疼、意識模糊。

■ Chloral hydrate[klor al hi' drate]（Noctec®，水合三氯乙醛）

最早應用的鎮靜安眠劑，口服味道差、胃刺激性大，毒性大，需配合矯味劑增加接受度，現今多以灌腸給予小兒科病人，約 15~30 分鐘即可誘導入眠；本藥可通過胎盤，孕婦禁用。

1. **副作用**：倦怠、夢魘，口服造成噁心、嘔吐，大劑量會抑制呼吸與心肌收縮力。

2. **類似藥物**：Paradehyde (Paral®)作用與 Chloral hydrate 相似，副作用有噁心、腹部痙攣、肝炎、過敏，味道差，可口服、IM、IV 或灌腸給藥，注射時應用玻璃針筒，以免與塑膠針筒產生有毒物質。

■ Buspirone[byoo spye' rone](Buspar®)

為 $5-HT_{1A}$ 受體作用劑，可有效治療焦慮症，不會造成肌肉鬆弛及鎮靜作用；副作用小，偶見頭痛、眩暈等。

六、Ethanol [eth'an ol]（乙醇）；Alcohol（酒精）

酒精是中樞神經抑制劑，兼具醫療及娛樂作用，飲用後由胃、小腸迅速吸收。小酌可緩解壓力、抗焦慮和鎮靜作用；大量飲用將出現酒醉現象，抑制大腦皮質自我控制系統；過量飲用會抑制心血管及呼吸系統引起昏迷甚至死亡；長期飲用會產生成癮性、耐藥性，因營養不良、脂肪肝導致肝炎或肝硬化；突然禁酒，會有震顫、急燥、心跳加快等戒斷症狀。

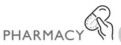

■ 藥理作用

1. **中樞神經抑制作用**：少量時會有欣快感、多話、自我控制能力降低，血中濃度 0.1%時運動協調性喪失，此時即可能發生意外事件；0.4%以上就會抑制血管運動及呼吸中樞、昏迷甚至死亡。

2. **周邊作用**：周邊血管擴張，開始會臉潮紅有溫暖感覺，隨即因散熱使體溫降低；刺激胃酸分泌，長期飲用易併發胃潰瘍；抑制抗利尿激素分泌(ADH)而有利尿現象；抑制肝功能、肝醣儲存量降低，形成脂肪肝。

3. **外用抗菌**：使細菌蛋白質變性，以 70%殺菌效果最佳。

■ 副作用與注意事項

1. 運動不協調、口齒不清。

2. 急性症狀：大量飲用乙醇之後會因為代謝產生大量乙醛（圖 5-2），造成宿醉症狀如頭痛、鼻塞、呼吸困難、嘔吐等不舒服感；過量飲用造成嚴重中樞抑制，致呼吸抑制甚至昏迷、休克。

3. 慢性症狀：長期飲用會產生耐藥性、身心依賴，易成癮；使得營養不良、低血糖、Vit. B_1缺乏、脂肪肝、肝炎、肝硬化、高血壓、心絞痛等。

4. 酗酒婦女所生的孩童，大部分有身體畸形、發育不全、心智遲鈍現象，故懷孕期間最好不要飲酒。

■ 酒精中毒之治療

1. 禁斷症狀之控制，通常使用 Diazepam (Valium®)。

2. 酗酒者之治療，在藥物方面有兩種方式：
   (1) 抑制對飲酒的慾望：包括鴉片類拮抗劑如 Naltrexone 及神經傳遞物質(dopamine; 5-HT; glutamate)之致效劑。
   (2) 對酒精產生厭惡感：輔助戒酒的藥物 Disulfiram (Antause®)，抑制乙醛脫氫酶的活性（圖 5-2）使乙醇代謝成乙醛後無法代謝成乙酸，導致乙醛蓄積產生宿醉般不舒服的感覺，使酒癮者對飲酒產生厭惡感。
   (3) 酗酒者除藥物之治療外，應配合心理治療或加入戒酒團體等。

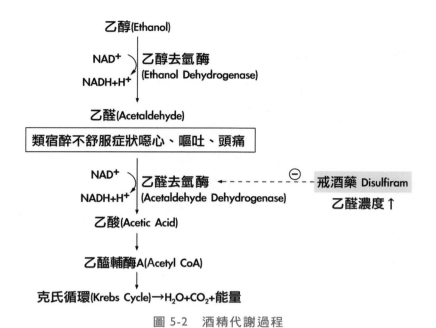

圖 5-2　酒精代謝過程

Medicines Box

喝到假酒怎麼辦？

　　假酒主要成分是甲醇，甲醇之氧化代謝物甲醛，會傷害視網膜細胞引起失明。故以甲醇取代乙醇製成假酒，對人體危害很大。甲醇中毒時可用乙醇競爭代謝而使甲醇的代謝物減少，降低毒性、或用腹膜透析法加速甲醇排泄、用碳酸氫鈉改善病人酸中毒的情形。

5-4　抗癲癇藥物

　　全世界約有 1%的人罹患癲癇症(epilepsy)，癲癇發作(seizure)係因腦部病灶區神經元異常放電，傳播至周圍之正常組織，引起更廣泛之腦組織興奮，造成不隨意運動及抽搐症狀，有些會伴隨著意識暫時喪失、抽筋(convulsion)及行為異常。癲癇因病灶所在部位及傳播區域不同，常呈現多種類型。

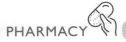
一、依病因分類

1. **原發性癲癇**：病灶區並無解剖學上之異常，但功能上會因腦部環境變化如血中之氣體、醣類代謝、酸鹼值、電解質等改變，會促使癲癇發作，此種發作有遺傳傾向，病人需終生接受藥物治療。

2. **續發性癲癇**：常因某些可逆性因素如腦膜炎、低血糖、腦腫瘤、腦受傷或酒精急性戒斷而引起，或某些不可逆性因素如中風、嚴重頭部創傷等誘發，此類癲癇可用藥物加以控制或外科手術切除病灶，預後佳並有治癒之可能。

二、依發作症狀分類

(一) 全身性發作(generalized seizure)

　　局部異常放電並迅速傳播至整個大腦，痙攣症狀依放電遍及之區域而定，通常會伴隨著意識喪失。一般常見之類型有：

1. **強直－陣攣性發作(tonic-clonic seizure)**：即大發作(grand mal)，病人突然神智喪失，全身持續強直痙攣(tonic)，緊接著間歇陣攣性收縮(clonic)，約有50%病人發作前有預兆如昏眩、視覺干擾等，持續 2~5 分鐘後停止。病人發作後精神紊亂、疲倦、思睡而再進入長睡狀態。若病人痙攣持續進行，意識無恢復現象稱為癲癇重積症(status epilepticus)，如持續發作 1 小時以上，會造成不可逆性腦傷。

2. **失神性發作(absence seizure)**：即小發作(petit mal)，引起短暫且突然的意識喪失，有持續約 3~5 秒之凝視及眼皮眨動，常發生於 4~15 歲兒童，一天可能發作數次。

3. **失張性發作(atonic seizure)**：肌肉張力突然喪失，全身鬆軟、頭頸下垂、易跌倒。

4. **肌陣攣性發作(myoclonic seizure)**：肌肉出現節律短暫攣縮，數分鐘後可能再復發，因遺傳或尿毒、腦炎等導致腦部傷害所引起，任何年齡皆可能發生。

5. **嬰兒痙攣發作(infantile spasms)**：短暫運動性抽搐，每天可能發作數百次，全腦腦波呈紊亂波型。

6. **熱痙攣(febrile seizure)**：因高燒導致之癲癇，幼兒較易出現此情形，因較不會造成永久傷害，故用藥停止發作後不需長期用藥治療。

(二) 局部性發作(focal seizures or partial seizures)

神經異常放電僅出現於局部腦區者，痙攣症狀依放電位置及遍佈區域而定。

1. **單純性發作**(simple partial)：為皮質區癲癇，因大腦皮質某區之神經元活性過高，而出現局部異常放電情形，常呈單側手足或肌肉群攣縮症狀，發作時病人並不會喪失意識。

2. **複雜性發作**(complex partial)：即精神運動性發作，為顳葉區癲癇。發作前有複雜幻覺等先兆，發作時意識喪失，有混亂行為，約持續 2~3 分鐘，腦電波呈現特殊型態，並有咀嚼、吞口水、口唇作聲，甚至有腹瀉、排尿等運動功能失常。

三、抗癲癇藥之使用原則

1. 正確診斷再依症狀種類選擇適當用藥（表 5-2）。

2. 初期以單一藥物治療為原則，由低劑量開始，視效果及副作用再漸進加量，無效則改採合併藥物療法。

3. 副作用少之藥物宜優先選用，因病人常需終身服藥，故應考慮藥物之安全性。

4. 治療期間需監測血中藥物濃度，並追蹤治療效果，以防副作用發生。

5. 長期治療有效後，可調降劑量，但不可驟然停藥，以免導致反彈性發作。

表 5-2　　癲癇用藥參考		首選用藥
癲癇發作型態		首選用藥
全身性發作	強直－陣攣性發作	Phenytoin Carbamazepine
	失神性發作	Ethosuximide
	肌陣攣性發作	Valproic acid、Clonazepam
	嬰兒痙攣發作急性期	Diazepam
	熱痙攣急性期	Diazepam
局部性發作	單純性發作	Phenytoin Carbamazepine
	複雜性發作	Phenytoin Carbamazepine

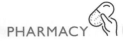

四、抗癲癇藥之藥物個論

由於癲癇是因腦部神經元異常高頻放電，引起廣泛之腦組織興奮，因此以阻斷異常興奮及傳導為主。主要藉由阻斷依賴型 Na⁺通道(use-dependent)、減弱 Ca²⁺之通透性、增強 GABA 抑制性傳導途徑及減少興奮性傳遞物質麩胺酸 (Glutamate)之作用，使神經細胞膜穩定不易去極化，降低異常興奮波之產生與傳播（圖 5-3）。

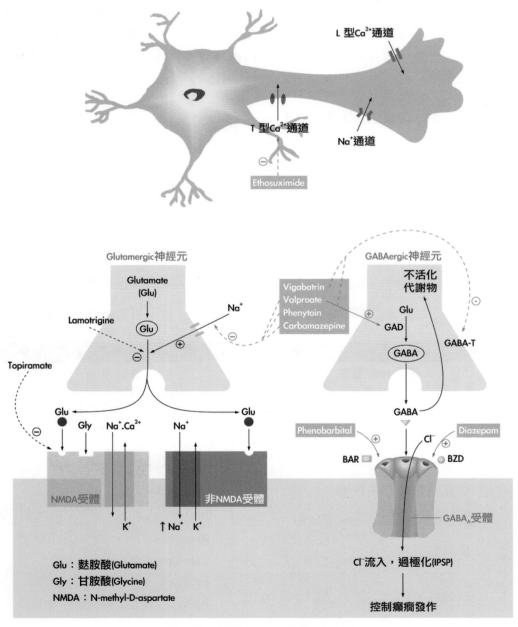

圖 5-3　抗癲癇藥物之作用機轉

■ Phenytoin[fen' i toyn](Dilantin[®])

1. **作用機轉**：減少去極化期間 Na^+ 及 Ca^{2+} 內流，阻斷麩胺酸(Glutamate)之作用，使神經細胞膜穩定不易去極化，而抑制腦細胞異常放電之傳播。

2. **臨床用途**：為大發作及所有局部性發作之首選用藥；對重積發作（癲癇重積症）之患者可靜脈注射，以求速效；亦為第 IB 型抗心律不整藥物，可治療由毛地黃中毒引起之心律不整；亦可治療三叉神經痛。對小發作無效，若誤用於小發作，反會加重病情。

3. **副作用及注意事項**：眼球震顫、運動失調、幻覺及思睡；孩童及老人易發生齒齦增生、多毛症、青春痘、脂性皮膚；腸胃刺激如噁心、嘔吐；因干擾 Vit. B_{12} 代謝導致巨母紅血球性貧血；血液惡病質如顆粒性白血球缺乏、再生不良性貧血、血小板減少等；由於 Phenytoin 會抑制抗利尿激素釋放及胰島素分泌，故可能發生高血糖與多尿症狀；循環崩潰為 Phenytoin 靜脈注射時最嚴重之副作用。本藥會誘導肝微粒體酶(CYP)，加速其他藥物的代謝引起藥物交互作用；有致畸胎性，孕婦勿用。

■ Carbamazepine[kar ba maz' e peen](Tegretol[®])

1. **作用機轉**：抗癲癇之機轉類似 Phenytoin，阻斷 Na^+ 通道減弱異常衝動之傳播，及抑制病灶區連續性動作電位之產生；並阻斷麩胺酸(Glutamate)之作用。

2. **臨床用途**：為治療局部發作之首選用藥，對大發作亦非常有效。本藥於治療濃度範圍內，較不會引起中樞鎮靜作用與認知損害，可與 Phenytoin 併用治療一些無法控制之發作。亦可治療三叉神經痛與改善躁症，可為鋰鹽之代用藥。

3. **副作用**：常見有複視(diplopia)與運動失調(ataxia)、胃腸不適、思睡、頭痛、眩暈與紅斑性狼瘡（嚴重皮疹）等，過量時則出現幻覺、痙攣和呼吸抑制等；偶有血液惡病質如再生不良性貧血等情形；對肝臟具有潛在之毒性，需監測肝功能。與 Phenytoin 相比，本藥之精神與行為副作用較小。本藥會誘導肝微粒體酶(CYP)，加速其他藥物的代謝引起藥物交互作用。

4. **類似藥物**：Oxcarbazepine。

■ Phenobarbital[fee noe bar' bi tal](Luminal[®])

1. **作用機轉**：增強 GABA 抑制性傳導以延長 Cl^- 通道開放期間，阻斷興奮性傳遞物質麩胺酸之作用；高濃度時亦可降低 Na^+ 傳導度，抑制放電頻率並降低電位傳播。

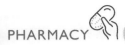

2. **臨床用途**：過去為治療兒童痙攣及癲癇發作之首選藥，包括熱痙攣及嬰兒痙攣發作，但會降低兒童之學習能力，且治療指數低，故目前改用 Diazepam 治療急性發作期。

3. **副作用**：

(1) 常見鎮靜、思睡，易產生習慣性及耐藥性。

(2) 長期服用會損傷認知力與運動表現，孩童患者可能出現過動與智力減退。

(3) 其他包括有巨芽球細胞性貧血、情緒激動、精神混亂、眼球震顫、眩暈、運動不能與突然停藥誘發反彈性發作。

(4) 中毒會發生昏迷、呼吸及循環衰竭，故目前臨床少用。

4. **類似藥物**：Primidone(Mysoline®)為 Phenobarbital 衍生物，在體內可代謝成 Phenbarbital 及 Penylethylmalonamide，三者均具有抗痙攣作用，可與 Phenytoin 及 Carbamazepine 併用於治療強直陣痙攣性發作，副作用與 Phenobabital 類似，因過量易致呼吸衰竭，故臨床已少用。

- Valproate; Valproic acid[val proe' ik]（Depakine®；帝拔癲）

1. **作用機轉**：增加中樞腦部 GABA 濃度、抑制麩胺酸神經活性，抑制放電頻率並降低電位傳播。

2. **臨床用途**：可用於治療多種類型之發作，如失張性發作、小發作、大發作、兒童癲癇，為治療肌陣性發作之首選藥。

3. **副作用**：腸胃不適、顫抖、肝毒性（需監測肝功能）、皮疹、體重增加、掉髮。有致畸胎性，孕婦勿用。

4. **類似藥物**：Vigabatrin 為新型抗癲癇藥，GABA-T 抑制劑，肝毒性較小但卻有致憂鬱傾向。

- Ethosuximide[eth oh sux' i mide](Zarontin®)

1. **作用機轉及臨床用途**：作用在視丘，阻斷 Ca^{2+} 通道，降低異常興奮波之產生與傳播，為治療小發作之首選藥。

2. **副作用**：胃痛、噁心、嘔吐、疲倦、頭痛及焦慮不安，偶有血液惡病質及蕁麻疹產生。

3. **類似藥物**：Methsuximide、Phensuximide 均為新型治療小發作用藥。

■ Benzodiazepine (BZD)[ben'zoe dye az'e peen]類藥物

1. **作用機轉**：增強 GABA 抑制性傳導以延長 Cl⁻通道開放期間，抑制大腦皮質、視丘及邊緣之連續放電與傳播。

2. **臨床用途**：抗焦慮、鎮靜安眠、抗癲癇。
   (1) Diazepam：靜脈注射治療癲癇重積狀態及熱痙攣急性期之首選用藥。
   (2) Clonazepam：單獨或與其他藥物配合，長期治療肌陣攣性發作、小發作及嬰兒痙攣發作。
   (3) Clonazepate：與其他藥物配合，長期治療局部型癲癇發作。
   (4) Nitrazepam：肌陣攣性發作、小發作、嬰兒抽搐用藥。
   (5) Lorazepam：治療癲癇重積狀態。

3. **副作用**：鎮靜、思睡、運動不能、倦怠、眩暈、靜脈注射過速會產生呼吸及循環抑制，長期服用會產生耐藥性。BZD 類用藥為治療癲癇用藥中副作用最輕微的。

■ Acetazolamide[a set a zole' a mide](Diamox®)

　　為治療各型癲癇之輔佐用藥，因具有碳酸酐酶抑制作用，使腦中 CO_2 蓄積而呈現微酸性狀態，使神經不易興奮，間接抑制放電。口服吸收，腎臟排泄，臨床用於治療青光眼、弱效利尿劑、預防高山症及輔助治療小發作。

五、新型抗癲癇用藥

　　新型抗癲癇用藥有幾項特點：不與血漿蛋白結合，較少藥物交互作用，耐受性好且不具肝微粒體酶誘導作用。

■ Lamotrigine[la moe' tri jeen](Lamictal®)

　　阻斷 Na⁺通道(use-dependent)，抑制麩胺酸釋放，使神經細胞膜穩定而抑制異常電位之傳播，不影響認知及心智，但會有嗜睡、倦怠、行動失調、複視等副作用，口服給藥，16 歲以下禁用。

■ Felbamate[fel bam' ate]、Topiramate[toe pyre' a mate]

　　直接作用在 NMDA 受體，用於治療頑固型的小孩癲癇，副作用似Phenytoin。

■ Vigabatrin[vye ga' ba trin]

　　為 GABA-T（GABA 降解酶）抑制劑，以原型由尿液排除，用於對傳統抗癲癇藥無反應者；肝毒性較小但有嗜睡、致憂鬱傾向。

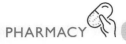

■ Gabapentin[ga' ba pen tin]

結構似 GABA，與 GABA 接受體結合後會增加氯離子傳導，產生 IPSP 穩定細胞膜，脂溶性高、易吸收、易通過 B.B.B.，幾乎不被代謝，副作用少。亦可治療帶狀疱疹後神經痛。

■ Tiagabine[ty ag' a been]

阻斷 GABA 的再回收，增強 GABA 的抑制作用，用於輔助治療 12 歲以上患者之癲癇局部發作。

■ Levetiracetam[lɛvɪtɪ' reɪsɪtæm]

作用於突觸小泡蛋白 2A (synaptic vesicle protein 2A, SV2A)，降低神經傳導物質的釋放，產生抗癲癇作用。同類藥物 Brivaracetam 對 SV2A 親和力更高。

5-5　巴金森氏病藥物

1827 年巴金森(James Parkinson)首先提出一種慢性神經退化性疾病，詳細描述病人有發抖、軀體彎曲僵硬、小碎步與麻痺狀態之症狀，後人遂將此疾病命名為巴金森氏病(Parkinson's disease)。此種疾病在臨床上常見四種特徵包括：

1. **靜止性震顫**(resting tremor)：由單側延至全身。

2. **僵硬**(rigidity)：四肢、頸部張力增強，關節阻力大。

3. **動作遲緩**(bradykinesia)：起始動作困難，協調動作減少。

4. **姿勢異常**(disturbance of posture)：上半身前傾，碎步前進重心不穩，易跌倒，急躁不安。

一、巴金森氏病的病因

造成巴金森氏病的病因不明，推測大多是多巴胺神經元退化造成，或因使用精神科用藥、腦部外傷、感染、中風、退化腦部腫瘤、錳汞銅等重金屬傷害破壞黑質體多巴胺平衡所致；病理原因為腦部外錐體負責運動協調的黑質體與紋狀體內，抑制性傳遞物質－多巴胺含量偏低，無法抑制興奮性傳遞物質－乙醯膽鹼，導致 ACh 神經元相對活性增強，造成顫抖及肌肉僵硬（圖 5-4）。（註：Huntington's Disease 即舞蹈症，亦為神經退化疾病，大腦皮質及其基底核缺乏 GABA 及 ACh 所致，可使用多巴胺受體拮抗劑緩解疾病症狀）。

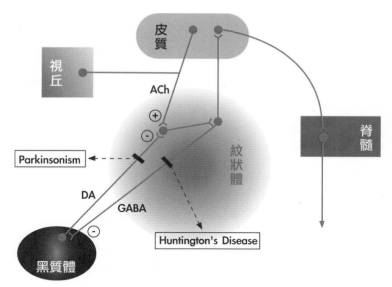

圖 5-4　錐體外運動系統及缺損的疾病

二、藥物治療目標及使用原則

　　藥物治療目標在重新建立多巴胺與乙醯膽鹼兩者間均衡狀態，亦即增加多巴胺的作用及拮抗乙醯膽鹼的興奮作用。雖然目前已有開刀裝設配運器(transporter)，或在病人的殼核植入黑質胚胎細胞等方法，但仍不如藥物之普及。

　　根據病人的功能損害、年齡、認知的改變、體質等個別狀況選擇藥物；盡可能以較低劑量，改善病人之活動能力，由少量開始逐漸增加，直到療效出現且副作用尚能忍受的範圍內，若需停藥應採用漸進式。

三、巴金森氏病的治療藥物

1. **增強腦部多巴胺作用之藥物**：主要用藥有：
    (1) 增加多巴胺濃度：Levodopa、Amantadine、MAO_B 抑制劑(Selegiline)及 COMT 抑制劑(Tolcapone、Entacaponre)。
    (2) 多巴胺受體作用劑：Pergolide、Bromocriptine、Lisurdie、Pramipexole 等。

2. **抗乙醯膽鹼劑與具類似作用之抗組織胺**：輔助用藥有：
    (1) 抗乙醯膽鹼用藥（毒蕈素性受體阻斷劑）：Trihexyphenidyl、Biperiden、Benztropine。
    (2) 抗組織胺：Diphenhydramine、Chlorphenoxamine、Orphenadrine。

3. **其他輔助用藥**：Propranolol、Clozapine。

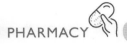

(一) 增強腦部多巴胺作用的藥物

　　本類藥物較常用的有多巴胺(Dopamine, DA)之前驅藥 Levodopa、DA 受體作用劑 Bromocriptine、促進 DA 釋放及抑制 DA 再回收之藥物 Amantadine 與 B 型單胺氧化酶抑制劑(MAO$_B$ inhibitor)Selegiline 等（圖 5-5）。

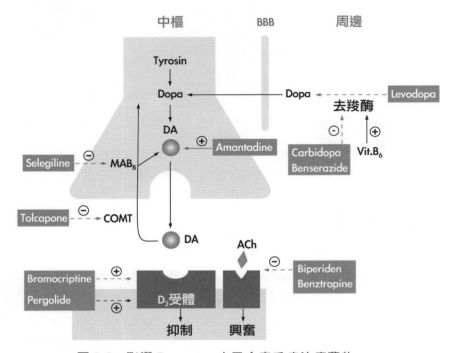

圖 5-5　影響 Dopamine 之巴金森氏病治療藥物

■ Levodopa[lee voe doe' pa](L-dopa®)

1. **作用機轉**：由於多巴胺(DA)屬兒茶酚胺類，水溶性高且無法通過血腦障壁(B.B.B.)，因此給予可穿透血腦障壁之多巴胺前驅藥 Levodopa，進入腦部後經去羧酶(decarboxylase)代謝轉變成 DA，增加外錐體 DA 濃度而減輕巴金森氏病症狀；但約 95%以上之 Levodopa 會在周邊組織被代謝，造成發生胃腸不適及心血管等副作用。為提高 Levodopa 進入腦中的量，常併服去羧酶抑制劑 Carbidopa（不入 B.B.B.，只抑制周邊組織之去羧酶），可降低 Levodopa 在周邊組織的代謝，減少副作用及藥物使用量。因 Levodopa 半衰期短，故此藥之血中濃度波動頗大，常出現斷續現象(On-Off phenomenon)。維生素 B$_6$ (Pyridoxine)會活化去羧酶，加速 Levodopa 於周邊組織的代謝，故勿併用維生素 B$_6$；與高蛋白之食物或中性胺基酸併服，會影響本藥之胃腸吸收及穿透 B.B.B.比率，故建議空腹服用。

2. **臨床用途**：可改善肌肉僵硬、顫抖、運動徐緩、碎步及面部表情僵硬等類巴金森氏病症狀。

3. **副作用及注意事項**：
   (1) 胃腸道：因 DA 興奮嘔吐中樞，引起食慾不振、噁心、嘔吐等現象；開始可用小劑量，再逐漸增加，使嘔吐中樞適應。
   (2) 心血管：治療初期易出現姿勢性低血壓，亦因興奮交感神經，導致心跳加速與心室早期收縮，早期使用症狀會改善。
   (3) 中樞神經系統：可能發生興奮、精神充沛、心神不寧、失眠、幻覺、偏執、失智、精神異常等現象，可服用非典型抗精神病藥物改善。
   (4) 不自主運動：長期服用會出現無法控制的運動波動現象，如藥效漸減、斷續現象、運動困難及肌張力不全，這些副作用可由服藥時間和劑量調節而減輕。
   (5) 其他：血液出現惡病質，生長激素分泌增加，但抑制泌乳素與胰島素分泌；尿液汗液的顏色加深甚至成褐色。

4. **製劑**：
   (1) Madopar®：含 GL-dopa100mg 及 Beserazide25mg。
   (2) Sinemet®：含 GL-dopa250mg 及 Carbidopa25mg。

- Bromocriptine[broe moe krip' teen](Parlodel®)

1. **作用機轉**：Bromocriptine 屬於麥角胺(ergoline)衍生物，為 DA_2 受體作用劑，當病人對 Levodopa 耐受性不佳或副作用出現時，可降低 Levodopa 劑量並併用此藥；亦能抑制腦下垂體前葉分泌促乳素(Prolactin)，當作退奶劑。

2. **臨床用途**：可取代 Levodopa 治療巴金森氏病，或與 Levodopa 併用，以減輕 Levodopa 所誘發之運動不能。另外，本藥可治療乳漏症、產後高促乳素血症及不孕症。

3. **副作用**：噁心、嘔吐、腹痛、眩暈、姿勢性低血壓、視覺模糊、幻覺、譫妄、精神混亂等。

4. **類似藥物**：Pergolide (Permax®)直接作用在 DA 受體，藥效為 Bromocriptine 之 10~1000 倍。

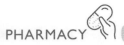

- Amantadine[a man' ta deen]（**治療巴金森氏症 PK-Merz®，預防流感 Symmetrel®**）

1. **作用機轉**：Amantadine 為預防流行性 A 型感冒之藥物；亦可增加 Dopamine 合成、促進釋放與抑制 Dopamine 於突觸末梢的再回收，增加突觸末梢 Dopamine 濃度以增強 DA 神經元活性，治療巴金森氏病效果較 Levodopa 差，但副作用很小。

2. **臨床用途**：用於治療初期之巴金森氏病，在治療後期作用降低；可改善肌肉僵直及運動遲緩，對顫抖之療效稍差，可做為 Levodopa 的輔助治療藥。

3. **副作用**：本藥耐受性佳、副作用輕微、短暫且可逆，常見者有眩暈、倦怠、姿勢性低血壓、視覺模糊、尿滯留、口乾、噁心、嘔吐、皮疹、緊張不安、幻覺、精神混亂等。

- Selegiline[se le' ji leen](Deprenyl®、Jumexal®)

1. **作用機轉**：選擇性抑制 B 型單胺氧化酶(MAO$_B$)，減少 Dopamine 代謝，增加腦中 Dopamine 含量。

2. **臨床用途**：與 Levodopa 併用，以延長 Levodopa 之藥效且降低其劑量；於疾病早期使用，可延緩嚴重症狀出現之時間，單獨使用少有嚴重副作用。

3. **副作用**：常見的副作用有暈眩、失眠、幻覺、精神混亂、頭痛、噁心、腹痛及運動困難等。

(二) 中樞抗膽鹼性藥物

本類藥物較常用的有 Trihexyphenidyl (Artane®)、Biperiden (Akineton®)及 Benztropine (Cogentin®)等，均可進入中樞抑制毒蕈素性受體產生藥效，拮抗乙醯膽鹼在中樞的興奮作用，輔助治療巴金森氏病。此外，具有中樞抗膽鹼作用的抗組織胺藥物如 Diphenhydramine、Chlorpheniramine、Orphenadrine 等，也可用於輔助治療巴金森氏病。

1. **作用機轉**：進入中樞抑制毒蕈素性受體產生藥效，降低膽鹼性神經元活性，重新恢復多巴胺神經元對乙醯膽鹼之制衡作用。可改善病人的肌肉僵硬、運動徐緩、流涎等症狀。

2. 臨床用途：

   (1) 治療原發性或續發性之巴金森氏病，用於治療輕度巴金森氏病患者；用於對 Levodopa、Amantadine 等藥物有禁忌或治療無效者。

   (2) 與 Levodopa 併用以輔助其療效，並緩解長期服用 Levodopa 所產生之外錐體症狀。

3. **副作用**：低劑量具有抗膽鹼素性作用如口乾舌燥、視力模糊、尿滯留、便祕等；高劑量具有中樞神經抑制作用，包括嗜睡、精神紊亂、困惑、運動失調、近期記憶受損等。

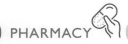

課後複習

( ) 1. 下列何者非 Caffeine 之藥理作用？(A)抑制胃酸分泌 (B)利尿作用 (C)使呼吸平滑肌鬆弛 (D)促使心跳加快。

( ) 2. 有關 Methylphenidate(Ritalin®)之敘述，何者錯誤？(A)為安非他命衍生物 (B)為大腦皮質抑制劑 (C)口服有效 (D)用於過動兒之治療。

( ) 3. 下列何者為 Benzodiazepine 的競爭性拮抗劑，用於解除鎮靜作用？(A)Pralidoxime (B)Paraldehyde (C)Guanethidine (D)Flumazenil。

( ) 4. Pentobarbital 中毒急救時，下列何種藥物可以加速其排泄？(A)Ammonium chloride(NH_4Cl) (B)Sodium bicarbonate($NaHCO_3$) (C)Disulfiram (D)Deprenyl。

( ) 5. Buspirone 的臨床用途為治療何種疾病？(A)高血壓 (B)精神分裂病 (C)焦慮症 (D)失眠症。

( ) 6. 治療甲醇中毒，應該使用下列哪一種藥物來挽救生命及防止失明？(A)Ethanol (B)Atropine (C)Diazepam (D)Phenobarbital。

( ) 7. 治療重積性癲癇發作(status epilepticus)最好的選擇為：(A)Valproic acid (B)Phenytoin (C)Diazepam (D)Ethosuximide。

( ) 8. 抗癲癇製劑中，下列何者會引起齒齦肥厚的副作用？(A)Valproic acid (B)Phenobarbital (C)Primidone (D)Phenytoin。

( ) 9. 下列何者可用於治療巴金森氏病(Parkinson's disease)？(A)Levodopa (B)Chlorpromazine (C)Imipramine (D)Picrotoxin。

( ) 10. 下列何者的支氣管舒張及利尿作用最強？(A)Caffeine (B)Theophylline (C)Theobromine (D)Methylphenidate。

( ) 11. 下列何者可以藉由抑制乙醛脫氫酶輔助戒除酒癮？(A)Disulfirm (B)Diazepam (C)Caffeine (D)Phenytoin。

解答
ABDBC ACDAB A

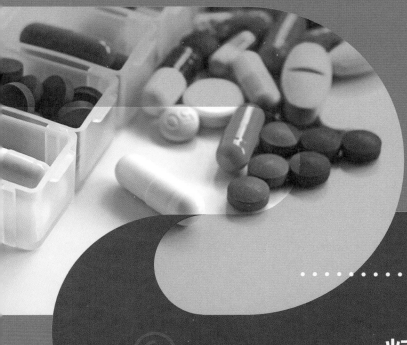

06
CHAPTER

▌詹婉卿 編著

精神科藥物

PHARMACY

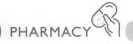

現代社會生活緊張且壓力大,易造成精神不安、憂鬱、激躁或身體莫名不適之精神官能症(neurosis),一般人短期內能恢復正常,如長期不治療時,可能轉變為精神病(psychosis)。如思覺失調症(schizophrenia):思想行為異於常人,並有幻覺及妄想症;雙相情緒障礙症(bipolar disorder)及憂鬱症(depressive):主要為情緒異常改變,包括憂鬱及狂躁循環之雙相表現或長期處於憂鬱情境之單相表現,於憂鬱期可能有自殺傾向。

根據病因可將精神病(psychosis)分為兩類:

1. 器質性精神病:由於腦部病變,如腦瘤、腦創傷、腦部感染、汞金屬中毒所引發之精神病。

2. 功能性精神病:不明原因造成正常行為功能喪失之精神病。包含思覺失調症、雙相情緒障礙症及憂鬱症。

精神科藥物屬於中樞神經系統藥物之一部分,廣義地可包含精神官能症及精神病用藥,包括抗焦慮症藥物、抗憂鬱症藥物及抗思覺失調症藥物等。如能早期就醫診斷、長期治療,病情穩定後,精神病患可與正常人一樣地工作與生活。此外,治療退化性神經病變之阿茲海默氏症用藥亦將於此章討論。

6-1　思覺失調症藥物

思覺失調症主要特徵為幻覺及妄想,導因於先天神經功能異常所致之心智疾病,有極高的遺傳性,通常在青春期就會出現病徵,包括正向性症狀(positive symptom):如妄想、精神激動、敵意、幻覺、思考怪異等,可能與神經傳遞物異常作用有關;負向性症狀(negative symptom):如言語笨拙、感情冷漠、鬱鬱寡歡、社交能力退縮、情緒反應平淡及失智等,可能係顳葉區(temporal lobe)腦組織萎縮導致。確實之病因仍未知,一般認為是主要是腦內多巴胺 Dopamine (DA)神經元機能過盛;另外 Serotonin (5-HT)神經元活性過高亦扮演致病之部分角色。

思覺失調症藥物(antischizophrenic drugs)也稱作類精神病治療藥物(neuroleptic drugs),2014 年前稱為抗精神分裂藥物,在治療劑量下藥物可緩解正向性症狀;也會抑制神經功能,如阻斷外錐體之多巴胺性神經傳遞;高劑量時不會產生意識不清、昏迷或藥物依賴等副作用。藥物的選擇是根據病人對藥物的感受性及耐受性,來選擇對病人最適合的用藥;需長期服藥以控制疾病,使病人較能適應環境的變化,並有正常的社交活動。但藥物無法將思覺失調症治癒,病患需終身服藥;而憂鬱症者可能在症狀改善後漸漸停藥。

一、思覺失調症藥物之分類

(一) 典型藥物

多種受體之競爭性抑制劑，主要是競爭性阻斷 Dopamine 受體，治療思覺失調症之正向症狀最為有效（表 6-1）。依藥物之化學結構，分成三大類：

1. Phenothiazines：Chlorpromazine、Fluphenazine、Thioridazine、Prochlorperazine、Promethazine、Trifluperazine。

2. Thioxanthine：Thiothixene、Chlorprothixene、Flupenthixol。

3. Butyrophenone：Haloperidol、Droperidol。

4. 其他：Loxapine、Clothiapine、Pimozide、Mesoridazine。

表 6-1 思覺失調症藥物的分類與作用

化學分類與藥物	抗精神病作用	止吐	錐體外效應	鎮靜	低血壓	其他
典型藥 Phenothiazines						1. 低體溫、阻塞性黃疸類 Atropine 作用、乳漏、男性女乳症
Chlorpromazine	中	中	弱	強	中	
Thioridazine	弱	弱	弱	中	中	
Fluphenazine	強	強	強	弱	弱	2. 以 Fluphenazine 藥效最強
Prochlorperazine	弱	強	中	弱	弱	3. 均可作止吐藥
Thioxanthene						1. 泌乳素增加
Chlorprothixene	中	中	中	強	中	2. 類似 Fluphenazine
Thiothixene	強	弱	中	弱	弱	
Flupenthixol	中	強	弱	強	強	
Butyrophenones						
Haloperidol	強	弱	強	弱	弱	藥效強
Droperidol	弱	強	中	強	強	麻醉前給藥
非典型藥 Quetiapine	強	中	弱	中	弱	1. Quetiapine 與 Risperidone 對 5-HT₂ 接受體專一性高、副作用少
Risperidone	強	弱	弱	弱	弱	
Ziprasidone	強	中	弱	中	弱	2. Ziprasidone 會促進食慾，體重增加
Clozapine	強	無	弱	中	弱	3. 血液毒性（顆粒性白血球缺乏）、痙攣、流涎
Olanzapine	強	弱	弱	弱	無	4. 藥效長
Sulpiride	強	弱	弱	弱	無	5. 吸收不佳，會增加泌乳素

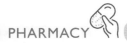
(二) 非典型藥物

具有阻斷 5-HT 及 DA 受體之功能，用於對傳統用藥無療效者，另可用於治療思覺失調症之負向症狀。依藥物之化學結構，分成五大類：

1. Benzamides：Sulpiride、Remazopride。

2. Benzisoxazoles：Risperidone。

3. Diphenybutylpiperazines：Pimozide。

4. Dibenzodiazepines：Clozapine、Loxapine。

5. 其他：Amisulpride、Aripiprazole、Olanzapine、Pipotiazine、Quetiapine、Ziprasidone、Zotepine。

 Medicines Box

一般來說，藥物的命名都有一個依據可循，若能了解其中的要訣，則對於記住藥名及藥物作用有很大的幫助喔！例如：

1. Phenothiazine 字尾都含有 "-azine"。

2. Butyrophenone 字尾都含有 "-peridol"。

3. Thioxanthine 字尾都含有 "-thixene"。

二、作用機轉

典型思覺失調症藥物主要阻斷大腦邊緣系統之 DA 受體（尤其是 D_2 受體），並加速 DA 代謝；非典型藥物則具有阻斷 5-HT 受體作用（尤其是 $5-HT_2$ 受體）。但因其非僅專一性阻斷 DA 受體，亦可阻斷腎上腺素性(NE-α_1)、血清素(5-HT)、組織胺(H_1)、膽鹼蕈毒鹼性(AChM)受體，產生與抗精神病無關之副作用（圖 6-1）。

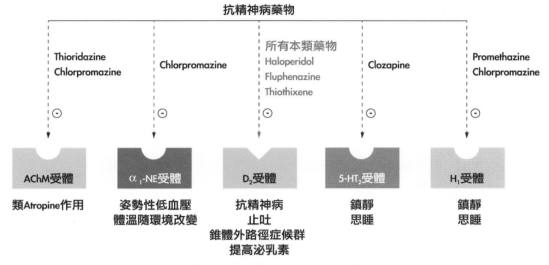

圖 6-1　抗精神病藥物的受體及其藥理作用

三、藥理作用及副作用

1. **抗精神病作用**：根據病人對藥物的感受性及耐受性，選擇對病人最適合的用藥，長期服用以改善幻覺、激動等分裂症狀。Phenothiazine 類藥物服用後常需數天至數週後才會產生藥效。

2. **錐體外效應**(extrapyramidal system, EPS)：本類藥物最主要的副作用，因藥物阻斷 DA 受體，產生類巴金森氏病症狀等靜坐不能的症狀；長期治療後，則可能出現遲發性運動困難（臉部、肢端或軀幹之不隨意運動）之情形。

3. **止吐效應**：抑制延髓化學受體激發區(CTZ)之 D_2 接受體產生止吐效果。

4. **內分泌改變**：因泌乳素分泌增多，在女性會產生溢乳、月經量少、不規則或停止；在男性會產生男性女乳化及陽萎。

5. **體溫降低、體重增加**：藥物抑制體溫調節中樞，而發生低體溫的情形；另可刺激食慾，使體重增加。

6. **阻斷 α 腎上腺素性受體**：易發生姿勢性低血壓及頭昏，需提醒病人減緩姿位變化；Haloperidol 及 Fluphenazine 較少發生低血壓的副作用。

7. **抗組織胺(H_1)及抗血清素(5-HT)作用**：藥物有中樞神經系統抑制作用，造成病人鎮靜及思睡。許多 Phenothiazine 及 Thioridazine 類藥物均有拮抗組織胺受體之活性，具有鎮靜及止癢作用。Clozapine 有抗血清素作用，因其易造成顆粒性白血球缺乏，一般在典型抗精神病用藥無效時才使用之。

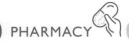

8. **抗膽鹼作用**：有蕈毒鹼受體之阻斷作用，故可能出現類似 Atropine 之副作用，如口乾、視覺模糊、尿滯留、便祕等。

四、臨床用途

1. **治療思覺失調症**：可改善思覺失調症之症狀，但並不是對所有的病人都有效，病人常需終身服藥控制疾病。

2. **預防嘔吐**：對於藥物（如抗癌藥物、嗎啡）所誘發之噁心、嘔吐，可有效地預防與治療。對於因情緒、懷孕或動暈症所造成之噁心、嘔吐，應使用鎮靜劑及抗組織胺。

3. **激動壓抑**：具有鎮靜作用，可以控制病人之激動及狂亂行為，例如：Haloperidol。

4. **其他適應症**：Chlorpromazine 可治療頑固性打嗝；抗精神病藥物與類鴉片鎮痛劑併用，可治療因長期疼痛導致之焦慮；Droperidol 為類精神症狀麻醉劑之組成之一，可誘導麻醉；Promethazine 具抗組織胺作用，可治療搔癢症。

五、副作用

　　約有 80%的病人長期治療後會有不良反應，係因藥物不專一之藥理作用所引起，少數則是病人對藥物過敏及特異體質所致。

1. **錐體外效應**：類似巴金森氏病，急性症狀會出現僵硬、顫抖、運動不能及靜坐不能，尤其是老年患者。長期服藥後，可能發生遲發性運動困難、面無表情及舌頭捕蠅動作。

2. **抗膽鹼作用**：阻斷蕈毒鹼受體之作用，產生類 Atropine 效應，導致口乾、視覺模糊、尿滯留、便祕等。

3. **心血管效應**：因阻斷 α 腎上腺性受體使血管擴張，易導致姿態性低血壓、反射性心搏加速、體溫下降等。Phenothiazines 易致低血壓；Thioridazine 過量會導致心律不整，勿與抗蕈毒鹼藥物或 Quinidine 等藥物併用。

4. **內分泌異常**：長期使用易導致男性女乳症、乳汁溢漏、性無能及不孕症等，另外也可能刺激食慾使體重增加，故應節制飲食。

5. **抗組織胺及抗血清胺作用**：抗精神病藥物具有中樞神經抑制作用，使病人鎮靜、思睡。

6. **特異性及過敏性反應**：Chlorpromazine 會降低癲癇的閾值、加速水晶體正常老化過程、可引起黃疸；Thioridazine 會導致視網膜沉積，嚴重者可能出現類似色素性視網膜炎之眼疾，也容易導致心電圖 QT 波延長；Clozapine 易造成顆粒性白血球缺乏，使用初期需監測血球數目；使用精神病用藥者皆可能出現惡性神經抑制症候群（惡性精神病體質為藥物所造成，很少發生，但有很嚴重之併發症，會出現僵硬伴隨體溫急遽上升，甚至造成精神混亂及昏厥休克）。

6-2　憂鬱症及雙相情緒障礙症藥物

　　雙相情緒障礙症(bipolar disorders)是患者的情緒有極度的躁期與鬱期改變。思覺失調症與雙相情緒障礙症最明顯的差別在於有無嚴重思考異常。

　　憂鬱症為經歷至少 2 週之鬱期，呈現精神低落症候群，包括情緒低落、感情冷淡、悲觀、絕望、自責、睡眠障礙、食慾暴增或暴減、對日常活動及周遭事物失去興趣等。憂鬱程度可由輕微到嚴重的憂鬱，嚴重患者常伴隨著出現幻覺和妄想等精神症狀，可能有自殘、自殺傾向。

　　雙相情緒障礙症即躁鬱症，症狀為躁期與憂鬱期症狀反覆出現，躁期發作與憂鬱症相反，出現過度欣快、熱心多話、極端自信、浮誇妄想、意念飛躍、睡眠減少、活動量大增、暴躁易怒、敵對甚至暴力行為等。憂鬱症患者常因絕望而自殺，躁症患者則因過動而耗盡體力，或因敵對而攻擊他人，均具潛在危險性。

■　雙相情緒障礙症之起因

　　目前原因不明，推測憂鬱症可能是腦中特定區域之單胺類傳遞物如 Norepinephrine (NE)、Dopamine (DA)與 Serotonin (5-HT)功能性缺乏所致；反之，單胺傳遞物過多則導致狂躁。故抗憂鬱劑(antidepressant)是以增加突觸間隙 NE、DA 與 5-HT 等單胺類含量為主，如：三環抗鬱劑(TCA)阻斷神經末端單胺類再回收、選擇性血清素再回收抑制劑或單胺氧化酶抑制劑(MAOI)抑制單胺類分解；皆為增加突觸間單胺類物質濃度以達抗鬱的作用。藥物的選擇是根據病人對藥物的感受性及耐受性，選擇對病人最適合的用藥；可在憂鬱症狀改善後漸漸停藥。

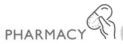

壹 抗憂鬱症藥物

1. **選擇性血清素再回收抑制劑(SSRIs)**：Fluoxetine、Fluvoxamine、Sertraline、Trazodone、Paroxetine、Nefazodone、Citalopram。

2. **三環抗鬱劑(TCAs)**：字尾有"-tyline"、"-tiline"、"-pramine"、"-apine"。
   (1) 第一代：Imipramine、Amitriptyline、Desipramine、Nortriptyline。
   (2) 第二代：Amoxapine、Clomipramine、Doxepin、Trimipramine。

3. **四環抗鬱藥**：Maprotiline。

4. **異環抗鬱藥**：Venlafaxine、Milnacipran、Duloxetine、Sibutramine。

5. **單胺氧化酶抑制劑(MAOIs)**：Phenelzine、Tranylcypromine、Isocarboxazid。

6. **選擇性 A 型單胺氧化酶抑制劑(MAO$_{AI}$)**：Moclobemide、Milnacipran。

7. **非典型抗鬱劑**：Bupropion、Reboxetine、Mirtazapine、Trazodone、Venlafaxine、Iprindole、Viloxazine。
   (1) 正腎上腺素及多巴胺回收抑制劑(NDRI)：Bupropion。
   (2) 選擇性正腎上腺素回收抑制劑(NRI)：Reboxetine。
   (3) 單胺受體調整抗鬱劑：Mirtazapine、Trazodone、Risperidone。
   (4) 血清素及正腎上腺素回收抑制劑(SNRI)：Venlafaxine。

8. **躁症治療劑**：鋰鹽(Lithium)治療躁鬱症之躁期、Carbarmazepine、Valproate、Lamotrigine、Ziprasidone、Aripiprazole、Quetiapine、Olanzapine、Risperidone。

一、選擇性血清素再回收抑制劑

選擇性血清素再回收抑制劑(selective serotonin reuptake inhibitors, SSRIs)可選擇性阻斷血清素再回收，使突觸末梢 5-HT 增加，提升情緒。口服吸收良好，服藥後 2~4 週才呈現藥效；副作用輕微，治療指數高、不易產生耐藥性，為目前治療憂鬱症之常用藥物。

■ Fluoxetine[floo ox' e teen](Prozac®)

1. **作用機轉及臨床用途**：選擇性阻斷血清素再回收，治療重度憂鬱及輕度憂鬱症，對某些恐懼症、焦慮症、強迫症、經前症候群及神經性暴食症也有療效。

2. **副作用**：副作用少，偶有噁心、嘔吐、影響食慾、體重減輕、焦慮、失眠及性功能障礙等。

3. **類似製劑**：半衰期短者適合老年人服用。作用機轉及副作用與 Fluoxetine (Prozac®)相近，惟 Paroxetine 反而有嗜睡作用，SSRIs 各藥物之動力學比較（表 6-2）。類似製劑有：Fluvoxamine (Luvox®)、Trazodone (Torlex®)、Paroxetine (Seroxat®)、Sertraline (Zoloft®)、Citalopram (Celexa®)。

表 6-2　常見抗憂鬱藥物的相對副作用						
藥物	鎮靜	抗膽鹼	姿勢性低血壓	胃腸不適	心臟傳導	注意事項
SSRIs						安全性高、$t_{1/2}$=3 天
Fluoxetine	無	無	無	強	無	體重減輕
Sertraline	無	無	無	強	無	性慾降低
TCAs						
Amitriptyline	高	高	中	小	高	中毒可能致死
Nortriptyline	低–中	低–中	低	小	中	
Imipramine	低	中	中	小	高	
Amoxapine	中	中	中	小	中	
Clomipramine	中–高	中–高	低–中	中	中	藥效強、高劑量誘發癲癇
MAO$_A$I						
Moclobemide	低–無	無	低	小	無	不用特別限制含 tyramine 飲食
非典型						
Venlafaxine	中–高	無	無	中	中	血壓上升及心悸
Trazodone	高	無	中	小	低	持久勃起
Mirazapine	高	低	低	小	低	

二、三環抗鬱劑

三環抗鬱劑(tricyclic antidepressants, TCAs)為目前治療憂鬱症常用的藥物之一，化學結構類似 phenothiazine 類藥物。口服吸收良好、高脂溶性，廣泛地分布到全身，包括中樞神經系統，因首渡效應、生物可用率並不一致，需依照病人的反應來調整劑量。

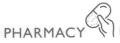
1. **作用機轉及臨床用途：**

   (1) 阻斷神經末梢對單胺類之再回收作用：以直接或間接方式增加 NE、DA 與 5-HT 等單胺類含量，進而達到提高情緒的目的（圖 6-2）。TCAs 為常用之抗憂鬱症藥物，對某些恐懼症也有療效；服用 TCAs 後通常要等 2~4 週才呈現抗憂鬱效果。

   (2) 阻斷 α、5-HT、H₁ 及毒蕈素性受體：其阻斷毒蕈素性受體而可治療小兒夜尿症，Imipramine、Amitriptyline 可控制小兒夜尿症。其餘阻斷作用反而導致藥物副作用。

2. **副作用：**

   (1) 抗膽鹼作用：產生類 Atropine 效應，導致口乾舌燥、視力模糊、尿滯留、便祕等。

   (2) 心血管效應：因阻斷 α 腎上腺性受體引起姿態性低血壓、反射性心搏過速；因增加單胺類傳遞物質活性，可能導致心律不整。

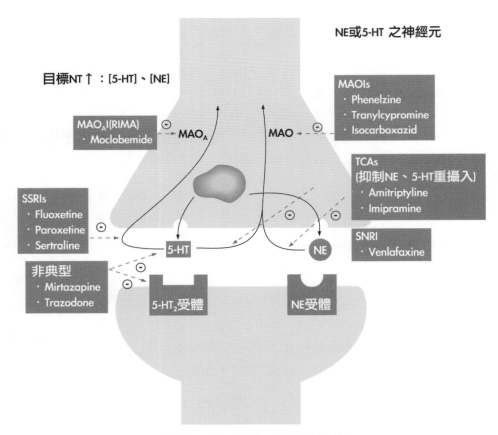

圖 6-2　抗憂鬱藥物的作用機轉

(3) 中樞鎮靜作用：因阻斷組織胺 H_1 受體，有明顯的鎮靜作用，可能會暈眩、嗜睡。

(4) 急性中毒：心律不整、精神混亂、痙攣、加重躁症，最後昏迷、呼吸抑制；TCAs 的治療指數範圍窄，如 Imipramine，必須限制劑量並監控藥物的血中濃度。

3. **主要製劑：**

(1) 第一代：Imipramine (Tofranil®)、Desipramine (Norpramin®)、Amitriptyline (Elavil®)、Nortriptyline (Aventyl®)。

(2) 第二代：Amoxapine (Asendin®)、Maprotiline (Ludiomil®)。

三、單胺氧化酶抑制劑

人體內有兩種單胺氧化酶(MAOs)：(1)A 型單胺氧化酶(MAO_A)存在腸道中，分解 NE 及 5-HT，調節突觸間隙之 NE 及 5-HT 濃度；(2)B 型單胺氧化酶(MAO_B)存在中樞神經，分解腦中 dopamine 及內生性或食物消化後之胺類物質（如 tyramine）。

單胺氧化酶抑制劑(monoamine oxidase inhibitors, MAOIs)如 Phenelzine、Tranylcypromine 與 Isocarboxazid 等，為不可逆且非選擇性抑制 MAO_A 及 MAO_B，與含有 tyramine 之食物併服，易發生高血壓危象；本類藥物之作用期較長，如欲更換其他抗鬱藥時，至少應停藥 2 週，以免發生藥物交互作用；又具有肝毒性，因副作用大，目前臨床上極少使用，僅用於 TCAs 治療無效之憂鬱症患者。而新型藥物如 Moclobemide，為可逆性、可逆性 MAO_A 抑制劑(reversible inhibitors of monoamine oxidase-A, RIMA)，不易引發高血壓危象，肝毒性較小，副作用發生率較低。

1. **作用機轉及臨床用途：** 抑制單胺氧化酶，使腦中 5-HT、NE 和 DA 等代謝減少，於突觸間隙濃度增加，產生情緒提升的作用。口服吸收良好，服藥後 2~4 週才呈現藥效，目前臨床上極少使用，主要用於 TCAs 治療失敗之嚴重憂鬱症、焦慮症、情緒不穩及食慾異常。

2. **副作用：** MAOI 間接促進單胺釋放，導致增強 Amphetamine 與 Tyramine 等之作用，故不可與含有 Tyramine 之食物併服，如乳酪、雞肝、紅酒等，避免引發高血壓危象。其他副作用有肝毒性、頭痛、失眠、類 Atropine 作用、姿勢性低血壓。RIMA 副作用較少且過量時較無心血管毒性。

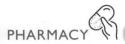

3. **製劑**：Phenelzine (Nardil®)、Tranylcypromine (Parnate®)、Isocarboxazid (Marplan®)（目前臨床上極少使用）；Moclobemide (Aurorix®)：可逆性、選擇性抑制 MAO_A，副作用較少，半衰期短且較少發生藥物交互作用，不需特別飲食限制。

四、非典型抗鬱劑

作用機轉與 TCA、SSRI、MAOI 不同者或作用機轉不明確者，統稱非典型抗鬱劑(atypical antidepressants)。此類藥物之副作用少、急性過量中毒之危險性低，可用於 TCAs 治療失敗之憂鬱症患者。

1. **Venlafaxine**[ven' la fax een](**Effexor®**)：可同時抑制 NE 及 5-HT 再回收(serotonin norepine-phrine reuptake inhibitors, SNRI)，且沒有抗膽鹼、抗組織胺及 α-腎上腺素性的副作用，且服用 4~7 天即生藥效。

2. **Mirtazapine**[mir taz' a peen](**Remeron®**)：新藥，阻斷 α_2-腎上腺素受體，使 NE、5-HT 作用增強、提升情緒；且拮抗 $5\text{-}HT_2$ 及 $5\text{-}HT_3$ 受體，而減少 5-HT 產生之副作用。有效治療重鬱症。

3. **Bupropion**[byoo proe' pee on](**Wellbutrin®**)、**Iprindole**：治療憂鬱症之作用機轉不明。抑制 DA 及 NE 再回收，協助戒除菸癮。

4. **Viloxazine**(**Vivalan®**)：少有抗膽鹼性副作用，略有中樞神經興奮作用之抗憂鬱劑。

5. **Reboxetine**(**Edronax®**)：抑制正腎上腺素再回收之抗憂鬱劑。

貳 躁症治療劑

■ **鋰鹽**(lithium carbonate)[lith' ee um kar' bon ate]

鋰鹽是最常使用之抗躁鬱藥，用於預防或治療躁鬱症(bipolar disorders)之躁期發作，可有效治療 60~80%具有躁症的病人。口服可吸收完全，服藥後 1~2 週始出現藥效；治療指數低，治療期間需監測血漿鋰濃度（大約 0.5~1.5 mEq/L），在急性躁症病人，應達到 1.0~1.5 mEq/L，勿超過 2 mEq/L 為宜，若超過 3 mEq/L 則產生複雜且嚴重之副作用，甚至死亡。

1. **作用機轉及臨床用途**：作用複雜，目前認為其可抑制 NE 釋出，並與抑制第二傳訊物質肌醇三磷酸(IP3)有關。臨床用於預防或治療躁症發作、酒癮及思覺失調症之攻擊性行為。

2. **副作用**：隨劑量增加而有不同反應；口渴與多尿；下痢、肌無力、顫抖、運動困難、持續嘔吐及肌痙攣等；急性過量時產生危險性心律不整、驚厥、精神紊亂、血管功能喪失，甚至死亡。

3. **藥物交互作用**：鋰鹽與鈉離子在腎小管競爭再吸收，鋰鹽易再吸收引起蓄積（半衰期長），且增加鈉離子排泄，造成多尿。與排鈉利尿劑如 Furosemide、Ethacrynic acid 或 Thiazide 類併用，會增加鋰在體內滯留而中毒，故應補給適量鈉鹽以防止鋰中毒發生，或鹼化尿液加速鋰鹽排出。

4. **注意事項**：腎機能不全者與心臟疾病患者禁用本藥；孕婦（因有致畸胎性）與孩童亦應勿用為宜。長期使用會使腎臟及甲狀腺功能不足。

5. **類似製劑**：Carbamazepine (Tegretol®)為抗癲癇藥，毒性較鋰鹽小，且有鎮靜效果，可取代鋰鹽治療躁症。

6-3 焦慮症藥物

　　焦慮症(anxiety)是因過度的壓力造成緊張、顫抖、心悸、盜汗、呼吸急促、食慾不振、頭痛及失眠等症狀發生，推測原因為下視丘邊緣系統之神經傳遞物質過度活躍，因而刺激交感神經系統，產生一連串不適之感覺。

　　抗焦慮藥物(anxiolytic drugs)或稱弱效抗精神藥(minor tranquilizers)，可減輕病人不安、緊張之焦慮症狀，但仍然無法消除病因，故應配合心理治療，才能徹底使病人情緒恢復正常。

　　抗焦慮藥物分成二大類：

1. **Benzodiazepines（BZD 或 BDZ）**：最常用的抗焦慮藥物。
   (1) 短效：Triazolam。
   (2) 中效：Alprazolam、Lorazepam、Oxazepam、Temazepam。
   (3) 長效：Chlordiazepoxide、Flurazepam、Diazepam、Nitrazepam、Flunitrazepam、Clonazepam。
   (4) BZD 專一性解毒劑：Flumazenil。

2. **非 Benzodiazepines 類**：
   (1) 新型抗焦慮藥物：Buspirone、Ipsapirone、Gepirone、Ondansetron（5-HT 作用劑）；Zolpidem、Zaleplon、Zopiclone（非 BZD）；Hydroxyzine（抗組織胺）。
   (2) 其他有 Meprobamate、Paroxetine、Propranolol、Atenolol（β 阻斷劑）。

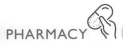
一、Benzodiazepines (BZD)[ben'zoe dye az'e peen]

具有抗焦慮、鎮靜、催眠、抗痙攣及肌肉鬆弛的作用。安全性高，一般治療劑量下，很少影響心血管及呼吸系統；長期服用可能產生依賴成癮且會影響心智及情緒。口服給藥吸收良好，部分藥物除了口服外，也可供靜脈注射及肌內注射。分布體積大，具高脂溶性者易累積於脂肪組織。本類藥物藥效差異性不大，但藥物之半衰期長短，影響其臨床治療用途，一般可分為短效、中效與長效等三類型，其中長效型藥物，係因其代謝產物仍具有活性所致（圖 6-3）；臨床給藥常根據藥效長短作為用藥選擇的依據，BZD 藥物之藥物動力學特性及主要臨床用途如表 6-3。

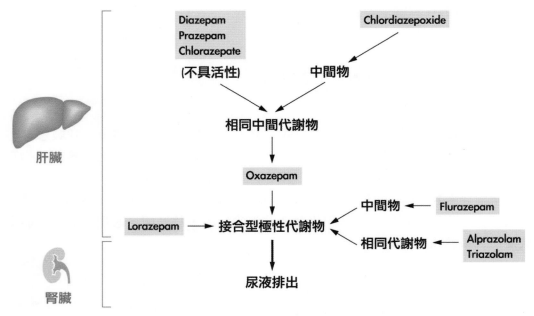

圖 6-3　Benzodiazepines 的代謝與排泄

藥物	半衰期（小時）	活性代謝物	作用時間（小時）	主要臨床用途
Triazolam	2~4	有	短效 <6	鎮靜
Oxazepam	8~12	無	短效 12~18	抗焦慮
Lorazepam	8~12	無	短效 12~18	抗焦慮
Temazepam	8~12	無	短效 12~18	抗焦慮
Alprazolam	6~12	有	中效 24	抗焦慮、抗憂鬱
Diazepam	20~40	有	長效 24~48	抗焦慮、抗痙攣
Chlordiazepoxide	20~40	有	長效 24~48	抗焦慮、抗痙攣
Flunirazepam	40	有	長效 24~48	抗焦慮、抗痙攣

表 6-3　Benzodiazepines(BZD)類藥物的半衰期及臨床用途

(一) 作用機轉

作用在 GABA_A (γ-aminobutyric acid)受體複合群上的 BDZ 接受部位，活化受體而開啟 Cl⁻ 通道，增加 Cl⁻ 內流而產生過極化，降低中樞神經活性，達到中樞神經抑制作用（圖 6-4）。

(二) 臨床用途

1. **抗焦慮作用**：在低劑量下，可選擇性抑制邊緣系統做為抗焦慮藥。短期或長期的焦慮現象都可以用 BZD 類藥物治療，持續嚴重之焦慮症，可給予長效型藥物如 Diazepam；伴有憂鬱和思覺失調之焦慮症，則選用 Alprazolam，亦可用於短期和長期治療恐慌症(panic disorders)，Alprazolam 是治療恐慌症首選用藥。

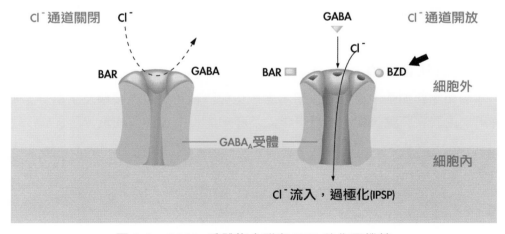

圖 6-4　GABA_A 受體複合群與 BZD 的作用機轉

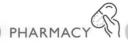

2. **鎮靜及安眠作用**：低劑量有鎮靜作用；高劑量則可產生安眠作用，快速誘導入睡及延長睡眠時間，輕微抑制快速動眼期，較不會引起宿醉，是目前最常使用的安眠藥。長效型藥物如 Flurazepam 可縮短誘導睡眠時間及減少中途覺醒的次數，但可能造成白天昏沉嗜睡；中效型藥物如 Temazepam 因起效慢，用於維持睡眠，治療時常睡眠中斷而覺醒者。中短效型如 Lorazepam、Temazepam、Triazolam 用於經常性失眠者以誘導睡眠。愈短效之藥物愈易產生耐藥性，出現不安及反彈性失眠等戒斷症狀，可採用間歇性方式給藥，以減少耐藥性之產生。

3. **抗痙攣作用**：具有增強 GABA 之作用，抑制神經電位傳播，故部分 BZD 藥物可用來治療癲癇。例如 Clonazepam 可長期治療孩童之失神性小發作及肌陣攣性發作；Diazepam 靜脈注射係癲癇重積狀態發作之首選藥物。

4. **肌肉鬆弛作用**：增加脊髓之突觸前抑制作用以降低肌肉張力，產生骨骼肌鬆弛作用。Diazepam 常用於治療骨骼肌受傷所致之痙攣，及多發性硬化和腦性麻痺所引起之肌肉痙攣。

5. **治療酒精戒斷症候群**：可給予 Diazepam、Chlordiazepam、Oxazepam 降低戒斷症狀的狂躁症狀。

6. **麻醉前給藥**：穩定手術前不穩情緒、焦慮，兼具肌肉鬆弛及鎮靜效果。

(三) 副作用

嗜睡、精神混亂、倦怠、反應遲鈍及運動失調，故服藥後不宜開車。長期高劑量服用，會導致認知損害，降低學習與記憶力；有身心依賴性，具成癮性易被濫用，突然停藥會有戒斷症候群出現，如頭痛、焦慮不安、震顫、盜汗及反彈性失眠。

(四) 禁忌及注意事項

本類藥物會加強中樞抑制作用，應避免與酒精、抗組織胺藥及中樞神經抑制劑併用。由於在肝臟代謝，所以老年人及肝功能受損者必須減量。

Medicines Box

Flunitrazepam (Rohypnol®)

俗稱 FM$_2$，原劑型每錠 2mg，因作用迅速、水溶性佳，易被歹徒利用，摻入飲料中犯案，又稱「強姦藥片」。中毒之急救，可注射 BZD 受體拮抗劑 Flumazenil (Anexate®)，靜脈注射給藥 30~60 秒後可消除安眠作用，藥效維持 2~3 小時。

二、非 Benzodiazepines

1. Buspirone[byoo spye' rone](Buspar®)：
   (1) **作用機轉**：新型抗焦慮藥物，為強力的 5-HT$_{1A}$ 受體作用劑，興奮突觸前的 5-HT$_{1A}$ 受體，抑制 5-HT 釋放而降低突觸間隙 5-HT 濃度，產生緩解焦慮症狀。少有鎮靜、嗜眠之副作用，不具依賴性、不被濫用；但藥效發揮慢，需數天或數週才產生抗焦慮作用。
   (2) **副作用**：有頭痛、暈眩、頭昏眼花及神經質。治療期間需持續服藥 1~2 週。
   (3) **類似藥物**：Ipsapirone、Gepirone。

2. Meprobamate[me proe ba' mate](Miltown®)：
   (1) **作用機轉**：為非專一性之鎮靜安眠及抗焦慮劑，大劑量長期使用也會上癮，突然停藥會產生戒斷症狀；又可阻斷脊髓中間神經元，為強效之中樞性骨骼肌鬆弛劑。
   (2) **副作用**：嗜睡、運動失調、過敏反應，大劑量服用時造成低血壓、體溫下降、肺水腫及昏迷。

3. Zolpidem[zole pi' dem](Ambien®)：雖不是 BZD 藥物，卻可作用在 BZD 受體上，無抗痙攣及肌肉鬆弛作用，但產生鎮靜及誘導睡眠，長期服用無耐受性，也不會產生戒斷症狀。副作用有頭痛、惡夢、暈眩及反胃。

4. Hydroxyzine[hye drox' i zeen](Atarax®)：為抗組織胺藥物，具有止吐作用，有明顯的鎮靜效果。麻醉前給藥，同時具有解除焦慮、止吐、鎮靜作用。

5. Propranolol[proe pran' oh lole](Inderal®)、Atenolol[a ten' oh lole](Tenormin®)：腎上腺素性 β 阻斷劑，可有效緩解緊張導致的心悸狀態。

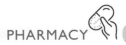
6 -4 阿茲海默氏症藥物

　　神經系統退化是老化的一個重要指標，老年人隨著年齡增長，神經系統可能退化至喪失智能、甚至失去生活能力的程度。阿茲海默氏失智症(Alzheimer's disease, AD)是由德國神經病理學家 A. Alzheimer 診斷出，病人出現健忘、幻想、易迷路、無法處理個人事務，記憶智能嚴重減退導致全面性心智障礙甚至死亡。臨床上若能設法改善失智老人之病況，則可減輕醫療支出及社會家庭之負擔。

　　本病是進行性神經退化病變，目前的醫學相信阿茲海默氏症病患的認知障礙(cognitive deficits)和病患腦中的乙醯膽鹼活性降低有密切關係，故使用乙醯膽鹼酯酶抑制劑(AChEI)，以增加腦部 ACh 含量，延緩腦神經退化；但此類藥物治療只對初期有效，一旦進入末期，藥物亦無法遏止病程。另外支持性藥物有 Hydergine、Pentoxifylline 等改善腦血流、加強神經細胞新陳代謝的藥物，可減緩腦神經功能退化。另有基因療法仍在實驗中。

1. 非競爭性膽鹼酯酶抑制劑(noncompetitive cholinesterase inhibitor)，能完全穿透進入中樞神經系統，增加腦部 ACh 的傳導。

   藥物個論：

   (1) Physostigmaine[fi so stig' meen]：第一代用藥，可改善阿茲海默氏症，但會造成嚴重的膽鹼副作用。

   (2) Tacrine[tak' reen](Cognex®)：1993 年通過的第一個治療阿茲海默氏症用藥，雖然可明顯增加 ACh 濃度，但藥效短、肝毒性大，已被限用。

   (3) Donepezil[doe nep' e zil]（愛憶欣，Aricept®）：1996 年通過之第二個藥物。藥效較長、每日口服一次，無肝毒性，有短暫腹瀉、噁心、頭暈等副作用。

   (4) Rivastigmine[ri va stig' meen](Exelon®)：新型藥物，口服吸收迅速，完全進入中樞神經系統，藥效仍持續 10 小時，本藥不經肝臟代謝，不易發生藥物交互作用。

   (5) Galantamine[ga lan ta' meen]：是一種競爭性膽鹼酯酶抑制劑，也有調節菸鹼抗受體的作用，可使乙醯膽鹼分泌增加。

2. 麩醯胺酸 NMDA 受體拮抗劑：Memantine。

3. 輔助治療藥物：改善腦循環：Erogoloid mesylate、Piracetam、Ginkgo biloba（銀杏）。

4. 抗發炎藥物(COXI)。

5. 雌激素、Pentoxifylline。

6. 抗氧化劑及 ACh 前驅物：維生素 C、維生素 E、Lecithin。

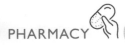
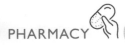

課後複習

( ) 1. 下列何者非抗思覺失調藥物產生之作用？(A)類似巴金森症狀（震顫、僵硬及運動遲緩）及遲發性運動不良(tardive dyskinesia)　(B)姿勢性低血壓(orthostatic hypotension)　(C)口乾、便祕　(D)抑制泌乳素(Prolactin)之分泌。

( ) 2. 下列何者不是抗精神病用藥？(A)Haloperidol　(B)Chlorpromazine　(C)Thioridazine　(D)Apomorphine。

( ) 3. 下列何者屬於 Dopamine 受體阻斷劑，常用於抗精神病及狂燥壓抑：(A)Amantadine　(B)Hydralazine　(C)Haloperidol　(D)Levodopa。

( ) 4. 下列何者可以增加兒茶酚胺對中樞神經系統的作用？(A)Valium　(B)Meperidine　(C)Tricyclic antidepressants　(D)Thioridazine。

( ) 5. 下列何者為三環抗抑鬱劑，且可治療小兒夜尿症？(A)Imipramine　(B)Diazepam　(C)Trimethadione　(D)Phenobarbital。

( ) 6. 下列有關多環抗鬱劑之敘述，何者錯誤？(A)服用藥物 2、3 週後，才會顯現出藥物的效果　(B)為正腎上素、血清素、多巴胺再回抑制劑　(C)會阻斷膽鹼素性、α 腎上腺素受體　(D)正常人服用之後也會有心情飛揚快活的效果。

( ) 7. 下列何抗憂鬱劑為選擇性血清素(serotonin)再回收抑制劑：(A)Fluoxetine　(B)Buspirone　(C)Fluphenazine　(D)Thioridazine。

( ) 8. 關於 Lithium Carbonate 的錯誤敘述為：(A)有效控制躁鬱症之躁期　(B)治療指數大　(C)可能造成運動失調、顫抖、痙攣等副作用　(D)過量服藥會造成腎損害。

( ) 9. 下列哪一種藥物可用於抗焦慮及改善肌肉痙攣現象？(A)Diazepam　(B)Phenelzine　(C)Amitriptyline　(D)Bromocriptine。

( )10. 下列何種藥物長期使用後停藥易造成戒斷症狀(abstinence syndrome)？(A)Haloperidol　(B)Phenobarbital　(C)Imipramine　(D)Theophylline。

解答

DDCCA　DABAB

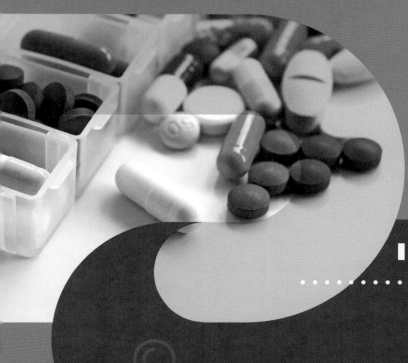

07
CHAPTER

▌ 詹婉卿、劉名浚 編著

麻醉劑

✛PHARMACY

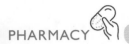

麻 醉劑是進行侵入性檢查或治療時的必備藥物，對神經系統有抑制作用，能阻止神經之興奮波的產生及傳導，產生止痛效果並減少肌肉反射活動，以利於檢查及治療的進行。麻醉劑依其給藥的途徑及麻醉狀態不同，可分為兩類：

1. **全身麻醉劑**(general anesthetics)：直接抑制中樞神經系統，使病人暫時性的失去意識、疼痛感及骨骼肌的支配能力，以利長時間的手術。全身麻醉劑又分為吸入性麻醉劑及靜脈注射誘導麻醉劑。

2. **局部麻醉劑**(local anesthetics)：抑制注射區域附近的神經傳遞，但是不會作用於大腦，影響意識狀態，且身體其他功能均保持正常，利於局部小手術。

　　另外，麻醉前給藥是用於減輕病人的緊張與焦慮，令病人肌肉鬆弛而使插管及麻醉的過程較易完成。

7-1　全身麻醉劑

　　全身麻醉劑常於外科手術使用，是可控制且可逆的中樞神經抑制劑，它能使意識及感覺喪失，視藥物的不同也可能有肌肉鬆弛及抑制自主神經反射的效果（但並非所有的全身麻醉劑均有此效果）。理想的全身麻醉劑應具備鎮靜、止痛、骨骼肌鬆弛及減少某些自主神經的反射，同時不影響血壓、心跳等生命徵象，但目前所用的麻醉劑並無一種「理想的」單一成分藥品能達到此要求，故臨床上多是以複合兩種以上的藥物使用來達到理想的麻醉狀態。

　　全身麻醉劑是非專一性中樞神經抑制劑，它們不一定有專一性的拮抗劑，使用過量麻醉劑造成呼吸抑制時：BZD 類可使用 Flumazenil 為拮抗劑；吸入性全身麻醉劑則僅能使其盡快排出以改善呼吸抑制。

　　全身麻醉劑依臨床給藥的途徑不同，分為吸入性全身麻醉劑及靜脈注射全身麻醉劑，可視所需麻醉的時間長短給予適當的藥物，亦可混用，例如：先以靜脈注射誘導麻醉以方便插氣管插管，再經由氣管內管給予吸入性麻醉劑維持麻醉深度，或以笑氣輔助加強鹵素類麻醉劑效果並減少用量。

1. **吸入性全身麻醉劑：**
   (1) 氣態：Nitrous oxide、Cyclopropane。
   (2) 液態：Ether。

(3) 鹵化氣體：Halothane、Methoxyflurane、Enflurane、Isoflurane、Desflurane、Sevoflurane。

2. **靜脈注射麻醉**：Thiopental、Etomidate、Propofol、Ketamine、Midazolam、Innovar。

3. **麻醉前給藥**：
   (1) 抗焦慮藥：Lorazepam、Diazepam 等。
   (2) 麻醉鎮痛劑：Morphine、Meperidine、Fentanyl 等。
   (3) 抗膽鹼性藥：Atropine、Glycopyrrolate 等。
   (4) 鎮吐劑、鎮靜劑：Droperidol、Promethazine、Hydroxyzine、Prochlorperazine 等。
   (5) 肌肉鬆弛劑：d-TC、Atracurium、Succinylcholine 等。

一、麻醉的分期與特徵

Guedel 氏以乙醚為範例，提出全身麻醉劑四個階段之作用特徵，但並非所有全身麻醉劑均會出現全部分期之特徵。

1. **第一期—鎮痛期**：由鎮痛到意識消失，大腦皮質的知覺功能被抑制，但生命徵象仍處於正常狀態。

2. **第二期—譫妄期**：由意識消失到眼瞼反射消失、瞳孔放大。此期最為困擾，會有許多不自主的動作發生，病人會亂動、喊叫、流涎、咳嗽、噁心、嘔吐，肌肉張力也會增加、血壓上升、心跳及呼吸不規律。故臨床上常以靜脈注射給予誘導麻醉劑，抑制譫妄期的不良反應。

3. **第三期—外科麻醉期**：呼吸、反射及心跳逐漸失去或不規則，可再細分四個階段：
   (1) 第一級：睡眠與鎮痛，其呼吸恢復規則、眼球運動消失、眼球直視、瞳孔縮小、咳嗽及嘔吐反射消失。
   (2) 第二級：感覺消失，其瞳孔開始擴大、角膜反射消失、因肌肉鬆弛故呼吸深度逐漸變淺。
   (3) 第三級：肌肉緊張度消失、骨骼肌明顯鬆弛、橫膈膜開始麻痺、瞳孔對光反射消失、血壓可能輕微下降，此麻醉深度為最理想的外科手術期。
   (4) 第四級：肋間肌麻痺、瞳孔擴散至最大、橫膈膜完全麻痺、循環功能明顯降低、血壓無法維持；麻醉的深度不可超越此級，否則會有生命危險。

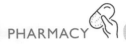
4. **第四期—延腦麻痺期**：延腦功能受到抑制，會出現呼吸及循環衰竭而導致死亡，應立刻急救維持生命徵象並設法降低麻醉深度。

　　麻醉的深度及分期等級可藉由眼瞼反射、瞳孔變化、血壓、呼吸量及腦波來判斷，通常維持在第三期的第三級以利手術進行。最常採用的方法是平衡麻醉法(balanced anesthesia)，即利用各個麻醉藥混合使用時的加成效果，在較低劑量下混合，有時並輔以肌肉鬆弛劑，以達到安全、降低副作用及最佳麻醉效果的目的。

二、麻醉的三個階段

1. **誘導期**：從開始給予麻醉劑至達到外科手術期。

2. **維持期**：維持外科手術期之麻醉深度。

3. **恢復期**：從停止給予麻醉劑至病人意識清醒。

　　對大部分的麻醉劑而言，恢復期是誘導期的逆向過程，尤其是吸入性麻醉氣體，恢復期和誘導期間幾乎相等；故誘導期短的藥物如 N_2O（笑氣），意識恢復也快。

三、吸入性全身麻醉劑

　　大多為氣體或揮發性液體，經由呼吸道吸收及排泄；藥物的物化特性會影響其血中濃度，甚至影響中樞神經抑制作用及麻醉程度。藥物的物化特性包括：

1. **強度和效力**：以最小肺泡濃度(minimal alveolar concentration, MAC)表示，是指能使 50%人類或實驗動物對標準疼痛刺激不產生反應的麻醉劑濃度；MAC表示麻醉劑產生作用時，麻醉氣體占總吸入氣體之百分率，通常以 V/V%或mmHg 為單位。MAC 愈小表示麻醉劑所需的濃度愈低，麻醉劑強度越大。強效麻醉劑如 Halothane 的 MAC 較小，而弱效麻醉劑如 N_2O 的 MAC 較大。臨床上吸入性全身麻醉劑使用濃度是 MAC 的 1.5~2.5 倍；作用的強度和效力受吸入藥物之氣體分壓影響。

2. **溶解度**：吸入性麻醉劑在組織間的運送主要取決於相對氣體分壓差，血中溶解度較低者較易達平衡，故可迅速誘導產生麻醉，停藥時期恢復速度也較快，如 N_2O；反之，溶解度愈高者，誘導及恢復速度則較慢，如 Halothane。

(一) 氣態吸入性全身麻醉劑

■ Nitrous oxide[nye truss ox'ide]; N_2O

1. **性質**：常溫下是一種無色、無臭、無味的氣體，不易燃燒和代謝，一般存於鋼瓶。其 MAC 值極大，為一弱效型麻醉劑，目前臨床上常與鹵化物麻醉劑合併使用以減少鹵化麻醉劑的用量；血中溶解度低，誘導及恢復速度快。

2. **作用**：麻醉作用弱，只能達到第三期第一級，單獨使用無法進入外科手術期；其具有止痛作用、不產生肌肉鬆弛，常與鎮靜安眠劑、鎮痛劑、骨骼肌鬆弛劑等麻醉前給藥併用。因為吸入 Nitrous oxide 後會產生發笑及變聲，俗稱為「笑氣」。

3. **副作用**：肝腎毒性小，與氧氣併用下是十分安全的麻醉劑；笑氣濃度超過 80%時，會發生擴散性缺氧。近年笑氣被濫用於派對狂歡，但長期使用會造成貧血、末梢神經病變及脊髓病變。

4. **注意事項**：惡性貧血者、氣胸、使用免疫抑制劑者禁用；必須與 20~30%氧氣混合吸入。

■ Cyclopropane

　　為強效氣態麻醉劑，會刺激交感神經引起心律不整、抑制呼吸，具爆炸性及可燃性，目前不使用。

(二) 液態吸入性全身麻醉劑

■ Ether（乙醚）

　　沸點低，可燃且遇氧易爆炸，為最早使用之吸入性麻醉劑；因其嚴重刺激唾液、呼吸道分泌黏液，易造成呼吸道阻塞，目前不使用於人體，仍用於實驗動物。

(三) 鹵化物麻醉劑

　　鹵化烷類化合物，為揮發性液體，屬於強效型吸入性麻醉劑，不可燃、不具爆炸性，但對某些特異體質者會引起致命性惡性體溫增高，需以 Dantrolene 解救。此外，鹵化麻醉劑均有其特色，亦各有臨床存在的價值，分述如下：

■ Halothane[hal'loe thane](Fluothane®)

　　屬強效型麻醉劑；會使呼吸變快、變淺，但不刺激呼吸道分泌黏液，較不會引起術後嘔吐；循環方面會使血壓下降、心跳減慢，易發生心律不整；具有骨骼

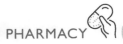

肌與子宮鬆弛作用；但止痛效果較弱，常與其他藥物併用。成人使用偶有致命性肝毒性，小孩使用少有肝毒，因其具有令人愉快的甜味，為小兒科常用麻醉劑。

■ Methoxyflurane(Penthrane®)

為最強效吸入性麻醉劑；因溶解度較高，誘導及恢復速度相當慢，不適於短時間的手術。具有良好的骨骼肌鬆弛及鎮痛作用，但不具子宮鬆弛作用，故可用於產科手術；不影響心臟功能，對呼吸道亦無刺激作用；但會代謝產生氟離子引發腎衰竭，故腎衰竭病患禁用。

■ Enflurane[en 'floo rane](Ethrane®)

類似 Halothane，但骨骼肌鬆弛作用較強，較不影響心臟功能、不抑制呼吸、無肝毒性。高濃度時會引發中樞神經興奮及助長癲癇大發作；2%會代謝產生氟離子，腎衰竭病人勿用。

■ Isoflurane[ey soe 'flure ane](Forane®)

為 Enflurane 之化學異構物，在體內幾乎不被代謝，無肝腎等器官毒性，不影響心血管功能，有良好骨骼肌與子宮鬆弛作用；但抑制呼吸且製劑有刺鼻味。

■ Desflurane[des 'floo rane](Suprane®)

為新型鹵化物麻醉劑；會造成低血壓、呼吸抑制；製劑有刺鼻味易刺激呼吸道分泌黏液；手術後有噁心、嘔吐情形。

■ Sevoflurane

為新型氟碳化合物麻醉劑；無刺鼻味不易刺激呼吸道，可作為兒童麻醉用；血中溶解度低，誘導及恢復速度快。

四、靜脈注射誘導麻醉劑

靜脈注射麻醉作用非常快速，注射後藥物迅速穿過血腦障壁到達大腦皮質，使病人失去意識，產生麻醉效果。臨床上用來誘導麻醉或用於短時間小手術，但作用時間短，麻醉的深度和肌肉鬆弛均不完全，若用於長時間的手術時，必須繼以吸入性麻醉劑及併用其他藥物。本類藥物因作用非常快速，必須緩慢注射以免過度麻醉導致呼吸抑制，意識恢復的速度視麻醉劑的代謝速率、代謝產物及從腦部重分布的快慢等特色而定。

用於誘導麻醉之藥物主要有：Thiopental、Etomidate、Propofol、Ketamine及 Midazolam。

(一) 巴比妥鹽類

有鎮靜安眠作用，使病人失去意識，但無止痛及肌肉鬆弛效果，通常僅用於誘導麻醉期，目的為在做氣管內管插管時減少病患的不適及抑制全身麻醉的譫妄反抗期，常需再併用止痛劑。Thiopental 是目前使用最廣的靜脈注射麻醉劑，為超短效巴比妥鹽，脂溶性高，起效快藥效短，藥物會迅速由腦部重分布(redistribution)至脂肪組織及骨骼肌，失去麻醉效果。過量時會產生心臟血管抑制，並抑制呼吸導致死亡。

常見藥物有 Thiopental (Pentothol®)、Thiamylal (Citosol®)、Methohexital (Brietal®)。

(二) 非巴比妥鹽類

■ Etomidate(Hypnomidate®)

藥理作用類似 Thiopental，無止痛效果；治療指數較大，無明顯心臟血管、呼吸抑制作用；代謝速度比 Thiopental 快，作用期極短。副作用包括不自主的骨骼肌收縮、注射部位疼痛及抑制腎上腺皮質素分泌；此藥因會增加病人的死亡率而被限制其用途。

■ Propofol[pro'po fol](Diprivan®)

為常用之靜脈注射麻醉劑，非巴比妥鹽但作用在 $GABA_A$ 受體；起效快、代謝快、恢復也快，不蓄積，可連續輸注用於維持全身麻醉；也可用於加護病房內需要鎮靜安眠的病人。副作用小，偶有痙攣、呼吸及心血管抑制作用。近年因為濫用者眾（俗稱牛奶針或豆漿），於 104 年 3 月 26 日增列為第四級管制藥品。

■ Ketamine[ket'a meen](Ketalar®)

屬於解離型麻醉劑(dissociated anesthetics)，化學及藥理作用類似濫用藥物Phencyclidine（天使塵），可誘發產生清醒但無意識、無痛覺的麻醉狀態。起效快、藥效短、無肌肉鬆弛作用、呼吸抑制作用小，會興奮心血管系統造成血壓上升，易造成大腦血流增加及誘發術後幻覺、惡夢等精神障礙；小孩使用少有術後惡夢，故可用於小孩全身麻醉誘導劑或小手術之全身麻醉。此藥亦被濫用於引發解離幻覺，俗稱「K 他命」，目前列為第三級管制藥品。

■ Midazolam[mid'az zoe lam](Dormicum®)

為短效型 BZD 類，可用於注射誘導麻醉，起效快、藥效短；治療指數高，少有心血管、呼吸抑制作用；常用於加護病房內需要鎮靜安眠的病人及用於緩解不愉快之診療過程。屬於第四級管制藥品。

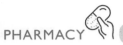

■ Innovar®

含有鴉片類鎮痛劑 Fentanyl 0.05mg 及抗思覺失調症藥物 Droperidol 2.5mg，為類精神症狀麻醉劑之組成，常輔助 N_2O 的麻醉作用。Innovar®雖同時具有鎮靜、止吐、止痛的效應，但因 Fentanyl 會抑制換氣及造成肌肉僵硬（木僵），Droperidol 會引起錐體外反應，巴金森氏病患者禁用，臨床亦已少用。

五、麻醉前給藥

麻醉前給藥的主要目的是：減少病人焦慮不安的心情，使其鎮靜；降低麻醉劑使用量，減少副作用；增加弱效麻醉劑(N_2O)之麻醉效果；減少呼吸道的分泌及降低嘔吐等反射活性。

常用之麻醉前給藥有下列五類：

1. **抗焦慮藥**：BZD 類可解除手術前焦慮、亦有鎮靜安眠、肌肉鬆弛之作用，如 Lorazepam、Diazepam。

2. **麻醉性鎮痛劑**：增強麻醉劑的鎮痛藥效，降低麻醉劑用量，如 Meperidine、Morphine、Fentanyl、Afentanyl 等。

3. **抗膽鹼性藥**：減少呼吸道的分泌物、降低嘔吐等反射活性以利於插管，如 Atropine、Glycopyrrolate。

4. **鎮吐劑**：預防或治療麻醉引起之噁心、嘔吐，如 Droperidol、Promethazine。

5. **肌肉鬆弛劑**：促進肌肉鬆弛以利插管及手術，如 D-tubocurarine、Atracurium、Succinylcholine。

7-2 局部麻醉劑

局部麻醉劑(local anesthetics)能阻斷神經的傳導，使身體局部的感覺暫時消失，當藥效消失後，仍可恢復原來的感覺，為可逆性抑制，不會形成永久傷害。

局部麻醉劑為細胞膜上的 Na^+ 通道阻斷劑，藉由阻斷 Na^+ 流來干擾動作電位去極化的過程，阻斷細胞膜上動作電位的傳導而使局部區域失去感覺。使用時是將其注射到局部區域，使得該處的神經浸潤於局部麻醉劑中，中斷神經傳導。一般而言，愈粗的神經需要愈高的局部濃度才能阻斷其傳導，因此阻斷的順序是：交感神經→痛覺→溫覺→觸覺→本體感覺→運動神經。

在臨床上，局部麻醉劑常製成水溶性製劑以方便給予，給藥方式分為：

1. **表面麻醉**：組織滲透力強的藥物可直接塗敷於表面，達到麻醉效果。

2. **浸潤麻醉**：藥物直接皮下或皮內注射於欲麻醉的區域，是最常用的局麻法。

3. **神經阻斷麻醉**：藥物注射到欲麻醉的神經周圍，常用於牙科。

4. **脊髓麻醉（蜘蛛膜下腔麻醉）**：藥物注入蜘蛛膜下腔浸潤脊神經或脊髓，可使注入位置以下的軀體部位麻醉（即半身麻醉）。

5. **硬脊膜上腔（硬脊膜外麻醉）及脊尾的麻醉**：將藥物注入硬脊膜上腔浸潤脊神經或脊髓，可以調整注入的藥量決定麻醉的範圍（注入的位置向上下各數個皮節），調整注入的濃度決定麻醉的程度（僅麻醉感覺神經或是連運動神經一起麻醉，例如：減痛分娩時為了不影響產程，只麻醉感覺神經）。

Medicines Box

一般來說，局部麻醉劑藥物的命名字尾都會有 "-caine" 結尾，例如：

1. 酯類：Cocaine、Procaine、Benzocaine、Tetracaine、Chloroprocaine、Propoxycaine、Etidocaine。
2. 醯胺類：Lidocaine、Dibucaine、Mepivacaine、Prilocaine、Bupivacaine、Benzocaine、Ropivacaine。

一、局部麻醉劑的化學性質

化學性質會影響藥物的作用、吸收、藥效長短及毒性大小，局部麻醉劑的脂溶性很高，pH 值在 8~9 之間，化學結構包含三部分親脂性芳香環、連結鍵、親水性胺基。依連結鍵結構分為酯類(ester)及醯胺類(amide)，連結鍵是酯鍵者，容易被血漿中膽鹼酯酶分解；而醯胺鍵則在肝臟代謝，在生物體內外的化學性質較穩定；連結鍵與胺基愈長，作用與毒性愈大。

二、局部麻醉劑的藥理特性及副作用

(一) 局部作用

最主要是抑制神經的傳導，使身體局部的感覺及運動能力暫時消失，雖抑制周邊痛覺，但不影響病人的意識狀態。除了 Cocaine 有血管收縮作用之外，其餘局部麻醉劑藥物皆造成血管擴張，當循環血流加速時會使局部麻醉劑濃度下降，

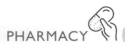
減弱藥效，故常添加血管收縮劑 Epinephrine，延長局部麻醉劑停留於作用部位的時間。

(二) 全身性反應

1. **心臟血管系統**：除 Cocaine 之外的局部麻醉劑可導致血管擴張；靜脈注射 Bupivacaine 會降低心肌收縮力、引發心律不整及低血壓，故只用於局部給予；Lidocaine 可作為抗心律不整藥；濫用 Cocaine 可導致高血壓、腦出血、心律不整及心肌梗塞。大劑量的局部麻醉劑會抑制心血管系統，產生低血壓及循環衰竭。

2. **中樞神經系統**：常見頭痛、嗜睡、鎮靜及不安，大劑量造成震顫、痙攣、休克及呼吸抑制。大劑量的局部麻醉劑可能進入中樞產生刺激作用，如 Cocaine 產生亢奮不安、焦慮、幻覺等，而 Procaine 則產生震顫及痙攣；毒性劑量可能抑制呼吸中樞，產生窒息。

3. **其他**：局部麻醉劑可阻斷 Ca^{2+} 作用，造成骨骼肌鬆弛。酯類局部麻醉劑之代謝產物會引起過敏反應，部分代謝產物會造成變性血紅素血症(methemoglobinemia)。

三、酯類局部麻醉劑

- Cocaine[koe kane'] （古柯鹼）

1. **作用機轉及臨床用途**：由古柯葉中抽取而得，為第一個被使用的局部麻醉劑 (1884)，具有良好的表面麻醉作用，藥效快且持久；能抑制交感神經末梢對兒茶酚胺(catecholamine)的再回收，使血管收縮、血壓上升、心跳加速，有中樞興奮作用，會產生欣快感、亢奮不安、焦慮、幻覺等。因毒性大，除鼻腔手術及經鼻插管仍在使用外，目前已少用。

2. **副作用**：具有耐藥性、成癮性，急性中毒會出現焦慮不安、幻覺、高血壓、心跳加速、體溫上升、呼吸不規則，急性中毒之解毒劑為 Chlorpromazine。Cocaine 會使眼壓上升，青光眼患者勿用。

- Procaine[proe'kane](Novocaine®)

1. **藥理作用**：第一個被合成的局部麻醉劑(1905)，起效慢、藥效短，為弱效局部麻醉劑；因易被血漿中膽鹼酯酶分解成對位胺息香酸(PABA)，會干擾磺胺藥的藥效。其對組織之穿透力差，不適合作為表面麻醉劑。

2. **副作用**：易引起過敏反應，大劑量產生震顫及痙攣及抑制心血管系統，產生低血壓及循環衰竭。

3. **類似藥物**：

(1) Benzocaine[ben' zoe kane](Americaine®)：水溶性低，不以注射方式給藥，用於表面麻醉（經皮吸收），作為皮膚及黏膜麻醉劑，少有全身性作用，構造含有 PABA，會干擾磺胺藥的藥效，且會造成變性血紅素血症。

(2) Chloroprocaine[klor oh proe'kane](Nesacaine®)：為 Procaine 加氯原子，藥效增強、毒性降低，易被膽鹼酯酶分解故藥效短；常用於產科。

■ Tetracaine[tet'ra kane](Pontocaine®)

1. **作用機轉及臨床用途**：起始作用快速，代謝慢、作用時間長，效力、毒性較 Procaine 大，被膽鹼酯酶分解成 PABA，常用於脊髓麻醉。與 Epinephrine (Adrenaline®)、Cocaine 作成混合製劑，簡稱 TAC，用於小傷口縫合手術。

2. **副作用**：心室顫動。

四、醯胺類局部麻醉劑

■ Lidocaine[lye' doe kane](Xylocaine®)

1. **作用機轉及臨床用途**：最常用、廣用的局部麻醉劑。作用時間長、不易過敏，效力為 Procaine 的 2 倍；亦可作為抗心律不整藥，但口服首渡效應強，需以注射給藥。

2. **副作用**：鎮靜及嗜睡，大劑量導致抽搐等中樞神經毒害。

3. **類似藥物**：

(1) Etidocaine[e ti'doe kane] (Duranest®)：結構似 Lidocanine，作用時間長，用於硬腦膜外麻醉，對運動神經阻斷效果比感覺神經強。

(2) Dibucaine[dye'byoo kane] (Nupercainal®)：超強效的局部麻醉劑，效力為 Procaine 的 20 倍，作用時間長，用於表面與脊髓麻醉；皮下注射會引起皮膚壞死。

(3) Mepivacaine (Carbocaine®)：作用時間長，需以注射給藥才有效，常以 1~4%用於浸潤與神經阻斷麻醉。

(4) Prilocaine (Citanest®)：作用時間長，用於神經阻斷麻醉，在體內蓄積過多時，會破壞血紅素運送氧氣功能，可靜脈注射還原劑 Methylene blue 將甲基血紅素還原成血紅素，以恢復正常氧氣運送。

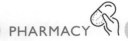

■ Bupivacaine[byoo piv'a kane](Marcaine®)

1. **作用機轉及臨床用途**：起效快、藥效強、作用時間長達 24 小時，廣用於產科硬腦膜外及脊尾麻醉，減少產程疼痛；不可靜脈注射，因心臟毒性大。

2. **副作用**：心臟毒性、心律不整。

課後複習

( ) 1. Halothane 屬於：(A)吸入性液體麻醉劑　(B)靜脈注射型麻醉劑　(C)麻醉前給藥　(D)局部麻醉劑。

( ) 2. 下列哪一個吸入性全身麻醉劑藥效很強，但在體內會產生氟離子，可能造成腎衰竭？(A)Nitrous oxide　(B)Etomidate　(C)Methoxyflurane (D)Isoflurane。

( ) 3. 下列何種全身麻醉劑，其肌肉鬆弛能力最差？(A)Nitrous oxide (B)Methoxyflurane　(C)Halothane　(D)Enflurane。

( ) 4. 單一靜脈注射麻醉劑量之 thiopental，其麻醉時間很短，主要的原因是：(A)很快被肝臟代謝　(B)不易通過血腦障壁　(C)很容易被腎臟排泄　(D)脂溶性很大，重新分布進入脂肪組織中。

( ) 5. 以下關於全身麻醉劑之敘述，何者錯誤？(A)最小肺泡濃度(MAC)高者，其麻醉效果較差　(B)吸入性麻醉劑容易通過胎盤，進入胎兒　(C)血液－氣體的分配係數愈大，表示麻醉劑在肺泡氣體和血液之間的分壓，愈快達到平衡　(D)體溫、年齡及藥物均會影響 MAC。

( ) 6. 下列何藥不適合口服給藥？(A)Disopyramide　(B)Lidocaine (C)Flecainide　(D)Verapamil。

( ) 7. 使用全身麻醉劑之前，可以先投與下列哪一種藥物以減少支氣管的分泌作用？(A)Atropine　(B)Benzodiazepine　(C)Lidocaine　(D)Meperidine。

( ) 8. 下列有關麻醉前給藥之用途，何者錯誤？(A)減輕焦慮　(B)減少支氣管分泌作用　(C)使病人產生鎮靜作用　(D)提高組織的新陳代謝率及需氧量。

( ) 9. 下列哪一種全身麻醉劑會增加顱內壓，因此若病人患有中樞神經系統腫瘤時，禁忌使用此藥？(A)Halothane　(B)Etomidate　(C)Ketamine (D)Cyclopropane。

( ) 10. 哪一種局部麻醉藥物會造成血管收縮；在局部注射時，不需併用腎上腺素即可使局部血管收縮，延長其於局部停留的時間？(A)Cocaine (B)Procaine　(C)Dibucaine　(D)Lidocaine。

解答
ACADC　BADCA

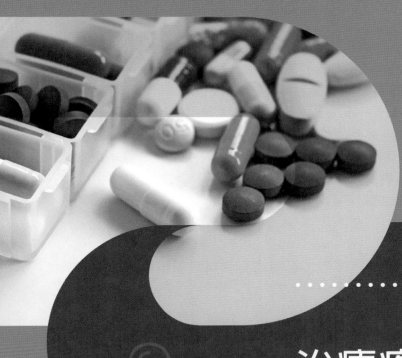

08
CHAPTER

▍蔡秋帆 編著

治療疼痛的藥物

+PHARMACY

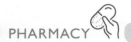

1. 疼痛的的傳導與調節：疼痛是身體對傷害性刺激的感覺，如機械、化學物質、疾病及情緒經驗等，受傷致痛部位釋出前列腺素、慢動素、組織胺等發炎介質，經脊髓背根進入中樞神經，傳遞至大腦皮質認知定位。在痛覺傳導至中腦附近，透過下行神經路徑釋放內生性鴉片及血清素(5-HT)等物質在脊髓背根抑制疼痛的傳導；在脊髓傳遞過程，有一途徑傳至網狀活性及邊緣系統，引起焦慮與敵意等情緒反應，故疼痛認知是主觀的，而止痛藥的效力很難客觀的評估。止痛的方法有：(1)去除疼痛傷害的根源；(2)降低傷害性受體的感受度；(3)阻斷痛覺的傳導；(3)舒緩疼痛的情緒反應。

2. 鎮痛劑的種類：

   (1) **麻醉性鎮痛劑**：即鴉片類鎮痛劑，可阻斷所有疼痛的感覺傳導，用於嚴重的疼痛如開刀、癌症末期的疼痛等。

   (2) **非麻醉性鎮痛劑**：即非類固醇抗炎藥(NSAIDs)，可抑制發炎介質的合成，用於表淺性疼痛如頭痛、生理痛。

   (3) **局部麻醉劑**：阻斷痛覺的傳導，用於周邊局部疼痛，參考第 7 章麻醉劑。

   (4) **特殊疼痛治療劑**：如偏頭痛、痛風及解除疼痛造成的焦慮。

8-1　麻醉性鎮痛劑

　　麻醉性鎮痛劑(narcotic analgesics)即鴉片類鎮痛劑，是指作用在中樞神經其化學結構類似鴉片主成分嗎啡(Morphine)，易成癮常被濫用，多數被列入法定管制藥。

　　鴉片為最早記載的止痛劑，是由罌粟未成熟蒴果滲出之乳汁乾燥而得，其中抽取的生物鹼，主成分有嗎啡(Morphine)占 10%、罌粟鹼(Papaverine)占 1%、Noscapine 占 6%、Codeine 占 0.5%、Tebaine 占 0.2%等，具有鎮痛、解痙攣、止瀉、止咳作用。自 1925 年 Morphine 的化學結構確定後，不斷研究其衍生物，已合成許多藥效強的麻醉性鎮痛劑供臨床使用。

　　本類藥物有專一性受體即鴉片受體，主要分佈在中樞神經系統如邊緣系、中腦、腦幹、脊髓等處及免疫細胞，可分為 μ (mu)、κ (kappa)、σ (sigma)、δ (delta)等，刺激各受體之作用如表 8-1。

表 8-1　鴉片受體種類	
受體類型	主要產生的作用
μ／δ 受體	1.上脊髓鎮痛 2.鎮靜、縮瞳及明顯的呼吸抑制 3.欣快感 4.生理依賴性 5.抑制消化道運動
κ 受體	1.脊髓鎮痛作用 2.縮瞳、輕微抑制呼吸 3.鎮靜作用及不快感
σ 受體	1.煩躁不安、極不快感 2.幻覺 3.呼吸及血管運動刺激

一、麻醉性鎮痛劑之分類

本類製劑依據藥物對受體之致效及拮抗分類：

1. **完全致效劑**：對 μ 受體具有強效作用，對 σ 受體作用較弱。包括鴉片生物鹼及半合成品，其中強效藥物有 Morphine、Heroin、Oxymorphine 等；中弱效藥物有 Codeine、Oxycodone、Noscarpine；合成藥物有 Meperidine、Fentanyl、Methadone、Levorphanol、Propoxyphene、Tramadol、Meptazinol、Nefopam、Nalbuphine。

2. **部分及混合致效劑**：Buprenorphine、Nalbuphine 只有作用在 μ 受體，為部分致效劑；Pentazocine、Dezocaine 作用在 κ、σ 受體，微弱拮抗 μ 及 δ 受體；Nalorphine 作用在 κ 受體而拮抗 μ 受體。

3. **完全及部分拮抗劑**：Naloxone、Naltrexone、Levallorphan 可拮抗 μ、κ、σ 受體。

4. **內生性胜肽**：存在腦部、脊髓等處，作用類似嗎啡命名為腦啡，可抑制 P 物質釋放具有強力鎮痛效能，有 β-endorphin（μ）、Dynorphin（κ）、Enkephalin（δ）等。其中 β-endorphin 鎮痛強度為 Morphine 的 20 倍，有依賴性，慢跑及中醫針灸可激發釋出腦啡達到欣快止痛效果。

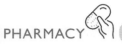

二、麻醉性鎮痛劑之藥理作用

麻醉性鎮痛劑中以 Morphine 為代表性藥物，其藥理作用如下所述：

1. **鎮痛作用**：作用在鴉片 μ、κ 受體，抑制 P 物質釋放，降低對疼痛的敏感性，並改變對疼痛的感受性；主要用於嚴重的疼痛如癌症末期疼痛。

2. **欣快感**：對嗎啡成癮者會有欣快感，是造成濫用之主要因素。

3. **鎮靜安眠作用**：大劑量才有鎮靜、嗜眠作用，中毒劑量會造成嚴重中樞抑制作用甚至昏迷。

4. **抑制呼吸中樞**：降低延腦呼吸中樞對 CO_2 的敏感度，呼吸衰竭是急性嗎啡中毒致死的主因。

5. **抑制咳嗽反射**：有強力止咳作用。

6. **縮瞳**：興奮 μ 和 κ 受體，刺激動眼神經之 Edinger-Westphal 核，使瞳孔縮小呈針狀瞳孔(pin-point pupil)。縮瞳作用不會產生耐藥性，可作為判別吸食嗎啡中毒之依據。

7. **嘔吐**：興奮延腦化學激發區(CTZ)及增加顱內壓引起噁心、嘔吐。

8. **抑制血管運動中樞**：大劑量抑制血管運動中樞造成低血壓；又抑制呼吸中樞使二氧化碳滯留，造成腦血管擴張，使腦脊髓液壓上升，腦部受傷顱內壓增高者禁用本藥。

9. **尿量減少**：增加膀胱逼尿肌及括約肌張力，又促進抗利尿激素釋放，引起尿急感與尿滯留。

10. **胃腸道**：胃腸的蠕動慢及分泌減少、括約肌收縮造成便祕；另外會使歐迪氏(Oddi's)括約肌收縮，膽內壓上升造成膽道痙攣，加重膽結石引起的疼痛。

11. **組織胺釋放**：引起微血管擴張、皮膚潮紅、搔癢、出汗、支氣管痙攣氣喘等反應。

三、臨床用途及副作用

1. **鎮痛**：治療劇烈的疼痛如內臟、外傷或癌症末期疼痛；本類藥物會誘導睡眠，有效加強止痛作用。

2. **止瀉**：強力止瀉，常使用弱效之鴉片酊或結構相似的 Loperamide。

3. **鎮咳**：治療嚴重咳嗽，一般咳嗽用 Codeine 或 Dextromethorphan。

4. **麻醉前給藥**：具有鎮痛、鎮靜作用，如 Innovar®為 Fentanyl 與 Droperidol 之合併製劑。

5. **副作用**：有嗜睡、噁心、嘔吐、便祕、低血壓暈厥、過敏性皮疹、頭痛、尿滯留及呼吸困難。

四、耐藥性及戒斷症狀

久服嗎啡極易產生耐藥性，但縮瞳及便祕的作用不具耐藥性。其具成癮性，長期服用有心理及生理依賴性，停藥會產生戒斷症狀，包括噁心、嘔吐、腹瀉、打哈欠、流淚、流鼻涕、出汗、肌肉痙攣、顫抖、焦慮不安、散瞳、發燒等無法忍受的症狀，在停藥 6 小時後開始出現症狀，停藥 36~48 小時症狀最嚴重。

五、中毒與急救方法

1. **急性中毒**：使用過量所引起，症狀有針狀瞳孔、呼吸淺而慢、發紺、體溫降低、昏迷、全身癱瘓無力，病人最後因呼吸衰竭致死。急救方法：口服 2 小時內，給予洗胃及瀉劑，注射者給予解毒劑，注射嗎啡的完全拮抗劑 Naloxone 或 Nalorphine，配合人工呼吸或給予氧氣。

2. **慢性中毒**：長期使用產生依賴性成癮者，停藥後出現上述之戒斷症狀，極其痛苦難以忍受俗稱毒癮發作，目前可用 Atropine、Clonidine 及 Diazepam 等舒緩戒斷症狀，曾以 Methadone 戒毒癮，但藥物本身也有成癮性，近來以 Buprenorphine 作為脫癮劑。

六、禁忌與藥物交互作用

1. **禁忌**：顱內壓上升、膽結石、膽道痙攣、攝護腺肥大排尿困難者、孕婦禁用；肝、腎及呼吸道功能衰竭者禁用。

2. **交互作用**：不可與中樞抑制劑併用，如：鎮靜安眠劑、酒類、抗組織胺，會加強中樞抑制特別是呼吸抑制作用；不可與三環抗鬱藥(TCA)、Phenthiazine 類藥物、抗精神病藥物併用，會加強鎮靜作用；與單胺氧化酶抑制劑(MAOI)併用會產生中樞興奮造成驚厥、高體溫、昏迷。

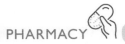

七、麻醉性鎮痛劑製劑

(一) 完全致效劑

■ 天然鴉片生物鹼及半合成品

1. 強效型鴉片類鎮痛劑：

(1) Morphine [mor' feen]（嗎啡）：是鴉片之主要成分，其代謝物仍有止痛效能，作用及注意事項如上述，臨床主要用於嚴重劇烈的疼痛，極易產生耐藥性，連續給藥 2 週以上會產生生理依賴性。

　A.用法用量：I.M. 10~15 mg／次，立即效果可用 I.V.，一天 4 次連續使用 2、3 天，停藥後有輕微脫癮症狀。

　B.鴉片製劑：鴉片含多種生物鹼，直接製作成不同之製劑：

　　a. Opium tincture（鴉片酊）：臨床上用於鎮痛及解痙攣及止咳。

　　b. Opium powder（鴉片粉）：臨床用於鎮痛、解痙攣、催眠及止瀉。

(2) Heroin（海洛因）：脂溶性，可口服，通過血腦障壁之能力較嗎啡強，鎮痛效價約為嗎啡 3 倍，容易產生強烈欣快感，被嚴重的濫用，為禁藥嚴格列管。

2. 中弱效半合成鴉片類鎮痛劑：

　　Codeine[koe' deen]（可待因）具中弱效鎮痛作用，強力抑制咳嗽反射與咳嗽中樞，口服給藥。鎮痛效價較嗎啡弱，鴉片類副作用也較弱，臨床作為鎮痛、鎮咳藥，緩解輕中度內臟疼痛，口服錠劑、咳嗽糖漿製劑，本藥為管制藥品。用法用量為口服 10~20 毫克／次，一天 3 次。常與 NSAIDs 止痛藥混合製劑，肝腎功能不佳者需小心服用。

■ 人工合成鴉片類鎮痛劑

1. 強效型鎮痛劑—呼吸抑制作用弱：

(1) Meperidine[me per' i deen](Demerol®、Pethidine®)

　　　為人工合成藥物，醫院常用，鎮痛作用為嗎啡的 1/10，其他如鎮靜、欣快感、尿滯留、呼吸抑制、成癮性等均比嗎啡弱。可與類鴉片受器結合，尤其是 κ 受體，肝臟代謝，藥效短，半衰期 2~4 小時，一般注射給藥可以口服；有類似 Atropine 之解痙攣作用，會有散瞳作用。

　A.臨床作用：治療手術後疼痛、內臟絞痛及分娩時疼痛等，但不用於止咳、止瀉。

　B.副作用：大劑量也會引起顫抖、肌肉抽搐及痙攣等類似癲癇發作現象，連續使用會產生依賴性及成癮性。

(2) Fentanyl[fen' ta nil](Sublimaze®)

　　　　鎮痛效價為嗎啡 50~100 倍，起效快、藥效強，但藥效短，有解離性麻醉作用，與 Droperidol 併用，商品名為 Innovar®，作為外科手術麻醉前給藥，常用於麻醉科、外科、產科等，一般靜脈注射給藥，而長效貼劑可緩解癌症末期之疼痛。不良反應與嗎啡類似，高劑量會引起肌肉僵硬及呼吸抑制，可用 Naloxone 拮抗；Fentanyl 之衍生物，藥效更強有 Sufentanil、Alfentanil、Remifentanil 等。

(3) Methadone[meth' a done](Dolophine®)

　　　　人工合成結構與嗎啡較無關，鎮痛效價約為嗎啡的 2~3 倍，藥效長，有蓄積作用，半衰期約 24 小時，經由肝臟代謝。但有呼吸抑制、鎮靜作用、欣快感、成癮性等較嗎啡為弱，戒斷症狀較嗎啡輕，曾作為嗎啡及海洛因之戒毒癮藥物（緩解戒斷症狀），但具成癮性，故戒毒癮功效不彰。

(4) Levorphanol[lee vor'fa nole](Levo-Dromoran®)：比嗎啡強 6~8 倍，口服或注射給藥，用於劇痛之止痛。

2. 中弱效型鎮痛劑—不易成癮少被濫用：

(1) Tramadol[tra' ma dole](Tramal®)：作用在 μ 受體，藥效較 Morphine 弱，不易成癮較少被濫用，副作用包括鎮靜、噁心、頭暈、便祕。

(2) Propoxyphene[proe pox' i feen](Darvon®)：鎮痛效價較弱，緩解輕度到中度疼痛，常與 Aspirin 併用，臨床作為牙齒之鎮痛劑，口服吸收佳。

(二) 部分及混合致效劑

　　只作用在部分受體，如 μ 或 κ 或 σ 受體，混合致效則是部分致效與部分拮抗作用。

1. Buprenorphine[byoo pre nor' feen](Buprenex®)

　　同時具有戒毒及止痛作用，為 μ 受體部分致效劑，止痛效力為嗎啡 20~40 倍，用於中重度疼痛，起效快、藥效長，呼吸抑制作用強，不易被濫用，會有嗜睡現象，本藥以舌下、注射給予。用於戒毒時可緩解戒斷症狀。

2. Pentazocine[pen taz' oh seen]（Sosegon®；速賜康；孫悟空）

　　本藥主要為 κ 受體致效劑，而對 μ 受體為部分致效劑，可緩解中度疼痛，長期服用仍會產生耐藥性與成癮，因作用在 σ 受體，高劑量時易引起譫妄不快感，或幻覺、心跳過速、高血壓等副作用，心絞痛、心肌梗塞者禁用；此藥曾發生過濫用情形，故已列為管制藥品第二級，臨床少用。

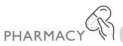

3. Nalorphine

本藥為 κ 受體致效劑，μ 受體拮抗劑，拮抗呼吸抑制作用，亦具有鎮痛效應，為混合致效拮抗劑，具有成癮性，臨床用於 Morphine 中毒呼吸抑制之解毒劑。

(三) 完全拮抗劑

本類藥為拮抗 μ、κ、δ 受體，可與類鴉片藥物競爭受體，正常人使用並無明顯作用，而鴉片類成癮者使用後，會立刻出現戒斷症狀；可解除類鴉片急性中毒者的呼吸抑制作用。

1. Naloxone[nal ox' one](Narcan®)

人工合成的 μ、κ、δ 受體競爭拮抗劑，其作用大小依序為 $\mu > \kappa > \delta$，可拮抗類鴉片藥物急性中毒產生的昏迷與呼吸抑制作用，為急性中毒之解毒劑，亦可拮抗 Pentazocine 及內生性鴉片胜肽作用，注射給藥起效迅速（1~2 分鐘），藥效短約持續 20~30 分鐘。本藥無嚴重之副作用，但成癮者使用，立刻出現戒斷症狀，可用於診斷毒癮。

2. Naltrexone[nal trex' one]

與 Naloxone 相似，口服給藥，藥效較長，阻斷效應達 48 小時之久；亦可作為酗酒者的戒酒藥。

8-2 非麻醉性鎮痛劑

目前臨床最普遍，種類最多的止痛藥，包括非固醇類抗發炎藥(non-steroid anti-inflammatory drugs, NSAIDs)及 Acetaminophen（Panadol®；普拿疼®），因具有解熱作用，統稱為解熱性鎮痛劑，其鎮痛效果較麻醉性鎮痛劑弱，用於一般性疼痛如頭痛、外傷痛及關節酸痛等，不具成癮性及呼吸抑制作用，稱為非麻醉性鎮痛劑，部分具有抗發炎作用。

非麻醉性鎮痛劑的藥物分類如下：

1. 非固醇類抗發炎藥物(NSAIDs)：

(1) 水楊酸類(salicylate)：Aspirin、Salicylic acid、Methylsalicylate。

(2) Indoleacetic acid 類：Indomethacin、Sulindac、Diclofenac Sodium、Tolmetin。

(3) Fenamates 類：Mefenamic acid、Meclofenamate Sodium。

(4) Propionic acid 類：Ibuprofen、Naproxen、Fenoprofen。

(5) 其他：Piroxicam、Nabumetone、Diflunisal。

(6) 選擇性 COX-II 抑制劑：Meloxicam、Celecoxib、Rofecoxib、Valdecoxib。

2. Acetaminophen、Sulpyrine、Phenylbutazone。

3. **其他鎮痛抗發炎藥物－免疫調節劑**：Hydroxychloroquine、Auranofin、D-Penicillamine、Aurothioglucose（金化合物）、Prednisolone、Azathioprine、MTX、Infliximab、Etanercept。

壹 非固醇類抗發炎藥物

　　非固醇類抗發炎藥物(NSAIDs)為具有抗發炎性之解熱、鎮痛劑，作用機轉是抑制環氧化酶(COX)阻斷前列腺素(PGs)的生合成，並影響血栓素(TXA_2)因而產生解熱、鎮痛、抗發炎及抗血小板凝集作用（參考第四章圖 4-4）。

　　COX 有兩類：第一類環氧酶(COX-I)分佈極廣，存在大部分細胞，如：促進胃腸道合成 PGE_1，可抑制胃酸分泌，保護胃黏膜；第二類環氧酶(COX-II)，存在發炎細胞，會受到發炎反應的誘導。

　　大部分的 NSAIDs 製劑缺乏選擇性，對二種環氧酶均有抑制作用，會促進胃酸分泌易引起腸胃不適、疼痛，甚至產生消化性潰瘍，可用 Misoprostol 或制酸劑改善。

　　新型 NSAIDs 具有選擇性，抑制 COX-II，而不影響 COX-I 的活性，可避免胃腸道副作用，藥物有 Meloxicam、Celecoxib 等。

■ 藥理作用

1. **鎮痛作用**：抑制前列腺素合成，而降低受傷組織痛覺受體對致痛物質 BK 及 5-HT 之敏感度，達到止痛作用。

2. **抗發炎作用**：發炎介質 PGE_2、PGI_2 會引發紅、腫、熱、痛等發炎現象；阻斷前列腺素合成，降低血管通透性，消除發炎現象。

3. **解熱作用**：抑制熱原促進下視丘 PGE_2 合成，降低體溫調節中樞之設定點，以促進散熱反應，擴張皮膚血管及加速排汗，致體溫回復正常，但對正常體溫者並無影響。

4. **抗血小板凝集作用**：抑制血小板血栓素(TXA_2)合成，一般 NSAIDs 為可逆性抑制 TXA_2 合成酶，但 Aspirin 則為不可逆抑制作用，抗血栓效用強，低劑量（每日 100 mg）即可達到預防中風的效果，但高劑量則因抑制 PGI_2 使作用相反。

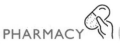
■ 臨床用途

1. **解除一般表淺性疼痛**：如頭痛、牙痛、經痛、肌肉及關節痠痛。

2. **抗發炎**：主要應用於治療風溼性關節炎及僵直性脊髓炎。

3. **解熱**：視藥物是否具有此特性。

4. **其他**：預防血栓症和旅行的水土不服型腹瀉，如 Aspirin；應用於治療早產兒開放性動脈導管症，如 Indomethacin。

■ 副作用

1. **胃腸道刺激**：為 NSAIDs 常見的副作用，刺激胃酸分泌造成噁心、嘔吐，甚至胃潰瘍；選擇 COX-II 抑制劑，可避免此副作用。

2. **皮膚反應**：過敏反應、紅疹、蕁麻疹及光敏感。

3. **腎功能不足**：長期服用，抑制 PGE_2 與 PGI_2 合成，降低腎血流，造成水腫和高血鉀現象，甚至間質性腎炎，但 Aspirin 除外。

4. **酸鹼不平衡**：與劑量有關，治療劑量可刺激呼吸中樞，產生呼吸性鹼中毒，毒性劑量轉成抑制作用，造成代謝性酸中毒。

5. **其他**：出血傾向、肝功能異常、骨髓抑制等，較少見。

一、NSAIDs 類製劑

(一) Salicylate[sal' i sil' at]（水楊酸鹽）

■ Acetylsalicylic acid[a se til sal' i sil' ik as' id](Aspirin®)（乙醯水楊酸）

1. **作用機轉與臨床用途**：解熱、鎮痛、抗發炎，使用最久的解熱鎮痛劑；預防中風及心肌梗塞，另有研究顯示 Aspirin 可降低結腸及胃癌的發生率。

2. **副作用及注意事項**：
   (1) 刺激胃腸道有噁心、嘔吐，甚至胃潰瘍出血。
   (2) 雷氏症候群(Reye's syndrome)：兒童因病毒感染（如水痘、流行性感冒）引起的發燒，使用 Aspirin 導致病童猝死。
   (3) 過量使用導致水楊酸中毒，有耳鳴、嘔吐、暈眩。
   (4) 易造成出血不止，手術前應停藥至少 1 週。
   (5) 過敏反應、過度換氣；G-6-PD 缺乏者禁用，會出現溶血現象。

3. **用法用量**：口服，0.3~1.0 毫克／次，一天 3 次；直腸給藥：0.3 毫克／次；預防血栓中風：100 毫克／天。

■ Salicylic acid[sal' i sil' ik as' id]（水楊酸）

又稱柳酸，強力刺激性，外用作為角質溶解劑，治療雞眼，改善粉刺，再加入安息香酸(benzoic acid)治療皮膚癬菌病，如香港腳等。

■ Methylsalicylate[meth il sal' i sil' at]（甲基水楊酸鹽）

外用擦劑、軟膏、貼布，治療肌肉酸痛及關節痛。

(二) Indoleacetic acids 類

■ Indomethacin[in doe meth' a sin](Indocin®)

1. **作用機轉與臨床用途**：
   (1) 強效消炎止痛劑，治療關節炎、肌肉痛、肌腱炎、僵直性脊髓炎及痛風。
   (2) 可抑制子宮收縮，延遲分娩。
   (3) 治療早產兒開放性動脈導管症(PDA)。

2. **副作用與注意事項**：
   (1) 對胃腸道之刺激作用強，有噁心、嘔吐，甚至胃潰瘍、出血。
   (2) 頭痛、暈眩、腦水腫，不可用於治療偏頭痛。
   (3) 影響造血功能，出現白血球及血小板減少症。
   (4) 過敏、氣喘者小心使用；腎功能不全、老年人易出現腎毒性。

3. **用法用量**：口服，25~50 毫克／次，一天 3 次；通透性佳，有軟膏、貼布及直腸製劑。

■ Sulindac[sul in' dak](Clinoril®)

本藥不具活性，為前驅藥(prodrug)，需經肝臟代謝成活性產物，作用時間長、藥效強，療效比 Indocin® 弱，副作用較弱。臨床用途與 Indomethacin 相似，治療關節炎、僵直性脊髓炎及急慢性痛風。

■ Diclofenac Sodium[dye kloe' fen ak soe' dee um](Cataflam®, Voren®, Volteran®)

強效 NSAIDs 製劑，有肝臟及血液毒性（如再生不良性貧血），口服 25~100 毫克／次，一天 1~2 次；也有外用劑型。

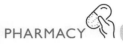

(三) Fenamates 類

■ Mefenamic acid[me fe nam' ik](Ponstan®)

　　具中等鎮痛及抗發炎作用，臨床上常用之 NSAIDs 製劑，尤其用於治療經痛、牙痛。連續服用 1 週可能引起噁心、嘔吐、腹瀉。用法用量為口服，250~500 毫克／次，一天 3 次。

■ Meclofenamate sodium[me kloe fen am' ate soe' dee um](Meclomen®)、Flufenamic acid(Arlef®)

　　二者可同時抑制前列腺素及白三烯素(LTs)的合成，強力的消炎、鎮痛作用。治療關節炎、急慢性類風溼性關節炎；會刺激胃腸，造成腹瀉；另有溶血性貧血的報導。

(四) Propionic acid 類

　　強力抗發炎、鎮痛、解熱作用，與 Indomethacin 相似，副作用較少，對胃腸道刺激輕微，可長期治療類風溼性關節炎及骨關節炎，口服吸收良好，但半衰期短，需多次給藥，氣喘及過敏者禁用；可能引起出血，肝及腎功能不佳者小心服用。

1. Ibuprofen[eye byoo' proe fen](Motrin®)：半衰期較短，約 2 小時，口服，300~600 毫克／次，一天 4 次。

2. Naproxen[na prox' en](Naprosin®)：半衰期較長，約 13 小時，口服，250 毫克／次，一天 2 次。

(五) 其他 NSAIDs 製劑

1. Piroxicam[peer ox' i kam](Feldene®)：長效型，在肝臟代謝緩慢，半衰期長達 38 小時，口服吸收良好，每日僅服一次，20 毫克／次。

2. Nabumetone[na byoo' me tone](Relifex®)：非酸性之 NSAIDs 抗發炎劑，藥效長，代謝物仍有藥效，長期治療關節炎。

3. Diflunisal（Anton®, Difluine®, Senta®, 安痛錠®, 生利痛®）：具止痛抗發炎作用，止痛作用是 Aspirin®的 3～4 倍，用於治療發炎性疼痛、骨關節炎及風溼性關節炎。

(六) 選擇性 COX-II 抑制劑

可選擇性抑制 COX-II，不干擾 COX-I，不易產生消化性潰瘍、出血及腎毒性等副作用，但有凝血酶原作用產生血栓，具有抗發炎、鎮痛及解熱作用，用於長期治療類風溼性關節炎及骨關節炎。

1. Meloxicam[mel ox' i cam](Meclomen®)：專一性不如 Celecoxib，口服吸收良好，藥效長，7.5 毫克／次，一天 2 次。

2. Celecoxib[sell a kox' ib](Celebrex®)：抗發炎效果與 Naproxen 相當，口服吸收良好。長期使用可能導致血管栓塞等心血管副作用。

貳 Acetaminophen[a set a mee' noe fen]（Panadol®、Scanol®、Tylenol®、普拿疼®）

1. **作用機轉與臨床用途**：具有解熱鎮痛無抗發炎效果，並不屬於 NSAIDs，其解熱鎮痛作用主要是抑制中樞特殊環氧酶 COX，而不影響周邊組織之 COX，故無消炎且不影響血小板功能，不刺激腸胃道，不會產生酸鹼不平衡。適用於腸胃不適，貧血之病人、孩童感染病毒之發燒症狀，已取代 Aspirin，為家庭常備退燒止痛用藥。

2. **用法用量**：通常使用 500mg 的錠劑，成人 0.3~0.6g，每日 3~4 次，每日用量不超過 4 g。

3. **注意事項**：新生兒代謝酶未成熟，易發生中毒現象。嚴重心臟、腎臟及肺臟等部位疾病的人應限制使用。

Medicines Box

普拿疼中毒怎麼辦？

普拿疼治療劑量產生之副作用很少，但大劑量長期服用，會發生致命性肝壞死，因為本藥在肝臟代謝之中間產物具有毒性，小劑量時肝臟有足夠的 glutathione 可與毒性代謝物結合，形成無毒化合物排出；但大劑量(＞10g)，glutathione 耗盡，毒性代謝物與肝細胞共價鍵結合，造成肝細胞壞死。

中毒時必須於 12 小時內馬上服用解毒劑 N-acetylcysteine，劑量 140 mg/Kg，70 mg/kg/4hr，與毒性代謝物結合，以挽救生命，肝功能不佳者應慎用。

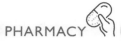

參 其他鎮痛抗發炎藥物－免疫調節劑

本類製劑作用緩慢,治療風溼性疾病,通常保留至一般治療及 NSAIDs 治療無效時使用。

1. Hydroxychloroquine[hye drox ee klor' oh kwin](Plaquenil®)

為抗瘧藥 chloroquine 之衍生物,口服吸收,在肝、脾、腎、肺及白血球濃度高,副作用有過敏皮疹及胃腸不適,改善類風溼性關節炎與紅斑性狼瘡症狀。

2. Auranofin[au rane' oh fin](Ridaurd®)

為金化合物,抗炎效果佳,可蓄積在巨噬細胞之溶酶體,抑制白血球吞噬作用,避免關節腔破損,臨床口服給藥治療類風溼性關節炎,可作為免疫調節劑,副作用為皮膚潮紅及惡血質,注射製劑有 Aurothioglucose(Solganal®)。

3. D-penicillamine[d-pen i sill'a meen]

為右旋具活性,作用在 T-淋巴球,治療慢性關節炎及痛風,也是銅螯合劑,即銅中毒之解毒劑;治療銅過量堆積於肝臟之 Wilson's 症,副作用有過敏、皮疹、發燒及血液毒性。

4. **單株抗體 monoclonal antibody**:與 T cell 表面接受體結合,抑制 T cell 活化。

   (1) Natalizumab 可治療多發性硬化症的單株抗體。

   (2) Basilixmab 用於預防器官移植排斥現象。

5. Infliximab

   腫瘤壞死因子,可治療類風濕性關節炎。

6. Etanercept

   為生物製劑之蛋白質藥物,是腫瘤壞死因子融合蛋白,可結合腫瘤壞死因子 TNF α 並抑制之,可治療風溼性關節炎等自體免疫疾病。

7. **細胞酵素抑制劑類(Cacineurin inhibitors)免疫調節劑**

   (1) Cyclosporine(環孢靈®、新體睦®):結合淋巴球內 cyclophilin 接受體,抑制細胞酵素 calcineurin 活性,進而抑制 T cell 活化,降低細胞激素(例如:IL-2)產生,用於免疫抑制作用,是骨髓毒性低的抗器官移植排斥用藥。IV 給藥,經由肝臟 CYP3A4 代謝及 P-glycoprotein 代謝。Mannitol 可減少其腎毒性。

(2) Tacrolimus (FK506、Prograf®)：結合淋巴球內 immunophilin-12 接受體，抑制 calcineurin，進而抑制 T cell 活化，降低細胞激素產生，阻斷抗體免疫反應。

8. Cyclophosphamide：經代謝成 mustard 與 acrolein 後，可螯合細胞內 DNA，抑制淋巴球生長及免疫反應，可作為抗腫瘤藥物及免疫抑制劑。

9. **類固醇 Corticosteroids**：例如 Prednisone，可抑制磷脂酶 A_2 (PLA_2)，降低前列腺素及白三烯素合成，並促進 IgG 分解。

8-3 痛風治療劑

痛風(gout)是尿酸在血中濃度超過 7mg/dL，形成針狀結晶沉積在肢端關節，關節腔軟組織及腎臟中，引起急性發炎反應，好發於中年男性。尿酸沉積部位釋放發炎介質引起白血球吞噬、溶酶體破裂，更惡化發炎之關節處，劇痛難忍，雖然可自行緩解，如不治療將反覆發作，導致痛風關節炎、痛風石、痛風性腎病等慢性症狀。

尿酸是由嘌呤(purine)經黃嘌呤氧化酶(xanthine oxidase, XO)代謝成黃嘌呤(hypoxanthine)之後再代謝成尿酸（圖 8-1）。痛風治療以飲食控制為主，應避免高嘌呤食物如動物內臟、肉類高湯、貝殼海鮮、蝦、花枝、黃豆食品及香菇等食物；若急性痛風發作，以秋水仙素或強效 NSAIDs（如 Indomethacin、Naproxen）治療，慢性痛風控制則以降低體內尿酸藥物為主，配合低嘌呤、低脂肪飲食，並多補充水分，每日 2,000 mL 以上，加速尿酸的排泄，注意不可飲酒及服用 Thiazide 及亨利氏環利尿劑。

一般來說痛風藥物的分類如下：

1. **急性痛風治療劑**：Colchicine、NSAIDs、Corticosteroids。

2. **慢性痛風治療劑**：
   (1) 抑制尿酸合成：Allopurinol。
   (2) 促尿酸排泄劑：Probenecid、Sulfinpyrazone、Benzbromarone。

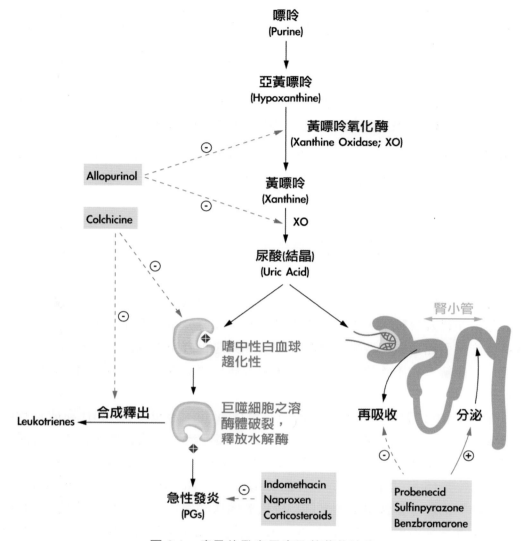

圖 8-1 痛風的發炎反應及其藥物治療

一、急性痛風治療藥物

- Colchicine[kol' chi seen](Colcin®)（秋水仙素）

  由百合科植物秋水仙抽提的生物鹼，是預防及治療急性痛風的首選藥物。

1. **作用機轉與臨床用途**：與細胞內微小管蛋白結合，抑制白血球之趨化性及吞噬作用；又可減少白三烯素(LTB$_4$)合成與釋出，有效抑制發炎反應；阻止細胞有絲分裂，作為抗癌藥物，口服劑先給 1 mg 後，每隔 1 小時給 0.5 mg。

2. **副作用**：常有噁心、嘔吐、腹瀉、腹痛，長期服藥會產生禿髮、再生不良性貧血及顆粒性白血球缺乏症，疼痛解除或出現胃腸不適、腹瀉時即應停藥。

■ 鎮痛消炎劑

1. Indomethacin[in doe meth' a sin](Indocin®)：強效 NSAIDs 製劑，急性痛風發作時重要的止痛藥物，另外 Naproxen、Diclofenac sodium 也常被使用。

2. Corticosteroids：口服或關節注射給藥，治療急性痛風關節炎，當 Colchcine 與 NSAIDs 無效時給藥。

二、慢性痛風治療劑

■ Allopurinol[al oh pure' i nole](Zyloric®)

1. **作用機轉與臨床用途**：為治療慢性痛風之首選藥物，可抑制尿酸合成所需要的黃嘌呤氧化酶(XO)，阻斷尿酸的合成，本藥之代謝產物 Alloxanthine 也具有抑制作用；另可用於治療高尿酸血症、尿路結石及尿酸性腎病；治療白血病及擴散性癌症。

2. **副作用**：偶有過敏反應皮疹、發癢、白血球減少及下痢。

3. **注意事項**：與抗癌藥 6-mecaptopurine(6-MP)併用時，必須減少 6-MP 劑量。6-MP 是嘌呤類藥物，經 XO 代謝，與 Allopurinol 併用，會抑制 XO，而降低 6-MP 代謝以增強 6-MP 毒性。

■ Probenecid[proe ben' e sid](Benemid®)

1. **作用機轉與臨床用途**：促進尿酸排泄之作用，在治療劑量時，競爭性抑制尿酸在近側腎小管的再吸收，治療慢性痛風或高尿酸血症。另外，本藥也會競爭性抑制腎小管分泌 Penicillin，而延長 Penicillin 藥效。

2. **副作用**：刺激胃腸、過敏、皮膚發疹及尿路結石。

3. **注意事項**：本類藥物容易造成腎臟尿路結石，宜多喝水或併服鹼化性藥物；消化性潰瘍病人應小心使用；促進尿酸排泄之作用與 Aspirin 相同，低劑量時作用相反，可抑制尿酸排泄。

■ Sulfinpyrazone[sul fin peer' a zone](Supyzon®)

　　利尿酸作用與 Probenecid 相似，抑制腎小管再吸收，促進尿酸排泄，但本藥之作用較 Probenecid 強，因結構似 NSAIDs 之 Phenylbutazone，具有抑制血小板功能但無抗發炎作用。用於治療慢性痛風結節，可作為抗血小板藥物。口服吸收良好，易與血漿蛋白結合，主要的副作用有腸胃不適，噁心、嘔吐，另有發疹現象，也會產生腎結石及尿路結石。

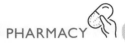

8-4　偏頭痛治療藥物

　　偏頭痛有嚴重單側陣發性抽痛，伴有噁心、畏光、對聲響敏感，情緒上有激動、緊張或失眠發生；部分人有預兆，視覺、聽覺甚有嗅味覺及語言運動障礙，有閃光、麻木感。偏頭痛可能是因為大腦內動脈擴張，造成 P 物質釋放引起疼痛，如在發作時便開始治療，通常可以阻止其惡化，配合抗焦慮藥物改善情緒反應。治療藥物分急性發作、預防發作、NSAIDs 止痛藥配合三環抗鬱藥 Amitriptyline，嚴重的頭痛則必須投予類鴉片製劑，如 Codeine 或 Morphine。

一、急性發作治療劑

■ Sumatriptan[soo ma trip' tan](Imigran®)

1. **作用機轉與臨床用途**：對腦組織有血清素(5-HT)作用，$5\text{-}HT_{1D}$ 受體分佈於支配顱內血管之神經。興奮 $5\text{-}HT_{1D}$ 受體可收縮腦血管，抑制 P 物質釋放，改善血管擴張壓迫神經的偏頭痛。口服 1 粒 100 mg 或皮下注射給藥快速有效消除偏頭痛。

2. **副作用**：臉潮紅、心悸、胸部不適，少有胃腸不適。

3. **類似藥物**：Zolmitriptan。

■ Ergotamine[er got' a meen](Ergomar®)

1. **作用與用途**：為麥角生物鹼，對 5-HT 受體之專一性較差，可收縮腦血管，改善急性偏頭痛。口服或皮下、肌肉注射給藥；口服吸收不佳，咖啡中 Caffeine 可幫助吸收，且增強 Ergotamine 之效用，兩者合併製劑 Cafergot®，為偏頭痛有效治療劑，混合比為 Ergotamine 1 mg 與 Caffeine 100 mg。

2. **副作用**：噁心、嘔吐、腹瀉及末梢動脈血流不足。慢性中毒可引起四肢壞疽、心絞痛、血壓異常及頭昏嗜睡。會造成子宮收縮，孕婦勿用。

3. **類似藥物**：Dihydroergotamine 治療偏頭痛。Ergonovine 可造成子宮平滑肌收縮，用於預防或治療產後大出血。

二、預防偏頭痛藥物

■ Methysergide[methi ser'jide](Sansert®)

1. **作用機轉與臨床用途**：為麥角生物鹼之衍生物，拮抗 5-HT$_2$ 受體，強力阻斷 5-HT 之血管收縮作用。用於預防頑固及嚴重性偏頭痛復發，飯後口服給藥。

2. **副作用**：噁心、嘔吐、末梢血管病變及高血壓，心肌梗塞、孕婦等禁用。

■ 其他預防藥物

1. Propranolol、Clonidine 及其他 β-阻斷劑如 Nadolol、Metoprolol，可減少發作頻率及嚴重性。

2. Amitriptyline、NSAIDs（Indomethacin 除外）、Ketorolac、Tolfenamic acid、Codeine、Meperidine 亦可輔助治療偏頭痛。

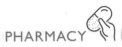

課後複習

(　) 1. 嗎啡產生止痛作用，在腦部主要是活化哪一類鴉片受體？(A)μ　(B)β　(C)δ　(D)σ。

(　) 2. 下列何種神經胜肽(Neuropeptide)不是內生性鴉片樣胜肽(Endogenous Opioid Peptide)？(A)腦啡(Enkephalin)　(B)代諾啡(Dynorphin)　(C)物質P(Substance P)　(D)腦內啡(Endorphin)。

(　) 3. 嗎啡(Morphine)使用過量會導致呼吸抑制，應該使用下列何種藥物拮抗之？(A)CNS Stimulant　(B)Naloxone　(C)Diazepam　(D)Clonidine。

(　) 4. 下列何種 Opioid 藥物因為脂溶性高，有皮膚貼片之製劑，使用上較為方便？(A)Methadone　(B)Morphine　(C)Fentanyl　(D)Codeine。

(　) 5. 嗎啡(Morphine)中毒可以由下列何種最顯著的症狀來診斷？(A)心跳加速　(B)血壓下降　(C)瞳孔縮小　(D)唾液分泌。

(　) 6. 下列有關 Aspirin 的敘述，何者錯誤？(A)使用過量易引起代謝性鹼中毒　(B)為非選擇性的 Cyclooxygenase 抑制劑　(C)會抑制血小板凝集　(D)可降低大腸直腸癌發生率。

(　) 7. 下列治療痛風的藥物中，何者因抑制 Xanthine Oxidase 來減少尿酸的合成？(A)Indomethacin　(B)Colchicine　(C)Allopurinol　(D)Probenecid。

(　) 8. 下列何種 NSAIDs 對 COX-II 的選擇性最高，可用於治療風濕性關節炎和骨關節炎？(A)Ibuprofen　(B)Indomethacin　(C)Diclofenac　(D)Celecoxib。

(　) 9. 下列有關 Acetaminophen 與 Aspirin 藥理作用之敘述，何者錯誤？(A)均具有解熱、鎮痛作用　(B)均抑制血小板凝集　(C)Acetaminophen 對胃刺激性較 Aspirin 小　(D)Acetaminophen 不具有抗發炎作用。

(　) 10. Auranofin 之臨床用途為何？(A)青光眼　(B)重症肌無力症　(C)心衰竭　(D)類風濕性關節炎。

解答

ACBCC　ACDBD

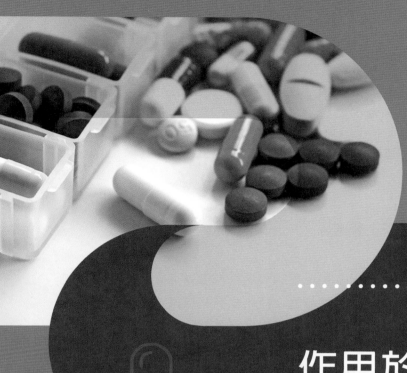

09
CHAPTER

▌湯念湖 編著

作用於呼吸系統
的藥物

⊹PHARMACY

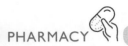

人體呼吸器官包括鼻腔、咽、喉、氣管、支氣管、細支氣管和肺臟。呼吸道常見的疾病包括受到細菌感染、氣喘、鼻炎、慢性阻塞性肺疾病(chronic obstructive pulmonary disease, COPD)及咳嗽；臨床上常見的症狀有呼吸困難、鼻塞、咳嗽、多痰。本章討論呼吸道疾病治療藥物包括氣喘治療劑、鼻炎治療劑、慢性阻塞性肺疾病治療藥物、鎮咳藥及祛痰劑。

9-1 氣喘治療藥物

　　氣喘是一種反覆發作的慢性氣道發炎反應的疾病，特徵為氣管和支氣管對刺激之反應增加，導致呼吸道狹小而降低呼吸的功能；依其病症嚴重度的分類，可將氣喘分為輕度間歇性氣喘、輕度持續性氣喘、中度持續性氣喘及重度持續性氣喘等四級。目前認為肥大細胞(mast cell)、嗜伊紅性白血球(eosinophil)等發炎細胞會釋出致痙攣物質如：白三烯素(leukotrienes)和組織胺(histamine)，在發炎反應中扮演著重要角色。

　　治療氣喘主要目的是緩解平滑肌收縮，解除呼吸道阻塞症狀，幫助患者的尖峰呼氣流速值接近正常，日常活動不受限制，更期望能達到減少急性發作且避免發生致命的狀況，其藥物分類見表 9-1，氣喘致病機制及藥物治療機制見圖 9-1。

表 9-1 治療氣喘的藥物分類

藥物分類	藥品名	藥理作用
腎上腺素致效劑 (adrenergic agonist)	Ephedrine、Isoproterenol、Metaproterenol、Hexoprenaline、Albuterol、Bambuterol、Fenoterol、Formoterol、Pirbuterol、Salmeterol、Salbutamol、Terbutaline	β-腎上腺素致效劑興奮支氣管平滑肌上的 β_2-腎上腺素受體，活化腺嘌呤核苷酸環化酶(adenylate cyclase)，引起環磷酸腺嘌呤(cAMP)增加，直接使呼吸道平滑肌鬆弛，用於緩解支氣管痙攣之症狀
膽鹼素性拮抗劑 (cholinergic antagonist)	Ipratropium	主要是和乙醯膽鹼(acetylcholine)競爭蕈毒鹼受體(muscarinic receptor)導致迷走神經活性被抑制，達到解除呼吸道痙攣及減少黏液的分泌
甲基黃嘌呤衍生物 (methtylxanthine)	Theophylline Aminophylline Enprofylline	抑制支氣管平滑肌上的磷酸二酯酶(phosphodiesterase)，造成 cAMP 增加，支氣管擴張

表 9-1　治療氣喘的藥物分類（續）

藥物分類	藥品名	藥理作用
肥大細胞穩定劑	Cromolyn、Nedocromil、Ketotifen Cromoglicate	經由抑制鈣離子而在發炎反應中穩定肥大細胞，減少敏感化的肥大細胞，降低化學媒介物的釋出（例如組織胺）
糖皮質類固醇 (glucorticosteroids)	Beclomethasone、Fluticasone、Flunisolide、Triamcinolone、Budesonide	1. 抑制磷酯酶 A_2 (Phospholipase A_2)，減少花生四烯酸形成，進而使前列素及白三烯素減少 2. 穩定肥大細胞溶酶體(lysosome)的細胞膜 3. 抑制抗體(IgE)的形成
白三烯素(leukotriene)生成抑制劑	Zileuton	阻斷 5-lipoxygenase 活性而抑制白三烯素生成
白三烯素受體拮抗劑	Zafirlukast、Montelukast	阻斷 leukotriene D_4 (LTD_4)和其受體結合
免疫調節劑	Omalizumab	單株抗體製劑，結合並抑制免疫球蛋白 IgE，可阻斷肥大細胞及嗜酸性球發炎介質的釋出

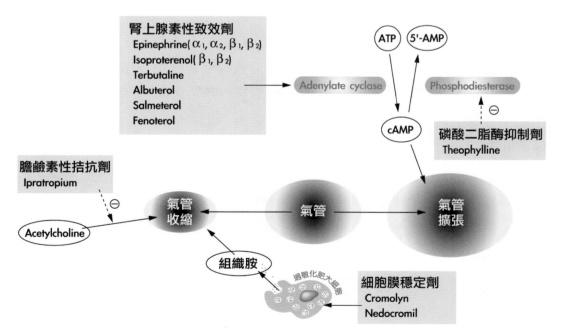

圖 9-1　氣喘致病機制及藥物治療機制

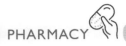

一、腎上腺素致效劑

　　腎上腺素致效劑(β-adrenergic agonist)會活化 β_1 和 β_2 受體，刺激細胞內腺嘌呤核苷酸環化酶(adenylate cyclase)活化，使環磷酸腺嘌呤(cAMP)增加，若作用在 β_2 受體則會使呼吸道平滑肌鬆弛，可以緩解支氣管痙攣之症狀。

　　吸入性 β-腎上腺素致效劑是目前最有效的支氣管擴張劑，一般只用於氣喘急性發作時，且一天使用最好不要超過 4 次；而口服劑型可用來控制及預防症狀的發展。β_2-選擇性腎上腺素致效劑的效用優於 β-非選擇性腎上腺素致效劑；因為 β-非選擇性腎上腺素致效劑較容易活化 β_1-腎上腺素受體，造成心跳加速的副作用。

■ Ephedrine[e fed' rin]

1. **作用機轉**：屬於合成的兒茶酚胺類(catecholamine)化合物，可活化 α_1、α_2、β_1 及 β_2 腎上腺素受體；另外，間接促進 norepinephrine 釋放。

2. **臨床用途**：支氣管擴張劑。

3. **用法用量**：每 3~4 小時口服 25~30 mg；靜脈、皮下或肌肉注射，每 24 小時不超過 150 mg。

4. **副作用**：心悸、肺水腫、心絞痛、胃腸道異常、中樞神經刺激及心律不整。

5. **注意事項**：高血壓及狹角型青光眼(narrow angle glucoma)患者禁用。

■ Isoproterenol[eye soe proe ter'e nole](Isuprel®)

1. **作用機轉**：是 β_1 與 β_2 受體致效劑，為天然的兒茶酚胺，易被 MAO 及 COMT 等酶代謝，故口服無效。因活化 β_2 受體，故具有強力舒張支氣管與血管擴張作用，而幾乎無升血壓作用。

2. **臨床用途**：氣喘、支氣管炎、心因性休克。

3. **用法用量**：肌肉注射，起始劑量為 200 mcg，然後視需要調整至 20 mcg~1 mg；靜脈注射，起始劑量為 20~60 mcg，然後視需要調整至 10~200 mcg。

4. **副作用**：大劑量使用時，因興奮心臟 β_1 受體，會加重心肌負荷而導致心室性顫動、心律不整及心動過速，停藥後可能導致反射性支氣管收縮。

■ Albuterol[al byoo' ter ole](Salbutamol®、Ventolin®)

1. **作用機轉**：經由刺激 β_2 受體使支氣管平滑肌放鬆，促進支氣管擴張。

2. **臨床用途**：治療急性氣喘、預防勞累所致的氣喘及慢性支氣管炎產生之支氣管痙攣之緩解。

3. **用法用量**：成人口服：一天 3~4 次，每次 2~4 mg，一天不可超過 32 mg。

4. **副作用**：輕微的心跳過快、心悸、手抖；大劑量使用會引起周邊血管擴張，亦有頭痛、嘔心之報告；吸入劑副作用發生率極低。

5. **注意事項**：
   (1) 必須小心使用於甲狀腺功能過高者、糖尿病患者、心血管障礙和高血壓。
   (2) MAO 抑制劑、三環抗憂鬱藥和其他擬交感神經藥都會增加交感神經副作用，可導致中毒。

■ Fenoterol[fe no' te role](Berotec®)

1. **作用機轉**：
   (1) 選擇性 β_2 致效劑，可擴張支氣管，作用期長達 8~10 個小時。
   (2) 可刺激 cAMP 的形成，穩定肥大細胞。
   (3) 促進黏膜纖毛的廓清作用。

2. **臨床用途**：阻塞性支氣管炎、慢性支氣管炎、氣喘、肺氣腫等預防及治療。

3. **用法用量**：成人每次 2.5~5 mg；6~14 歲孩童每次 2.5 mg；1~6 歲孩童每次 1.25~2.5 mg，一天 3 次。

4. **副作用**：疲勞、出汗、口乾、頭痛、眩暈、輕微的手指顫抖、心悸等。

■ Salmeterol[sal me' te role](Ventolin®、Serevent®)

1. **作用機轉**：長效 β_2 選擇性腎上腺素致效劑，具支氣管擴張和抗發炎作用，藥效在 5~10 分鐘內生效，作用時間長達 12 小時，由於它作用發生時間較緩慢，因此只能夠採用定期給藥。

2. **臨床用途**：治療氣喘和預防可逆性呼吸道阻塞；預防運動引起的支氣管痙攣；治療慢性阻塞性肺疾病引起的支氣管痙攣。

3. **用法用量**：噴霧劑：每 12 小時噴 2 下。

4. **副作用**：少數會有震顫情形。

5. **注意事項**：不可使用於氣喘的急性發作，但可用來預防氣喘的夜間發作。

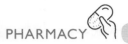
■ Terbutaline[ter byoo' ta leen](Bricanyl®)

1. **作用機轉**：選擇性腎上腺 β_2 受體刺激劑，能舒緩支氣管平滑肌，改進膿性黏液的運送，清除黏膜纖毛的異物。作為支氣管擴張劑來治療氣喘和肺氣腫，約有 20~30%病人會發生肌肉顫抖的情形，乃因興奮骨骼肌的 β_2 受體之故。其對子宮平滑肌也有擴張作用，亦可當作安胎藥。

2. **臨床用途**：緩解氣喘、支氣管炎和肺氣腫產生之支氣管痙攣。預防早產。

3. **用法用量**：
   (1) 噴霧劑：每 4~6 小時噴 2 下（每下間隔 60 秒）。
   (2) 成人口服：每 6 小時 1 次，每次 2.5~5 mg，一天不可超過 15 mg。兒童 12~15 歲：一天 3 次，每次 2.5 mg，一天不可超過 7.5mg。

4. **副作用**：顫抖、痙攣、心悸等。

二、膽鹼素性拮抗劑(cholinergic antagonist)

■ Ipratropium[i pra troe' pee um](Atrovent®)

1. **作用機轉**：Ipratropium 主要是和乙醯膽鹼(acetylcholine)競爭蕈毒鹼受體 (muscarinic receptor)導致迷走神經活性被降低，達到解除呼吸道痙攣及減少黏液的分泌。此藥是做成噴霧劑的吸入式劑型。Ipratropium 是四價銨化物，脂溶性低，幾乎無全身性抗膽鹼性作用。

2. **臨床用途**：治療慢性阻塞性肺疾病、支氣管氣喘。

3. **副作用**：頭痛、頭暈、口乾、腸胃不適。

4. **注意事項**：可與其他氣管擴張劑併用，青光眼或前列腺肥大患者忌用。

三、甲基黃嘌呤(methtylxanthine)

　　茶鹼(Theophylline)、可可鹼(Theobromine)及咖啡因(Caffeine)這三種是重要的甲基黃嘌呤類。茶鹼可減少血管的通透性，減少肺水腫，並促進黏液的排除，增強橫膈膜收縮，而被用於治療氣喘。

■ Theophylline[the off' i lin]（茶鹼）(Thoin®；Xanthium®)

1. **作用機轉**：茶鹼抑制平滑肌細胞的磷酸二酯酶(phosphodiesterase, PDE)，此酶可以分解環磷酸腺嘌呤(cAMP)，如果磷酸二酯酶作用被抑制，會使得 cAMP增加，而產生支氣管擴張作用，治療氣喘。茶鹼也是支氣管平滑肌腺苷酸

(adenosine)受體拮抗劑，造成支氣管擴張；另外，茶鹼也具有增加心肌收縮力、擴張小動脈及小靜脈，及中樞興奮作用。

2. **臨床用途**：治療支氣管發炎及支氣管痙攣；常用於嚴重氣喘的維持治療，對慢性阻塞性肺疾病的患者在口服或靜脈注射茶鹼後引起氣管擴張。大劑量下甲基黃嘌呤刺激新生兒延腦呼吸中樞，因此 Theophylline 可用於治療新生兒呼吸暫停。

3. **副作用**：噁心、嘔吐、頭痛、利尿、失眠、心動過速、頭暈、神經肌肉興奮性增高、癲癇發作、副作用與劑量有關（當血漿濃度 > 20 μg/mL，危險性大大增加）。

4. **交互作用**：
   (1) Aminophylline 是 Theophylline 加上 Ethylenediamine 的混合製劑；Ethylenediamine 可以增加 Theophylline 的溶解度並且可以減少對胃部的刺激。
   (2) 併服擬交感神經藥增加心臟和中樞神經系統的毒性。
   (3) 甲氫咪呱(Cimetidine)、口服避孕藥和數種抗生素使茶鹼半衰期延長，造成毒性增加。

5. **注意事項**：
   (1) 患癲癇、心血管疾病或消化道潰瘍的病人禁用。
   (2) 茶鹼的治療指數小，血清治療濃度在 10~20 μg/mL，若大於 20 μg/mL 則可能造成中毒現象，故需監測血中濃度。
   (3) 茶鹼不用於急性發作的治療，但常以長效劑型來預防夜間的發作。

四、肥大細胞穩定劑

　　主要的藥理作用是在發炎反應中穩定肥大細胞(mast cell)，減少敏感化的肥大細胞之化學媒介物（例如組織胺）的釋出，本身不能直接擴張支氣管，故不能用於治療急性氣喘發作，可作為預防性用藥，減少急性發作的次數及嚴重度，預防運動引起的氣喘。

■ Cromolyn sodium[kroe' moe lin soe' dee um](Intal®)

1. **作用機轉**：抑制敏感化肥大細胞的去顆粒作用(degranulation)，防止引起支氣管痙攣媒介物（例如組織胺）的釋出。本品並無支氣管擴張活性，所以只能有效用來對抗外來因子和運動引起的氣喘。

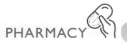
2. **臨床用途**：預防支氣管氣喘、過敏性鼻炎、過敏性結膜炎。

3. **用法用量**：吸入劑型，一天 4 次，每次 2 個單位(1600mcg)。

4. **副作用**：咳嗽、鼻充血、皮膚炎、胃腸炎等，偶爾有發疹等過敏情形。

五、糖皮質類固醇(glucorticosteroids)

　　糖皮質類固醇經由抑制磷脂酶A_2 (Phospholipase A_2)的活性，減少白三烯素、前列腺素及血栓素(thrombxanes)等媒介物合成，降低發炎反應；其穩定肥大細胞溶酶體(lysosome)的細胞膜，抑制白三烯素等媒介物釋放而減輕黏膜浮腫與支氣管痙攣現象；也可抑制抗體(IgE)形成，減少外來過敏原與抗體結合降低氣喘的發生。

　　類固醇可抑制呼吸道發炎反應的作用，減少氣喘發作。長期口服糖皮質類固醇會引起庫欣氏症候群及骨質疏鬆、食慾增加、水腫、消化性潰瘍、欣快感、精神病、高血壓及受到感染的機會增加等副作用。皮質類固醇以吸入性給藥方式，可作用於局部、避免全身性的副作用，多年來臨床使用證明其副作用並不嚴重。長期使用吸入性糖皮質類固醇可能造成口咽部的念珠菌感染(oropharyngeal candidiasis)，也可能因為藥物沈積在喉嚨而引起聲帶發音障礙(dysphonia)、聲音沙啞。

■ Beclomethasone dipropionate[be kloe meth' a sone](Beclomet®)

1. **作用機轉**：對呼吸道及鼻腔具有強力的抗發炎作用，一般作用在支氣管黏膜上，減少黏液之產生及分泌，減少微血管的通透性，改善氣喘症狀。

2. **臨床用途**：支氣管性氣喘、慢性阻塞性肺疾病、過敏性鼻炎。

3. **用法用量**：通常一天 2~4 次，每次 2~4 次吸入量，一天最高劑量不可超過 20 次吸入量。

4. **副作用**：可能有口腔及喉發生念珠菌感染(oropharyngeal candidiasis)，可使用漱口水或局部抗黴菌劑改善；口渴、噁心、倦怠感等。

■ Fluticasone propionate[floo tik' a sone](Flixotide®)

1. **作用機轉**：為一種新型的糖皮質類固醇，對於糖皮質類固醇的受體有高選擇性，能產生高度的抗發炎作用。

2. **用法用量**：成人及 12 歲以上青少年，一天 2 次，每次吸 1~2 單位(100~1000mcg)，劑量需依個人的反應作適當的調整。

3. **副作用**：可能有口腔及喉發生念珠菌感染、聲音嘶啞等。

4. **注意事項：**

(1) 兒童以吸入性糖皮質類固醇長期治療，應定期監測其身高。

(2) 應以肺功能監測病人的臨床反應。

六、白三烯素受體拮抗劑及生成抑制劑

白三烯素(leukotriene)作為發炎反應的介質，是花生四烯酸(arachidonic acid)經由 5-lipoxygenase 路徑生成；白三烯素由發炎相關的細胞生成，例如肥胖細胞(mast cell)、巨噬細胞(macrophage)及嗜伊紅血球(eosinophil)。

白三烯素「生成抑制劑或受體拮抗劑」治病機制可以經由阻斷 5-lipoxygenase 活性而抑制白三烯素生成，或是阻斷 leukotriene D_4 (LTD$_4$)、LTC$_4$、LTE$_4$ 和其受體結合。

■ Zileuton[zye loo' ton](Zyflo®)

1. **作用機轉**：是一種抑制白三烯素生成，產生支氣管擴張作用。

2. **臨床用途**：治療氣喘。

■ Zafirlukast[za fir' loo kast](Accolate®)

1. **作用機轉**：是一種高度選擇性之白三烯素(LTD$_4$、LTC$_4$ 及 LTE$_4$)受體拮抗劑。

2. **臨床用途**：治療支氣管氣喘。

3. **用法用量**：一天 2 次，每次 20 mg。不可與食物併服。

4. **副作用**：頭痛、腸胃不適、發疹等。

5. **注意事項：**

(1) 禁用於有肝功能損傷或肝硬化的病人。

(2) 不適用於急性氣喘發作的病人。

(3) 服藥期間應避免使用 Aspirin。

■ Montelukast[mon te loo' kast](Singulair®)

1. **作用機轉**：是一種高度選擇性白三烯素受體拮抗劑，產生支氣管擴張作用。

2. **臨床用途**：預防與長期治療成人及小兒氣喘。

3. **用法用量**：成人：睡前服用 10 mg；6~14 歲：睡前服用 5 mg。

4. **副作用**：頭痛、腸胃不適、過敏等。

5. **注意事項**：不適用於急性氣喘發作的病人。

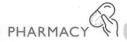

9-2 治療慢性阻塞性肺疾病藥物

慢性阻塞性肺疾病(chronic obstructive pulmonary disease, COPD)是一種慢性且不可逆的呼吸氣流受阻,一般是指呼氣受阻而非吸氣受阻。治療慢性阻塞性肺疾病的主要目的是要擴張支氣管,可以使用的氣管擴張劑包括有 β_2-腎上腺素致效劑、擬膽鹼素性拮抗劑、茶鹼、糖皮質類固醇、肥大細胞穩定劑等(請參考氣喘治療劑)。

Medicines Box

慢性阻塞性肺疾病的治療方法

1. β_2-腎上腺素致效劑和 Ipratropium 合用的治療方法是目前第一線的治療方式。而 Glucocorticoide 可用於治療此疾病急速惡化時的情形。
2. 膽鹼的作用被視為慢性阻塞性肺疾病唯一支氣管收縮的路徑,故可藉由抗膽鹼活性達到平滑肌的鬆弛和支氣管擴張。
3. 除上述外,抗生素的投予、祛痰劑的使用也常見於慢性阻塞性肺疾病的療程中,戒菸、適當的營養、流感疫苗的注射及運動對於治療也是很有幫助。

(一) 擴張劑

1. **β-腎上腺素致效劑**:Epinephrine、Ephedrine、Terbutaline、Albuterol(短效)、Salbutamol、Salmeterol、Formoterol(中長效)。

2. **膽鹼素性拮抗劑**:Ipratropium。

3. **甲基黃嘌呤類**:Theophylline、Aminophylline。

(二) 抗發炎藥物

- **糖皮質類固醇**:Beclomethasone、Fluitcasone、Flunisolide、Triamcinolone(吸入劑)、Prednisolone(口服)、Hydrocortisone(靜脈注射)。

9-3　治療鼻炎藥物

　　鼻子內的任何發炎反應統稱鼻炎，引起發炎的原因包括病毒、細菌、過敏、自律神經失調等。鼻炎的症狀包括鼻內發癢不舒服、打噴嚏、流鼻水、鼻塞、鼻子充血腫脹等。大概可分為兩類，過敏性鼻炎和非過敏性鼻炎。鼻炎的藥物治療可分為下列四類。

一、抗組織胺藥物

　　組織胺為內生性化合物，由肥胖細胞合成、儲存和釋放。組織胺的作用由 H_1 和 H_2 二種不同的受體所媒介。抗組織胺藥物通常是指 H_1 受體阻斷劑，抗組織胺藥物可分為第一代及第二代；第二代抗組織胺藥物較不易通過血腦障壁，因此中樞神經系統的副作用較少；但是因為第一代抗組織胺藥物有效並且便宜，因此仍被廣泛地使用。

1. **作用機轉**：主要與組織胺競爭在 H_1 受體上的結合位置，抗組織胺藥物並不會阻止組織胺的形成或釋放。抗組織胺藥物可阻斷組織胺引起的微血管擴張及微血管通透性增加。

2. **臨床用途**：治療過敏性鼻炎引起的打噴嚏及流鼻水、季節性鼻炎、過敏性皮膚病。

3. **副作用**：眩暈、口乾、協調作用受損，第一代的抗組織胺藥物比第二代抗組織胺藥物有較多的嗜睡副作用。

4. **代表藥物**：
   (1) 第一代：Diphenhydramine (Benadryl®；Vena®)、Chlorpheniramine (Chlortrimeton®, CTM)、Cyproheptadine (Periactin®)、Promethazine (Pyrethia®)、Azelastine (Astelin®)等。
   (2) 第二代：Loratadine (Lorastyne®)、Terfenadine (Teldane®)、Astemizole (Hismanal®)、Fexofenadine (Allegra®)、Cetirizine (Zyrtec®)、Desloratadine (Denosin®)等。

二、α-腎上腺素致效劑

　　α-腎上腺素致效劑(α-adrenergic agonist)可收縮鼻黏膜上擴張的小動脈、減少鼻組織的腫脹及降低呼吸道阻力。給藥方式有噴霧劑及口服兩種；噴霧劑的藥效產生較快並且副作用較小。

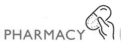

- Oxymetazoline hydrochloride[ok' see met az' oh leen]

1. **作用機轉**：具有選擇性局部血管收縮作用，解除鼻黏膜充血作用。

2. **臨床用途**：過敏、感冒、鼻竇炎等引起的鼻塞症狀；急性鼻炎、過敏性鼻炎、中耳炎的預防及輔助治療。

3. **用法用量**：為長效型噴霧劑，使用一次可持續療效 12 小時，且藥效迅速，使用後 5~10 分鐘內即可發揮療效。

4. **副作用**：頭痛、思睡、眩暈、失眠等。

- Pseudoephedrine[soo doe e fed' rin]

1. **作用機轉**：促使鼻黏膜的血管收縮作用增加，緩解鼻腔充血現象。

2. **臨床用途**：緩解鼻腔及耳咽管的充血。

3. **用法用量**：成人每 4~6 小時口服 60 mg；一天不可超過 240 mg。6~12 歲每 4~6 小時口服 30 mg；一天不可超過 120 mg。

4. **副作用**：心跳加速、心悸、頭痛、眩暈、噁心等。

- Phenylephrine[fen il ef' rin]

選擇性 α_1 致效劑，促進鼻黏膜的血管收縮，緩解鼻炎、鼻充血現象。

三、糖皮質類固醇

1. **作用機轉**：保護鼻腔組織不受外來物的刺激，降低巨噬細胞、嗜伊紅白血球球及 T 淋巴球參與發炎反應。減少腫脹及緩解鼻癢、打噴嚏等症狀。

2. **臨床用途**：糖皮質類固醇以鼻腔噴霧方式給予，治療鼻炎的效果很好。

3. **副作用**：鼻腔噴霧方式給藥所引起的副作用僅限於局部；例如刺激感、鼻腔乾燥或流鼻血，念珠菌感染則是極少見。

4. **代表藥物**：Beclomethasone (Beclomet®)、Fluticasone (Flixonase®)、Flunisolide、Budesonide (Pulmicort®)及 Triamcinolone Acetonide (Nasacort®)。

- Budesonide[bue des' oh nide](Pulmicort®)

1. **作用機轉**：高度局部抗發炎效果，且副作用較少。

2. **臨床用途**：氣喘，經年性、季節性、過敏性、血管性鼻炎。

3. **用法用量：**

(1) 氣喘：成人開始為每次 400~1,600 mcg，早晚各一次，之後的維持劑量是每次 200~400 mcg。

(2) 噴鼻劑：早、晚使用，每鼻孔各噴兩劑量（一天總劑量為 400 mcg）。

4. **副作用：**鼻刺激灼熱感、口乾、咳嗽增加等。

四、肥大細胞穩定劑

1. **作用機轉：**本身不能直接擴張支氣管，於發炎反應中穩定肥大細胞，減少敏感化的肥大細胞之化學媒介物的釋出。可以用來預防過敏性鼻炎，需長期使用才有效果。

2. **代表藥物：**Cromolyn、Nedocromil、Ketotifen。

9-4　鎮咳劑

　　咳嗽是呼吸道對外來物質產生排除的自然反應。咳嗽是一種防禦機轉及反射性的特殊呼氣運動，用於清除呼吸道異物。因此唯有咳嗽已干擾睡眠或是日常活動時才適合給予鎮咳劑，且咳嗽不伴有咳痰才適合給予鎮咳劑，否則可能會因呼吸系統中積蓄過多液體而影響換氣。

　　鎮咳劑一般分為兩類：(1)作用在延腦咳嗽中樞來抑制咳嗽；(2)作用在支氣管的末梢咳嗽接受器，藉由鬆弛氣管的肌肉，而達到減少咳嗽頻率。

一、麻醉性鎮咳劑(narcotic antitussives)

　　麻醉性鎮咳劑的作用機轉主要是抑制延腦咳嗽中樞，多數麻醉劑皆具鎮咳作用；但是只有少數用藥在臨床上用於止咳，例如：Codeine、Hydrocodone、Pholcodone、Noscapine 等，因為引起成癮的可能性較低及它可以口服的特性。Codeine 作為鎮咳劑所採用的劑量遠低於作為麻醉劑的劑量，此藥物具有成癮性，所以並不作為第一線鎮咳劑使用。

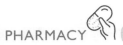
二、非麻醉性鎮咳劑(non-narcotic antitussives)

■ Dextromethorphan[dex troe meth or' fan](Medicon®)

1. **作用機轉**：Dextromethorphan 是合成的嗎啡類衍生物，為 levomethorphan 之右旋異構物，抑制咳嗽中樞；不同於 Codeine，Dextromethorphan 不具有呼吸抑制、止痛作用及成癮性。

2. **臨床用途**：咳嗽治療。

3. **用法用量**：每 4~8 小時口服 10~30 mg，1 日極量為：120 mg。

4. **副作用**：噁心、頭暈、思睡。

■ Dimemorfan(Astomin®)

1. **作用機轉**：直接作用於延腦之咳嗽中樞，無 Codeine 的藥品成癮性。

2. **臨床用途**：對上呼吸道炎、急慢性支氣管炎所引起的咳嗽具鎮咳效果。

3. **用法用量**：成人一天 3 次，每次 1~2 粒。

4. **副作用**：便祕、過敏、思睡、口渴等。

■ Hydropropizine(Sintabex®)

1. **作用機轉**：直接作用於支氣管的末梢咳嗽接受器，藉由鬆弛氣管的肌肉，而達到鎮咳的效果。

2. **臨床用途**：對上呼吸道炎、支氣管炎、肺炎所引起的咳嗽具鎮咳效果。

3. **用法用量**：成人一天 3 次，每次 1~2 粒。

■ Benzonatate[ben zoe' na tate](Bensau®)

麻痺肺臟之伸張受體，進而抑制延腦的咳嗽反射。Diphenhydramine 及 Chlorcyclizine 等抗組織胺類藥物也具有止咳效用。

9-5　祛痰劑

　　祛痰劑會增加呼吸道黏液的分泌，或是降低痰液的黏稠度，而增加痰的流動性，使痰容易從呼吸道排出，以保護呼吸道黏膜的作用。祛痰劑可分為兩類：(1) 黏液分泌劑：會降低痰的黏稠度；(2)黏液分解劑：會切斷濃痰的雙硫鍵以減少痰的黏性。

一、黏液分泌劑

- **Ammonium chloride（氯化銨）**

1. **作用機轉**：使支氣管分泌液體增加，降低痰的黏稠度而幫助痰咳出。

2. **臨床用途**：祛痰。

3. **用法用量**：每 2~4 小時服用 300 mg。

4. **副作用**：胃腸刺激、噁心、皮膚發炎等。

- **Glyceryl guaiacolate(Robitussin®)**

1. **作用機轉**：藉由降低痰黏稠度和表面張力，增加呼吸道液體的排出量，因此可促進黏液的排除，以減輕咳嗽。

2. **臨床用途**：祛痰。

3. **用法用量**：每 4 小時服用 400 mg，1 日極量為 2.4 g。

4. **副作用**：胃腸不適、噁心、嘔吐等。

- **Potassium iodide**[poe tas' ee um eye' oh dide]（KI，碘化鉀）

1. **作用機轉**：使支氣管分泌液體增加，降低痰的黏稠度而幫助痰咳出。

2. **臨床用途**：低劑量用於慢性阻塞性肺疾病的祛痰；中劑量用於補充甲狀腺功能不足；高劑量可治甲狀腺風暴。

3. **用法用量**：每 4~6 小時服用 300~650 mg。

4. **副作用**：胃腸刺激、皮疹等。

5. **注意事項**：禁用於高血鉀及碘化物過敏患者。

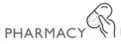
■ Iodopyropylidene glycerol(Mucora®、Organidin®)

1. **作用機轉**：為碘和甘油的複合物，使支氣管分泌液體增加，降低痰的黏稠度而幫助痰咳出，對腸胃道刺激性較低。

2. **臨床用途**：祛痰。

3. **用法用量**：成人一天 4 次，每次 60 mg。

4. **副作用**：碘中毒、發疹、金屬味等。

■ Bromhexine(Bisolven®)

1. **作用機轉**：增加支氣管分泌物漿液的比例，且可藉著減少痰液黏稠度及呼吸道纖毛上皮細胞活動性，而加強痰液的清除。

2. **臨床用途**：祛痰。

3. **用法用量**：一天 3 次，每次 8~16 mg。

4. **副作用**：輕微胃腸不適、過敏反應。

■ Ambroxol(Mucosolvan®)

1. **作用機轉**：具有溶解痰液及刺激漿液分泌作用，減少黏液黏度及活化呼吸道纖毛上皮細胞，而加強痰液的清除。

2. **臨床用途**：祛痰。

3. **用法用量**：一天 3 次，每次 30 mg；2~5 歲：一天 3 次，每次 1.2~1.6 mg/kg。

二、黏液分解劑

■ Acetylcysteine[a se til sis'tay een](Acetin®、Fluimucil®)

1. **作用機轉**：切斷濃痰的雙硫鍵，減少痰的黏性而達到容易排出的目地。

2. **臨床用途**：緩解呼吸道黏液的蓄積，減輕支氣管阻塞併發症；另外，可作為 Acetaminophene 過量時的解毒劑。

3. **用法用量**：一天 3~4 次，每次 200 mg。

4. **副作用**：噁心、嘔吐、過敏反應等。

■ Carbocysteine、Methylcysteine

1. **作用機轉**：半胱胺酸(Cysteine)具有活性的 SH 基，可直接作用於黏液蛋白中的雙硫鍵，產生強力的黏液溶解作用。

2. **臨床用途**：各種呼吸道疾病的袪痰。

3. **副作用**：噁心、腸胃不適、口渴等。

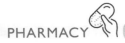
課後複習

( )　1. 治療氣喘的新一代 β_2-adrenoceptor agonist 藥物中，何者藥效最長？(A)Albuterol　(B)Terbutaline　(C)Bitolterol　(D)Salmetrol。

( )　2. 下列何者為 Isoproterenol 的治療用途？(A)心跳過速　(B)失眠　(C)鎮咳　(D)支氣管性氣喘。

( )　3. 下列何者是茶鹼(Theophylline)的作用機轉？(A)阻斷 Histamine 分泌　(B)阻斷 Serotonin 受體　(C)阻斷 Phosphodiesterse　(D)活化 Adenyl cyclase。

( )　4. 下列何者作用於肥大細胞上可預防氣喘病？(A)Aminophylline　(B)Cromolyn　(C)Prednisone　(D)Ipratropium。

( )　5. 下列何者屬於麻醉性止咳藥？(A)Codeine　(B)Noscapine　(C)Morphine　(D)Barbital。

( )　6. 孩童長期使用下列何種抗氣喘藥物，可能會引起嚴重副作用？(A)Cromolyn　(B)Prednisone　(C)Albuterol 噴霧劑　(D)Beclomethasone 噴霧劑。

( )　7. 下列何者對氣管黏液有迅速液化的作用？(A)Terbutalin　(B)Prednisone　(C)Acetylcysteine　(D)Deferoxamine。

( )　8. 治療氣喘藥物作用於交感神經系統是源於何種機制？(A)α_1 receptor blockade　(B)β_2 receptor activation　(C)α_2 receptor activation　(D)β_1 receptor blockade。

( )　9. 下列何者藥物是 Leukotriene D_4 receptor 之拮抗劑？(A)Albuterol　(B)Ipratropium　(C)Zafirlukast　(D)Prostacycline。

( )　10. 下列哪一項不是祛痰劑？(A)碳酸氫鈉　(B)碘化鉀　(C)氯化銨　(D)Acetylcysteine。

( )　11. 下列何者可治療氣喘及安胎？(A)Terbutaline　(B)Cimetidine　(C)Dextromethorphan　(D)Propranolol。

解答

DDCBA BCBCA A

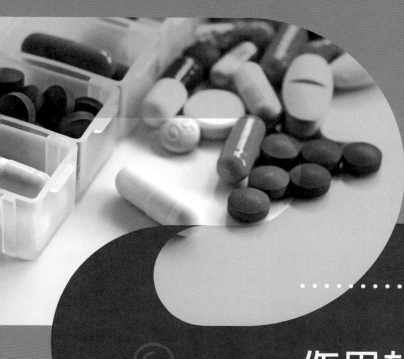

10
CHAPTER

■ 湯念湖 編著

作用於消化系統的藥物

ᴾHARMACY

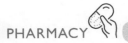
消 化系統的功能包括攝入食物、分解食物成可通過細胞膜的小分子、吸收營養物、排除未能消化的物質。胃腸道是消化系統的主要部位，具有儲存、消化、分泌、吸收以及排泄等功能。本章所討論的藥物治療，分別是消化性潰瘍治療劑、瀉劑、止瀉劑、鎮吐劑、催吐劑及消化劑。

10-1 消化性潰瘍治療藥物

　　正常狀況下胃及十二指腸壁被一層黏液保護。消化道潰瘍是指胃或十二指腸黏膜被胃酸和胃蛋白酶侵蝕所致，因為黏膜受到胃酸侵蝕形成表面組織損傷而有剝落現象；緊張、飲酒、吸菸、部分刺激性食物和阿斯匹林類藥物會加重潰瘍程度。消化道潰瘍的詳細病理機轉尚未完全確定，可能是受到格蘭氏陰性幽門螺旋桿菌(*Helicobactoter pylori*; *H. pylori*)感染、胃酸分泌增加或是胃壁黏膜無法保護胃壁免於胃酸的傷害。消化性潰瘍治療藥物的分類見表 10-1，胃壁細胞分泌胃酸的調節因子及消化性潰瘍治療藥物的作用機轉見圖 10-1。

Medicines Box

認識潰瘍

　　潰瘍發生於胃時，稱為胃潰瘍；發生於十二指腸時，稱為十二指腸潰瘍。臨床症狀包括：上腹部疼痛，這種痛是從潰瘍處發生的，少部分患者感覺有燒灼感、脹痛、饑餓痛，甚至劇烈疼痛，大部分患者感覺有噁心、食慾不振、嘔吐、吐酸水，嚴重者會解黑便、吐血、胃穿孔、幽門阻塞等症狀。

表 10-1　潰瘍治療藥物

藥物分類	藥品名	作用機轉
制酸劑	1. 全身性制酸劑： Sodium bicarbonate 2. 非全身性制酸劑：Aluminum hydroxide、Aluminum phosphate、Sodium bicarbonate、Magnesium hydroxide、Magnesium oxide、Calcium carbonate、Aluminum carbonate	制酸劑本身是一種弱鹼，中和胃酸形成水及鹽類，將胃液酸鹼值升到約 4，以減少胃酸對潰瘍部位的再度傷害
H_2-組織胺受體阻斷劑	Cimetidine、Ranitidine、Famotidine、Nizatidine、Roxatidine	H_2-組織胺受體阻斷劑與胃中組織胺產生競爭性拮抗作用，降低細胞內 cAMP 的濃度，抑制胃酸分泌；另外亦能部分抑制由乙醯膽鹼(acetylcholine)所引起的胃酸分泌
前列腺素類藥物	Misoprostol	前列腺素 E_1 (prostaglandin E_1)具有抑制胃酸及胃蛋白酶分泌的作用，並可促進胃黏液及碳酸鹽的分泌
質子幫浦抑制劑	Omeprazole、Lansoprazole、Pantoprazole、Rabeprazole、Esomeprazole	氫－鉀腺苷酸三磷酸酶(H^+/K^--ATPase)是胃壁細胞分泌胃酸的最後一個步驟。質子幫浦抑制劑(H^+/K^+-ATPase Inhibitor)是經由抑制胃壁細胞上氫／鉀的主動運輸，減少胃酸分泌
胃泌素拮抗劑	Proglumide	抑制胃泌素與受體結合
抗毒蕈鹼劑	Propantheline、Pirenzepine、Telenzepine	毒蕈鹼性受體被活化後可促進胃壁細胞分泌胃酸。膽鹼拮抗劑可抑制胃酸分泌
胃黏膜保護劑	Sucralfate、Bismuth subnitrate、Carbenoxolone	胃黏膜保護劑選擇性吸附在潰瘍部位上，不具有中和胃酸作用，也沒有抑制胃酸分泌的能力。胃黏膜保護劑具有細胞保護作用，可避免胃壁再度受傷，減少發炎使潰瘍部位有機會復原
抗微生物製劑	Amoxicillin、Bismuth compounds、Clarithromycin、Metronidazole	消化性潰瘍病患如受到格蘭氏陰性幽門螺旋桿菌感染，則必須使用抗微生物藥物治療，否則潰瘍很容易再度復發
其　　他	Sulpiride	增加胃壁血流量，促進胃黏液的分泌

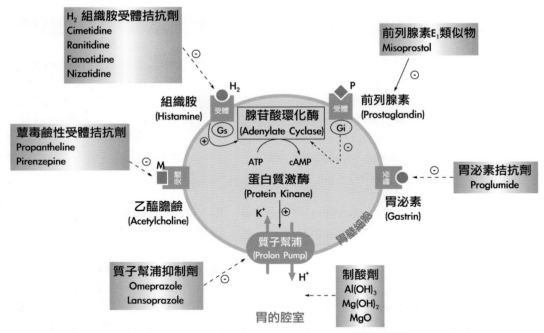

圖 10-1　胃壁細胞分泌胃酸的調節因子及消化性潰瘍治療藥物的作用機轉

一、制酸劑

　　「無酸，即無潰瘍」，說明了胃酸在潰瘍致病機轉的重要性，能中和胃酸，是選擇制酸劑(antacids)的主要考量點，將胃液酸鹼值提高至 4 時會抑制胃蛋白酶的蛋白質分解作用。制酸劑可能有局部收斂作用，但無法形成保護膜。目前常使用的中和胃酸成分有：氫氧化鋁、氫氧化鎂、碳酸鈣及磷酸鋁。通常含鋁鹽的化合物容易產生便祕的副作用，且鋁鹽會抑制胃部肌肉收縮而抑制胃排空，所以有胃出口阻塞的病人必須小心使用。含鎂鹽的化合物則易生下痢的副作用，所以一般常用鎂、鋁鹽混合物來降低副作用的發生。

■ Aluminum hydroxide[a loo' mi num hye drox' ide]（氫氧化鋁）

1. **作用機轉：**
   (1) 具中和胃酸的能力，減少胃酸對潰瘍處的損害。
   (2) 不會造成鹼中毒或造成反跳性酸分泌過量。

2. **臨床用途：**胃酸過多症、胃痛、胃炎及消化性潰瘍。

3. **用法用量：**
   (1) 錠劑、膠囊：一天 3~4 次，每次 1~2 粒。
   (2) 溶液：一天 3~6 次，每次 5~15 mL。

4. **副作用：**便祕、具磷酸鹽結合能力造成磷酸鹽流失。

- Aluminum phosphate[a loo' mi num fos f'ate]（磷酸鋁）

1. **作用機轉：**

    (1) 具中和過多胃酸的能力，減少胃酸對潰瘍處的刺激。

    (2) 不會影響體內酸鹼平衡或造成反跳性酸分泌過量。

    (3) 凝膠劑型會產生黏液性保護作用，能止血。

2. **臨床用途：** 胃酸過多症、胃或十二指腸潰瘍。

3. **用法用量：** 凝膠：一天 2~3 次，每次 17~34 mL。

4. **副作用：** 便祕、具磷酸鹽結合能力造成磷酸鹽流失。

- Magnesium oxide[mag nee' zhum ox' ide]（氧化鎂）

1. **作用機轉：**

    (1) 迅速中和胃酸，小量為制酸劑，大劑量使用可做為緩瀉劑。

    (2) 不會造成鹼中毒或反彈性酸分泌過量。

2. **臨床用途：** 低劑量制酸、高劑量緩瀉。

3. **用法用量：** 一天 2~4 次，每次 250 mg~4 gm。

4. **副作用：** 噁心、腹瀉。

- Magnesium hydroxide[mag nee' zhum hye drox' ide]（氫氧化鎂）

1. **作用機轉：**

    (1) 迅速中和胃酸，小量為制酸劑，大劑量使用可做為緩瀉劑。

    (2) 不會造成鹼中毒或反彈性酸分泌過量。

    (3) 常與鋁鹽或鈣鹽的制酸劑併用。

2. **臨床用途：** 低劑量制酸、高劑量緩瀉。

3. **用法用量：**

    (1) 制酸：成人一天 2~3 次，每次 1 粒。

    (2) 緩瀉：成人一天 4 次，每次 2 粒。

4. **副作用：** 噁心、腹瀉、高鎂血症（虛弱、噁心、嘔吐、嗜眠、低血壓、心跳徐緩、呼吸抑制、精神抑鬱）。

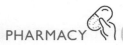

■ Calcium carbonate[kal' see um kar' bon ate]（碳酸鈣）

1. **作用機轉：**
   (1) 為一種鈣的製劑，可作為有效的制酸劑，具有很高中和酸的能力，服用後作用快速。
   (2) 藥效很長，但不會造成全身性鹼中毒。
   (3) 鈣質的含量高約 40%，故也被使用於鈣質的補充。

2. **臨床用途：**消化性潰瘍、胃灼熱、消化性食道炎。

3. **用法用量：**可壓碎服用，每天 3~6 次，每次 0.5~2 gm。

4. **副作用：**
   (1) 便祕、口乾、食慾減退。
   (2) 高鈣血症、腎結石。
   (3) 長期高劑量使用會造成反跳性胃酸過多。

5. **注意事項：**兒童及腎臟病患者服用時要小心，還有此藥會干擾相當多種藥物的作用，服用時建議至少間隔 2 小時以上。

■ Sodium bicarbonate[soe' dee um bye kar' bon ate]（碳酸氫鈉）

1. **作用機轉：**
   (1) 為全身性的制酸劑，作用快，不宜長時間使用。
   (2) 增加血液中重碳酸鹽來中和過多的氫離子濃度；提高血中的 pH 值，以改善代謝性酸中毒。

2. **臨床用途：**治療代謝性酸中毒，防止注射葡萄糖液等引起之體液酸化。促進酸性藥物（如：巴比妥鹽）之排泄。

3. **用法用量：**口服：一天 1~4 次，每次 325 mg~2 g；皮下或靜脈注射：視病患的狀況給藥。

4. **副作用：**
   (1) 過量投予而有下列症狀出現時需減量或停藥：
       A.鹼中毒時造成血紅素減少，紅血球減少。
       B.強直性痙攣時。
   (2) 打嗝（因 CO_2 的釋出）、胃部發脹。

5. **注意事項：**

(1) 長期大劑量服用會造成血鈉增加，所以高血壓、心臟疾病或腎功能障礙者應小心使用。

(2) 大劑量使用可能會產生磷酸尿症。

二、H₂-組織胺受體阻斷劑(histamine H₂ antagonists)

胃壁細胞之胃酸分泌受組織胺、乙醯膽鹼和胃泌素的調節，在這三個受體中組織胺被認為是最重要且可作為調節胃酸分泌的最終途徑。H₂-組織胺受體被組織胺活化後引起胃酸的分泌，並且活化 H₂-組織胺受體也會加強乙醯膽鹼和胃泌素在胃壁細胞上的分泌作用。因此 H₂-組織胺受體阻斷劑會使得胃酸和胃蛋白酶分泌減少，進而促使黏膜對胃酸的負荷降低，達到有效的促進潰瘍的癒合以及防止潰瘍再發生。

- Cimetidine[sye met' i deen](Tagamet®)

1. **作用機轉：**

(1) 競爭性的抑制組織胺在 H₂-組織胺受體的作用，可以有效的抑制各種刺激引起的胃酸分泌及減低胃蛋白酶的分泌量。

(2) 低劑量下，即能有效預防其十二指腸潰瘍之復發；對於嚴重出血危險之病患，預防其緊張性潰瘍發生。

(3) 使用於全身麻醉患者，包括剖腹產，減輕胃酸分泌量，減少吸入胃中物而招致肺損害之危險。

(4) 口服吸收迅速，半衰期 2 小時，主要經由尿中排泄。

2. **臨床用途：**

(1) 治療胃酸逆流之心灼熱(heartburn)、消化性食道炎、胃潰瘍、十二指腸潰瘍、上胃腸道潰瘍引起之出血、再發性潰瘍、穿孔性潰瘍。

(2) 對於有嚴重出血危險的病人，預防緊張性潰瘍的發生。

(3) 控制病理性胃酸分泌亢進症；如 Zollinger-Ellison 症候群、系統性肥大細胞病變及多重內分泌腺癌。

3. **用法用量：**

(1) 口服：十二指腸潰瘍、胃潰瘍，可空腹或與食物一起服用，睡前 800 mg 連續使用 4~6 週；或一天 4 次每次 200 mg，一般維持劑量為睡前 400 mg。

(2) 注射劑：靜脈滴注，每小時 50 mg；靜脈注射或肌肉注射：每 6~8 小時給予 300 mg（一天最大量不可超過 2,400 mg）。

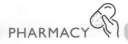

4. **副作用**：輕微拉肚子、眩暈、頭痛、肌肉痛、發疹、男性女乳症（抗雄性素作用）等，停藥後症狀會消失。

5. **注意事項**：

(1) 腎功能不全的患者應調整劑量。

(2) 直接以靜脈快速注射，曾經發生心律不整及低血壓的病患應小心使用。

(3) 長期使用會抑制肝臟細胞色素 P450(CYP1A2)，影響其他藥物的代謝。

■ Ranitidine[ra nye' te deen](Zantac®)

1. **作用機轉**：H_2-組織胺受體阻斷劑，能抑制各種刺激引起的胃酸分泌及減低胃蛋白酶的分泌量。

2. **臨床用途**：

(1) 良性胃潰瘍、十二指腸潰瘍、食道回流症或潰瘍引起之出血、再發性潰瘍。

(2) 對於有嚴重出血危險的病人，預防緊張性潰瘍的發生。

(3) 控制病理性胃酸分泌亢進症，如 Zollinger-Ellison 症候群、全身性肥大細胞病變及多重內分泌腺癌。

3. **用法用量**：

(1) 十二指腸潰瘍、胃潰瘍：成人口服一天 2 次，每次 150 mg 或睡前 300 mg，連續使用 4~8 週，一般維持劑量為睡前 150 mg。

(2) 注射劑：靜脈注射或肌肉注射，每 6~8 小時給予 50 mg。

4. **副作用**：輕微拉肚子、眩暈、頭痛、肌肉痛、發疹、少數男性女乳症等，停藥後症狀會消失，偶有肝炎發生。

5. **注意事項**：

(1) 使用 H_2-組織胺受體阻斷劑可能會掩蓋胃癌的症狀而延誤診斷。

(2) Ranitidne 可通過胎盤及乳汁，孕婦及授乳婦使用前必須仔細評估。

■ Famotidine[fa moe' ti deen](Fadine®、Pepzan®)

1. **作用機轉**：

(1) 可逆性和競爭性的阻斷組織胺在胃壁細胞上 H_2-組織胺受體的作用，抑制胃酸分泌。

(2) 不具有抗男性荷爾蒙和降低酵素代謝藥物的作用。

2. **臨床用途**：胃潰瘍、十二指腸潰瘍、吻合術後潰瘍、上消化道出血、逆流性食道炎、Zollinger-Ellison 症候群。

3. **用法用量**：
   (1) 錠劑：成人一天 2 次（早餐後、晚餐後）或睡覺前，每次 20 mg。
   (2) 針劑：上消化道出血時，通常以注射劑開始治療，每 12 小時一次每次 20 mg，待能口服後，再使用口服錠劑。

4. **副作用**：
   (1) 輕微的：口乾、皮疹、肌肉或關節痛、味覺改變、拉肚子、便祕、食慾降低、疲倦、噁心、腹痛、頭暈、嘔吐等。
   (2) 嚴重的：心跳突然加快、皮膚發紅、精神沮喪、精神恍惚、白血球減少、月經不順、顏面浮腫、偶有肝功能異常等。

■ Nizatidine[ni za' ti deen](Tazac®)

1. **作用機轉**：
   (1) 可逆性和競爭性的阻斷組織胺在胃壁細胞上 H_2-組織胺受體的作用，抑制胃酸分泌。
   (2) 不會影響男性荷爾蒙的作用。

2. **臨床用途**：胃潰瘍、十二指腸潰瘍、逆流性食道炎。

3. **用法用量**：
   (1) 十二指腸潰瘍：成人一天 2 次（早餐後、晚餐後），每次 150 mg 或睡覺前一次 300 mg，使用 8 星期，維持劑量為睡前 150 mg。
   (2) 胃潰瘍：成人一天 2 次（早餐後、晚餐後），每次 150 mg 或睡覺前一次 300 mg。

4. **副作用**：蕁麻疹。

三、前列腺素類藥物

前列腺素 E_1 (prostaglandin E_1)在胃壁細胞抑制組織胺刺激腺苷酸環化酶活性，減少細胞內 cAMP 的形成，因而降低胃酸及胃蛋白酶分泌。

■ Misoprostol[mye soe prost' ole](Cytotec®)

1. **作用機轉**：為 prostaglandin E_1 之合成化合物，抑制胃酸及胃蛋白酶分泌，並可促進胃黏液及碳酸鹽的分泌，改善胃部循環血流促進潰瘍傷口癒合。

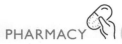
2. **臨床用途**：可預防及治療因使用非類固醇抗發炎藥物(NSAIDs)造成之消化性潰瘍。Misoprotosol 會造成子宮收縮，可與 mifeprestone (RU486)併用於墮胎。

3. **用法用量**：成人一天 4 次，每次 100~200 mcg。

4. **副作用**：頭痛、腹瀉、子宮收縮。

四、質子幫浦抑制劑(proton pump inhibitors, PPI)

H^+進入胃腔中乃是因胃壁細胞中的氫—鉀腺苷酸三磷酸酶（H^+/K^+-ATPase，氫質子幫浦）的活性，即 H^+/K^+-ATPase 活性愈強，胃酸分泌愈多。因此，氫質子幫浦抑制劑可抑制胃酸分泌的最重要步驟「H^+/K^+-ATPase」，為減少胃酸分泌的重要機轉。

■ Omeprazole[oh me' pray zol](Losec®)

1. **作用機轉**：Omeprazole 為弱鹼，會在胃壁細胞轉成活化型抑制 H^+/K^+-ATPase (proton pump)，減少胃酸的分泌，作用迅速。

2. **臨床用途**：胃潰瘍、十二指腸潰瘍、逆流性食道炎、Zollinger-Ellison 症候群；另外，配合 Clarithromycin 及 Amoxicillin 使用，是目前治療幽門螺旋桿菌引起消化性潰瘍最有潛力的藥物。

3. **用法用量**：
   (1) 十二指腸潰瘍、胃潰瘍：成人一天 1 次，每次 20 mg，持續 4~8 週。
   (2) 治療幽門螺旋桿菌：Omeprazole 20 mg、Amoxicillin 1 g 及 Clarithromycin 500 mg 一天 2 次，需給藥 1 週~10 日。

4. **副作用**：腹瀉、嘔心、噁吐、腹脹、頭痛、眩暈、皮疹。

■ Lansoprazole[lan soe' pra zole](Takepron®)

1. **作用機轉**：在胃壁細胞經由酸轉換為活化型，與 H^+/K^+-ATPase（質子幫浦）的 SH 基結合，抑制該酵素的活性，故能減少胃酸的分泌。

2. **臨床用途**：胃潰瘍、十二指腸潰瘍、逆流性食道炎、Zollinger-Ellison 症候群；另外，配合 Clarithromycin 及 Amoxicillin 使用，是目前治療幽門螺旋桿菌引起消化性潰瘍最有潛力的藥物。

3. **用法用量**：
   (1) 十二指腸潰瘍、胃潰瘍：成人一天 1 次，每次 30 mg，持續 6~8 週。

(2) 治療幽門螺旋桿菌：Lansoprazole 30 mg、Amoxicillin 1 g 及 Clarithromycin 500 mg 均一天 2 次，給藥 2 週。

4. 副作用：

(1) 腹瀉、嘔心、噁吐、腹脹、頭痛、眩暈、皮疹等。

(2) 較嚴重副作用：休克及過敏反應、血球減少、肝功能異常。

■ Pantoprazole[pan toe' pra zole](Pantoloc®)

1. 作用機轉：抑制胃壁細胞 H^+/K^+-ATPase（質子幫浦），減少胃酸的分泌。

2. 臨床用途：胃潰瘍、十二指腸潰瘍、逆流性食道炎的預防及治療；另外，配合 Clarithromycin 及 Amoxicillin 使用，是目前治療幽門螺旋桿菌引起消化性潰瘍最有潛力的藥物。

3. 用法用量：

(1) 十二指腸潰瘍、胃潰瘍：成人一天 1 次，每次 40 mg，使用方式不超過 8 週。

(2) 治療幽門螺旋桿菌：Pantoprazole 40mg、Amoxicillin 1g 及 Clarithromycin 500 mg 一天 2 次。

(3) 針劑：一天 1 次 40 mg，持續使用 7~10 天。

4. 副作用：腹瀉、便祕、嘔心、噁吐、腹脹、頭痛、眩暈、皮疹、肝功能異常等。

5. 注意事項：

(1) Pantoloc 為腸膜溶衣錠不可嚼碎服用，應於餐前 1 小時服用。

(2) 治療前應先確定病患是否為惡性的消化性潰瘍。

■ Esomeprazole[es oh me' pray zol](Nexium®)

1. 作用機轉：為弱鹼性藥品，會在胃壁細胞內被轉化成活性型，專一性抑制 H^+/K^+ATPase（質子幫浦）的作用，對基礎胃酸分泌及受刺激下胃酸的分泌，均有抑制效果。

2. 臨床用途：合併適當之抗微生物製劑，治療幽門螺旋桿菌引起的消化性潰瘍、十二指腸潰瘍、逆流性食道炎。

3. 用法用量：

(1) 本藥為緩釋劑型，不可嚼碎吞服。

(2) 消化性潰瘍：成人一天 1 次，每次 40 mg，約 4 週療程。

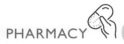
(3) 治療幽門螺旋桿菌：Pantoprazole 20 mg、Amoxicillin 1 g 及 Clarithromycin 500 mg，一天 2 次，共使用 7 天。

五、胃泌素拮抗劑

■ Proglumide(Milid®)

1. **作用機轉**：抑制胃泌素與受體結合，減少胃酸分泌。

2. **臨床用途**：用於緩解胃或十二指腸潰瘍、胃炎。

3. **用法用量**：一天 3 次，每次 400 mg。

4. **副作用**：口乾、噁心、嘔吐、便祕等。

六、抗蕈毒鹼劑(cholinergic antagonist)

■ Pirenzepine(Gastrozepin®)

1. **作用機轉**：蕈毒素膽鹼性受體被活化，促進胃壁細胞分泌胃酸。Pirenzepine 阻斷蕈毒素性受體來抑制胃酸分泌。

2. **臨床用途**：胃、十二指腸潰瘍、食道炎、胃炎。

3. **用法用量**：一天 4 次，每次 25 mg，或一天 2 次，每次 50 mg，於飯前服用。

4. **副作用**：口乾、軟便。

七、胃黏膜保護劑

　　胃黏膜保護劑不具有中和胃酸作用，也沒有抑制胃酸分泌的能力，但是具有細胞保護作用，可避免胃壁再度受傷、減少發炎，使潰瘍部位有機會復原。

■ Sucralfate[soo' kral fate]

1. **作用機轉**：選擇性吸附在潰瘍部位上，形成保護層，可抵抗酸、酵素對胃及十二指腸的損害。

2. **臨床用途**：胃、十二指腸潰瘍。

3. **用法用量**：一天 4 次，每次 1g，空腹服用（飯前 1 小時和睡前），持續 4~8 週。維持劑量：一天 2 次，每次 1g。

4. **副作用**：便祕、腹瀉、噁心、嘔吐、口乾等。

八、抗微生物製劑

如果是因為受到格蘭氏陰性幽門螺旋桿菌(*H. pylori*)感染，造成消化性潰瘍，必須使用抗微生物藥物治療，否則潰瘍很容易再度復發。一般而言，常使用三合一的治療方法來增加消化性潰瘍的治癒率：

1. **傳統用法**：Bismuth+Metronidazole 500mg+Amoxycillin 1g 或四環素，一天 2 次。

2. **目前三合一用法**：
   (1) PPI (proton pump inhibitors)+Amoxycillin 1g+Clarithromycin 500mg，一天 2 次。
   (2) PPI (proton pump inhibitors)+Amoxycillin 1g+Metronidazole 500mg，一天 2 次。
   (3) PPI (proton pump inhibitors)+Metronidazole 500mg+ Clarithromycin 500mg，一天 2 次。

九、消脹氣用藥

■ Dimethylpolysiloxan（Gascon®，瓦斯康®）

1. **作用機轉及臨床用途**：界面活性劑，有消泡作用，緩解腹脹。

2. **副作用**：軟便、腹瀉、腹痛。

十、腸炎用藥

■ Mesalamine(m-Aminosalicylic acid)(Asacol®、Pentasa®)

1. **作用機轉及臨床用途**：含有 mesalazine，是 sulfasalazine 的活性成分。為葉酸合成酶抑制劑，以口服或浣腸劑型，治療輕度發炎性腸道疾病(inflammatory bowel disease)、潰瘍性結腸炎、成人克隆氏症。

2. **副作用**：軟便、腹瀉、腹痛。

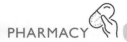

10-2 瀉 劑

便祕係由於大腸蠕動無力或糞便變硬，以致排便頻率減少而有排便困難。便祕的病因有多種，例如疾病、藥物（如抗膽鹼素性藥物、麻醉藥、神經節阻斷劑或制酸劑）、腹部手術或飲食習慣改變。

瀉劑，臨床上除了用於治療便祕外，常用於下列狀況：(1)中毒時，用以快速清除腸胃道內容物；(2)要做手術前或於檢查胃腸道前，用以清除腸胃道內容物；(3)高血壓患者，以達到軟便的效果，避免因排便時腹壓增加導致血壓急速上升而發生危險。

瀉劑依其作用機轉可分為增量性瀉劑、刺激性瀉劑、滑潤性瀉劑，其分類見表 10-2。

表 10-2 瀉劑的分類		
藥物分類	藥品名	作用機轉
增量性瀉劑 (bulk laxatives)	有機親水性膠質類：Methylcellulose psyllium hydrophilic colloids、Polycarbophil、Psyllium	具有吸水特性，保留水分，使得腸道內容物變得較為潤滑，並且因為腸道內容物增加而刺激腸道產生伸展反射，造成蠕動加快
刺激性瀉劑 (stimulant laxatives)	蓖麻油(Castor oil)、Bisacodyl、Sodium picosulfate、Danthron、美鼠李(cascars sagrada)、Senna、蘆薈(aloe)	增加腸道運動性，減少小腸對於電解質和水分吸收
滑潤性瀉劑 (lubricant)	Mineral oil 及 Dioctyl sodium sulfosuc-cinate、Docusate salts、Glycerin	軟化糞便使易於排出
高滲透性緩瀉劑	Lactulose、PEG、MgO、$MgSO_4$、Scdium phosphate	增加腸道內的滲透壓，吸引水分進入腸道

一、增量性瀉劑(bulk laxatives)

■　Psyllium hydrophilic colloid(Konsyl-D®)

1. **作用機轉**：為車前子(plantago seed)的天然產物，在腸中吸收水分後膨脹，形成一種黏稠狀且不具刺激性的團塊，增加腸的蠕動促進排便。

2. **臨床用途**：便祕。

3. **用法用量**：成人一天 1~3 次，每次 1 包，配合足量開水吞服。

4. **副作用**：腹脹。

5. **注意事項**：腸阻塞的病人不適合使用，不可以直接服用乾粉。

- Dietary fibre(Normacol®)

1. **作用機轉**：為天然纖維產品，吸水性強，能自然保持腸正常蠕動，避免刺激性瀉下劑造成的危險，不被人體吸收。

2. **臨床用途**：習慣性便祕、痔瘡術後維持腸道正常蠕動。

3. **用法用量**：成人一天 1~2 次，每次 1~2 包，配合足量開水吞服。

4. **副作用**：脹氣、腹脹。

5. **注意事項**：應喝足量開水以避免腸阻塞，可直接吞服。

二、刺激性瀉藥(stimulant laxatives)

- Bisacodyl[bis a koe' dill](Ducolax®)

1. **作用機轉**：為局部作用瀉劑，藥物在大腸水解後刺激結腸蠕動，並促進水分與電解質滯留於結腸中而引起排便。

2. **臨床用途**：暫時緩解便祕、診斷及手術前清潔腸道。

3. **用法用量**：成人口服一天 5~10 mg，睡前服用，不可與制酸劑或牛奶併服。栓劑給藥後 30 分鐘可排便。

4. **副作用**：腹部絞痛、過敏。

5. **注意事項**：過量使用會造成鉀離子與其他電解質流失，短時間內可洗胃或誘發嘔吐，減少藥物的吸收。

- Senna(Sennoside A+B; Senapure®)

1. **作用機轉**：Sennoside 是屬於 Anthraquinone 類的配醣體，傳送到小腸時，會轉變成 Aglycones 刺激腸壁的歐氏神經叢而增強蠕動，產生瀉下作用。

2. **臨床用途**：暫時緩解便祕。

3. **用法用量**：成人睡前服用 2 粒。

4. **副作用**：腹部絞痛、頭暈等。

5. **注意事項**：腸出血、消化性潰瘍不可使用本品。

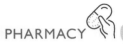

■ Castor oil

1. **作用機轉**：篦麻油在小腸分解成具刺激性的篦麻油酸(ricinoleic acid)，刺激小腸神經末梢，刺激腸壁而增強蠕動。

2. **臨床用途**：暫時緩解便祕、大腸鏡或術前給藥以排除大腸內容物。

3. **用法用量**：成人口服一次 15~60 mL。

4. **副作用**：腹痛、噁心、嘔吐、過敏等。

■ Lactulose[lak' tyoo lose](Duphalac®)

1. **作用機轉**：屬於滲透性瀉劑，幾乎不被吸收，在大腸被分解成醋酸及乳酸，因而產生滲透作用，液體蓄積產生膨脹，刺激腸壁而增強蠕動，促進排便。

2. **臨床用途**：緩解急慢性便祕、肝昏迷、肝性腦病變。

3. **用法用量**：便祕：成人口服一次量：一天 15~30 mL，可增加至一天 60 mL。

4. **副作用**：腹痛、噁心、下痢、胃脹氣等。

5. **注意事項**：闌尾炎、腸阻塞及低乳糖飲食患者不可服用。

三、潤滑性瀉劑(lubricant)

■ Dioctyl sodium sulfosuccinate

1. **作用機轉**：為一種表面濕化劑，增加腸內水分濕化的程度，促進水和脂質混合，軟化糞塊，而促進排便。

2. **臨床用途**：糞便軟化劑。

3. **用法用量**：成人口服，一天 50~200 mg，6~12 歲：40~120 mg。

4. **副作用**：腹痛、噁心、嘔吐、過敏、喉部刺激等。

■ Mineral oil(Liquid paraffin)

1. **作用機轉**：為一種潤滑性瀉劑，增加水分儲留於糞便，軟化糞塊，而促進排便。

2. **臨床用途**：糞便軟化劑。

3. **用法用量**：成人口服，每次 430~45 mL，一天 2 次。

4. **副作用**：腹痛、噁心、嘔吐等。

5. **注意事項**：會延遲食物吸收及膽汁的再吸收作用，因此建議空腹投予。

四、其他類瀉劑

■ Lubiprostone (Amitiza®)

1. **作用機轉**：可活化胃腸道上皮細胞的第二型氯離子通道，增加腸道水分的排泄，用以治療便祕型腸燥症。台灣未上市。

2. **副作用**：腹瀉、嘔吐、頭痛。

■ Docosate sodium（通利妥®）

1. **作用機轉**：介面活性劑，在腸道中促進水和脂肪的混合，軟化糞便。因效果不強，常與刺激性瀉劑併用。

2. **副作用**：腹瀉、腹痛。

10-3　止瀉劑

　　腹瀉是由於腸道蠕動頻繁及大量液狀排泄物之排出，並造成排便次數增加之症狀通稱為腹瀉。止瀉劑依其作用機轉分為抗膽鹼性藥物、麻醉性止瀉劑、吸附劑、收斂劑。止瀉劑的藥物分類見表 10-3。

表 10-3　止瀉劑的藥物分類

藥物分類	藥品名	作用機轉
抗膽鹼性藥物	Propantheline 、 Dicyclomine 、 Scopolamine、Atropine	抑制蕈毒鹼性受體作用，降低迷走神經活性，而減低腸胃道蠕動性
麻醉性止瀉劑	Diphenoxylate、Loperamide	與腸道神經的鴉片受體結合，減緩腸道肌肉蠕動，對嚴重的腹瀉效果良好，是目前最有效的一類止瀉劑
吸附劑	活性碳(Activated charcoal)、白陶土 (Kaolin) 、 Kaopectin 、 Attapulgite 、 Charcoal 、 Al(OH)$_3$ 、 Cholestyramine、Colestipol	吸附腸胃道內容物，治療腹瀉
收斂劑	次碳酸鉍(Bismuth subcarbonate)	本類藥物使腸道表面之蛋白質變性而沉澱，協助腸道表面黏膜復原

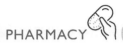

一、抗膽鹼性藥物

- Hyoscine butylbromide(Buscopan®)

1. **作用機轉**：抑制平滑肌上乙醯膽鹼的作用，因此對胃腸、膽道及尿道的平滑肌具有抗痙攣的作用。

2. **臨床用途**：腸胃痙攣或運動亢進、胃和十二指腸潰瘍。

3. **用法用量**：口服：一天 3~5 次，每次 10~20 mg；靜脈注射或肌肉注射：成人每次 20 mg，兒童每次 5 mg。

4. **副作用**：口乾、減少出汗、便祕、視覺模糊等。

5. **注意事項**：青光眼、前列腺肥大、麻痺性腸阻塞者不可使用此藥。

- Methylscopolamine methylsulfate(Daipin®)

1. **作用機轉**：抑制平滑肌上乙醯膽鹼的作用，因此對胃腸的平滑肌具有抗痙攣的作用，同時可抑制胃酸、胃液之分泌作用。

2. **臨床用途**：腸胃痙攣或蠕動過度、胃和十二指腸潰瘍、胃炎。

3. **用法用量**：口服：一天 3~4 次，每次 1~2 mg。

4. **副作用**：口乾、減少出汗、便祕、食慾不振、視覺模糊等。

5. **注意事項**：
   (1) 青光眼、前列腺肥大、麻痺性腸阻塞者不可使用此藥。
   (2) 與三環抗憂鬱劑、MAO 抑制劑及 Antihistamine 併用會增強本品之作用。

二、麻醉性止瀉劑（類鴉片劑）

最有效的非專一性止瀉劑包括天然的鴉片類（如 Morphine 和 Codeine），以及合成的鴉片類藥物（如 Loperamide 和 Diphenoxylate）。可減少小腸和大腸的肌肉收縮，增加流動的阻力，並減少流體和電解質分泌進入腸腔中，促進黏膜的吸收。

鴉片類止瀉藥物不能使用於由微生物感染引起的腹瀉，特別是志賀氏桿菌和沙門氏桿菌所引起腸感染造成的腹瀉。

- Loperamide[loe per' a mide](Imodium®)

1. **作用機轉**：與腸道的鴉片受體 μ 結合，減少 acetylcholine 釋出，可增加腸道分節性收縮，並抑制大腸平滑肌蠕動，減少液體和電解質的流失。具有不易穿透血腦障壁的益處，因此幾乎沒有中樞神經的作用。

2. **臨床用途**：對急性非專一性腹瀉或慢性腹瀉的症狀控制。

3. **用法用量**：成人腹瀉，一天 1~2 次，每次口服 4~8 mg。

4. **副作用**：腹部不適、眩暈、便祕、皮疹等。

■ Diphenoxylate HCL[dye fen ox' i late] / Atropine sulfate[a' troe peen] (Lomotil®)

1. **作用機轉**：Diphenoxylate 結構類似 Meperidine 相似，可以降低腸胃道的活動，且不易穿透血腦障壁，因此不會產生中樞神經的副作用。Atropine 與 Diphenoxylate 混合用，可以防止 Diphenoxylate 濫用。

2. **臨床用途**：腹瀉治療的輔助劑。

3. **用法用量**：成人口服：起初量給 5 mg，一天 4 次。兒童 2~12 歲：每次 0.3~0.4 mg/kg/day，分 4 次使用。

4. **副作用**：腹部不適、眩暈、口乾、皮疹、思睡等。

5. **注意事項**：肝硬化、青光眼、孕婦及授乳婦應小心使用。

三、吸附劑

　　吸附劑會在腸胃道內形成半固體凝膠狀堅硬的物質，改善腹瀉的病症。

■ Kaolin and Pectin(Kaopectin®)

1. **作用機轉**：吸收液體並與消化道中的刺激物結合並移除刺激物。

2. **臨床用途**：治療腹瀉。

3. **用法用量**：成人：在每次腹瀉後口服 60~120 mL 或 45~90 mL；小孩：3~30 mL。

4. **副作用**：便祕。

四、收斂劑

■ Bismuth subsalicylate[biz muth sub sa lis' i late]

1. **作用機轉**：具有抗分泌、抗微生物及抗發炎的作用，為有效的止瀉藥物，尤其大腸桿菌感染特別有效。

2. **臨床用途**：治療沒有便祕、噁心及腹部痙攣引起的消化不良；控制腹瀉，包括旅遊時引起的腹瀉。

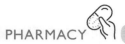

3. **用法用量**：成人口服：每次 2 粒（每粒 262 mg），需要時每 30~60 分服用一次，但一日不可超過 16 粒。

4. **副作用**：舌頭有金屬味、糞便會變色。

10-4　鎮吐劑和催吐劑

　　嘔吐是由於腹部及橫膈膜肌肉強力收縮而使胃部內容物經食道及口腔吐出。嘔吐的控制區域在中樞神經系統有兩區域：嘔吐中樞(vomiting center)及化學受體激發區(chemoreceptor trigger zone, CTZ)。

　　嘔吐可能是因為嘔吐中樞或化學受體激發區或是兩者同時受到刺激；另外，胃如被過度刺激或是因過度飲食造成胃過度脹大皆會引起嘔吐。

　　服用藥物也會造成嘔吐，譬如 Aspirin 及 Levodopa 因服用後會刺激胃部而引起嘔吐；另外，Aminophylline、Isoniazid、Caffeine 及 Anti-inflammatory steroid 因會造成胃液的過度分泌而引起嘔吐。因藥物引起的嘔吐，可以於飯中服用藥品以避免嘔吐的發生。

一、鎮吐劑(antiemetic agents)

　　主要作用為抑制化學受體激發區(CTZ)或降低內耳前庭器的敏感度，可用來治療不同原因的嘔吐。鎮吐劑藥物分類見表 10-4。

表 10-4　鎮吐劑的藥物分類

藥物分類	藥品名	作用機轉
抗膽鹼性藥物	Scopolamine	抑制前庭－小腦傳導路徑，可有效預防動暈症（暈車、暈船）
抗組織胺藥物	Chlorpheniramine、Diphenhydramine、Dimenhydrinate、Cyclizine、Meclizine、Buclizine、Doxylamine	H_1 組織胺受體拮抗劑阻斷組織胺與 H_1 組織胺受體作用，同時也抑制細胞媒介物的釋放

表 10-4 鎮吐劑的藥物分類（續）		
藥物分類	藥品名	作用機轉
多巴胺拮抗劑	Chlorpromazine、**Prochlorperazine、****Metoclopramide、****Domperidone、**Perphenazine、Promethazine	阻斷最後區(area postrema)上的多巴胺受體(Dopamine receptor) D_2 刺激胃腸蠕動
血清胺拮抗劑(Serotonin antagonist)；$5-HT_3$ 拮抗劑	Batanopride、**Granisetron、****Ondansetron、****Tropisetron、**Zacopride	抑制中樞血清胺的活性，可用於預防及治療化學療法引起的噁心、嘔吐現象
大麻衍生止吐劑	Dronabinol、Nabilone	抑制下視丘及大腦皮質，治療化療引起的嘔吐
神經激素受體結抗劑	Aprepitant	Neurokinin-1 拮抗劑，可預防化療引起的嘔吐

(一) 抗膽鹼性藥物

■ Scopolamine[skoe pol' a meen]

1. **作用機轉**：抑制前庭器官及嘔吐中樞。

2. **臨床用途**：預防動暈症。

3. **用法用量**：搭乘交通工具前 5~6 小時前使用。

4. **副作用**：口乾、思睡。

(二) 抗組織胺藥物

■ Dimenhydrinate[dye men hye' dri nate](Dramamine®)

1. **作用機轉**：作用於內耳前庭器官降低其敏感度。

2. **臨床用途**：預防及治療動暈症、頭暈、術後的噁心嘔吐。

3. **用法用量**：預防動暈症，旅遊前 30 分鐘服用 50~100 mg，然後每 4~6 小時 50~100 mg，一天不可超過 400 mg。

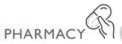

4. **副作用**：口、鼻子、喉嚨乾燥、思睡、幻覺、鎮靜等。

5. **注意事項**：不可與胺基配醣體類抗生素併用，會造成不可逆的耳毒性。

■ Meclizine[mek' li zeen](Bonamine®)

1. **作用機轉**：作用在中樞神經，並降低前庭的刺激及減少迷路的活性，本品具有鎮吐、鎮暈及抗膽鹼的作用。

2. **臨床用途**：預防和治療動暈症引起的頭暈、噁心、嘔吐。

3. **用法用量**：預防動暈症，旅遊前 1 小時服用 25~50 mg，在旅行期間每隔 24 小時可再服用。

4. **副作用**：低血壓、心悸、口乾、思睡、皮疹等。

(三) 多巴胺拮抗劑

■ Prochlorperazine[proe klor per' a zeen](Novamine®)

1. **作用機轉**：屬於 Phenothiazines 類，阻斷中樞神經多巴胺受體，止吐作用是由於直接抑制髓質的化學受體激活區(CTZ)。

2. **臨床用途**：控制嚴重的噁心、化療導致的嘔吐及治療精神病。

3. **用法用量**：成人服用 5~10mg，一天 3~4 次，一天不可使用超過 40 mg。

4. **副作用**：心悸、口乾、鼻充血、思睡、皮疹等。

■ Domperidone(Motilium®)

1. **作用機轉**：拮抗中樞多巴胺 D_2 接受體，改善胃蠕動，加速胃排空作用，增加賁門括約肌的緊張性及幽門括約肌蠕動的擴張程度。

2. **臨床用途**：胃排空緩慢及胃食道逆流之消化不良，各種原因引起之噁心、嘔吐、打嗝。

3. **用法用量**：一天 3~4 次，每次 10~20 mg，飯前 15~30 分鐘使用。

4. **副作用**：暫時性的腹部輕微疼痛情形產生，可能會引起血漿中催乳激素值提高，但停止用藥後可恢復正常。

- Metoclopramide[met oh kloe pra' mide](Primperan®)

1. **作用機轉**：具有多巴胺受體和 5-HT$_3$ 受體雙重拮抗作用，其止吐作用是由於對中樞和末梢的多巴胺受體產生拮抗作用。

2. **臨床用途**：消化道機能異常引起之腹部脹滿、噁心、嘔吐、胃炎、逆流性食道炎、打嗝等。

3. **用法用量**：成人一天 5~30 mg，分 1~4 次於飯前或睡前服用；對於化療引起嘔吐的患者，在化療前 30 分鐘使用，靜脈注射 1~2 mg/kg 注射速率應緩慢不可少於 15 分鐘。

4. **副作用**：可能引發錐體外症候群、思睡、發疹、便祕、頭暈等。

5. **注意事項**：
   (1) 肝、腎功能受損患者應調整其劑量。
   (2) 不可與 Phenothiazines 類病用，會加強錐體外症候群症狀。

(四) 血清胺拮抗劑

- Ondansetron[on dan' se tron](Zofran®)

1. **作用機轉**：屬於選擇性 5-HT$_3$ 受體拮抗劑，抑制胃腸道或化學受體激發區 (CTZ)的血清胺受體。

2. **臨床用途**：治療因化學療法或放射療法引起的噁心、嘔吐。

3. **副作用**：頭痛、便祕。

二、鎮吐劑的選用

1. **情緒性嘔吐的用藥**：Buclizine、Hydroxyzine。

2. **動暈症引起嘔吐的用藥**：Chlorpheniramine、Meclizine、Cyclizine、Dimenhydrinate、Diphenhydramine。

3. **手術後嘔吐的用藥**：Phenothiazne 類藥物。

三、催吐劑(emetic agents)

1. **作用機轉與臨床用途**：催吐劑主要是經由周邊或中樞引起嘔吐而達到治療的效果。催吐劑的使用必須小心，只可用於排除不具侵蝕性的藥物或毒物。

2. **藥品**：Apomorphine、Ipecac syrup。

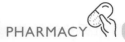

10-5　消化劑

　　消化劑多數是具有活性的酵素，主要的作用是促進胃腸道的消化作用，加速食物中蛋白質、脂肪、醣等成分分解使其易於吸收。

一、消化酶製劑

　　補充體內所需的消化酶，幫助消化吸收必須的營養素。

■ Amylase(TAKA-DIASTASE®)

1. **作用機轉**：促進食物中的澱粉消化。

2. **臨床用途**：治療消化不良。

3. **用法用量**：一天 3 次，每次 0.3~0.5 g，可和其他健胃劑一起服用。

■ Pancreatin

1. **作用機轉**：來自豬或牛之胰腺中提煉之胰臟酶濃縮液，含有澱粉酶、脂肪酶、蛋白酶，可以幫助碳水化合物、脂肪、蛋白質的消化。

2. **臨床用途**：胰臟酵素缺乏的取代治療。

3. **用法用量**：一天 3 次，每次 325~1,000 mg 與食物一起服用。

4. **副作用**：噁心、嘔吐、下痢、食慾不振、打噴嚏、流淚、皮膚發疹。

5. **注意事項**：
   (1) 治療期間對攝取蛋白質和脂肪應減量，以減少消化不良。
   (2) 會遲延口服鐵劑之吸收。

■ Pancrelipase[pan cre li' pase]、Pepsin

二、其　他

■ Cisapride[sis' a pride](Prepulsid®)

1. **作用機轉**：為消化道運動刺激劑，加強腸肌神經叢生理性分泌乙醯膽鹼的能力，促進消化蠕動的協調，可防止積食和回流。

2. **臨床用途**：機能性胃腸蠕動障礙、胃食道逆流症。

3. **用法用量**：依症狀之嚴重程度一天 2~4 次，每次 5~10 mg。

4. **副作用**：偶有引起腹絞痛、腹鳴和腹瀉。

5. **注意事項**：

(1) 禁止與葡萄柚汁併服。

(2) 會加速中樞神經抑制劑的吸收，應小心使用。

(3) 對於服用抗凝血劑的病患，若與本品併服凝血時間可能增加。

■ 胃液酸化劑：稀釋鹽酸(10% HCl)

1. **作用機轉**：補充胃酸分泌不足之症狀，促使胃蛋白酶原轉化成胃蛋白。

2. **臨床用途**：改善胃酸缺乏症。

■ Mesalamine

　　為葉酸合成酶抑制劑，治療輕度結腸炎的第一線用藥。

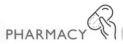

課後複習

( ) 1. 下列何者可中和胃酸，又可造成軟便的效果？(A)碳酸鈉　(B)鋁鹽製劑 (C)鎂鹽製劑　(D)Famotidine。

( ) 2. 下列關於 Cimetidine 的敘述，何者不正確？(A)為 H_1 受體之拮抗劑　(B)可口服使用　(C)具減少胃酸分泌的效果　(D)商品名之一為 Tagamet。

( ) 3. 下列的胃潰瘍治療劑哪一項具有胃黏膜的保護作用？(A)Aluminum Hydroxide　(B)Cimetidine　(C)Sodium Bicarbonate　(D)Sucralfate。

( ) 4. Kaopectin 屬於哪一類的治療劑？(A)止吐劑　(B)利尿劑　(C)止瀉劑　(D)強心劑。

( ) 5. 下列藥物何者是屬於滲透性輕瀉劑？(A)甘油　(B)Lactulose (C)Bisacodyl　(D)Castor Oil。

( ) 6. 下列的胃潰瘍治療劑哪一項會引起男性女乳 (Gynecomazia)？ (A)Omeprazole　(B)Pirenzepine　(C)Cimetidine　(D)Sucralfate。

( ) 7. 下列 Serotonin 受體拮抗劑中，何者能用於止吐？(A)Ketaserin (B)Buspirone　(C)Ondansetron　(D)Methtylsergide。

( ) 8. 下列藥物中何者為刺激性瀉劑？(A)Metamucil　(B)Mineral Oil　(C)Castor Oil　(D)MgSO$_4$。

( ) 9. 下列哪一項藥品的止瀉作用是因為抑制腸道蠕動？(A)Loperamide (B)Atropine　(C)Clonidine　(D)Bismuth Subsalicylate。

( ) 10. Dulcolax(Bisacodyl)錠劑如何使用？(A)溶於生理食鹽水後灌腸　(B)嚼碎後方可服用　(C)整粒吞服　(D)溶於 5%葡萄糖水後灌腸。

( ) 11. 下列何者同時具有輕瀉劑及制酸劑的作用？(A)Loperamiinde (B)Diphenoxylate　(C)Metoclopramide　(D)Mg(OH)$_2$。

( ) 12. Ondansetron 臨床用在癌症病人化療嘔吐之抑制，它是 Serotonin 何種受體的拮抗劑？(A)5-HT$_1$　(B)5-HT$_2$　(C)5-HT$_3$　(D)5-HT$_4$。

解答
CADCB CCCAC DC

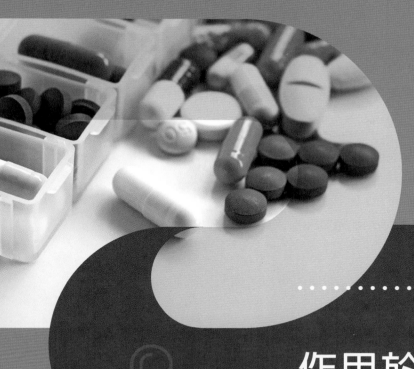

11
CHAPTER

▍ 蔡秋帆 編著

作用於泌尿系統
的藥物

11-1　利尿劑
11-2　泌尿道抗菌劑
11-3　改變尿液酸鹼度藥物

✚PHARMACY

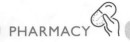
泌尿系統主要功能在製造及排泄尿液，腎臟是製造尿液的主要器官，可調節體液的容積及成分，維持水量恆定、滲透壓及酸鹼平衡並排除代謝物。尿液形成後經由輸尿管送至膀胱儲存，等待排尿衝動再經尿道排出體外。藥物可改變排尿量及尿液之 pH 值，使尿液變成酸性或鹼性，促進致毒藥物排泄，或用來幫助其他藥物發揮更大療效以及抑制細菌感染。

一、尿液的製造

腎元是腎臟製造尿液的基本功能單位，尿液的形成及組成，決定於四個步驟（圖 11-1）：

1. **腎絲球過濾**：血球、大分子物質（如血漿蛋白、脂肪、抗體）保留在血管內其他成分過濾進入腎小管。

2. **腎小管再吸收**：近端腎小管主動再吸收 65%Na^+及葡萄糖、胺基酸、電解質等；亨利氏環上行枝主動再吸收 25%Na^+；遠端腎小管與集尿管則再吸收 5~10%Na^+，藉由醛固酮(aldosterone)使 Na^+-K^+交換所致。

3. **腎小管分泌**：H^+、K^+、NH_3等物質分泌到腎小管內形成尿液排出。

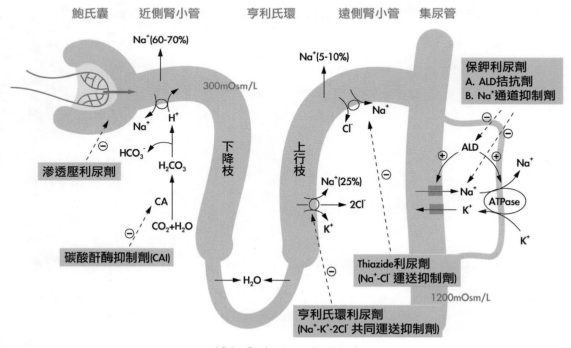

(CA: Carbonic anhydrase)

圖 11-1　尿液之形成及利尿劑作用部位

4. **尿液濃縮**：髓質的腎小管及亨利氏環會與直血管產生對流，可將水分再吸收回血液，而集尿管可藉由抗利尿激素(ADH)，促進水分再吸收使尿液濃縮。

二、泌尿系統疾病

1. **水分及電解質滯留**：因腎臟病無法維持體內水分及電解質平衡，造成水腫；可用利尿劑治療。

2. **泌尿系統細菌感染**：感染以格蘭氏陰性菌 G(−)最多，女性因尿道較短，所以較男生易感染，引起泌尿道及膀胱炎；可用抗生素或尿道防腐劑治療。

3. **排尿困難**：以副交感神經藥物如 Bethanechol 治療；小便失禁、頻尿則用副交感神經拮抗劑如 Oxybutynin 治療。

4. **藥物引起腎毒性**：易引起者有胺基配醣體抗生素、NSAIDs、Cephalosporin、免疫抑制劑及抗腫瘤藥物。

Medicines Box

認識泌尿系統的藥物

1. 利尿劑(diuretics)：主要作用在增加鈉鹽及尿量的排除，臨床用於治療心臟衰竭、肝硬化等導致之水腫及治療高血壓。
2. 泌尿道抗菌劑(urinary tract antiseptics)：主要治療泌尿系統、腎臟、尿道等部位細菌感染以及用於預防尿路感染之復發。

 11-1　利尿劑

　　利尿劑依作用部位及機轉的不同可分為：

1. **滲透壓利尿劑**：Mannitol、Urea。
2. **碳酸酐酶抑制劑**：Acetazolamide、Methazolamide。
3. **亨利氏環利尿劑**：Furosemide、Ethacrynic acid、Bumetanide、Azosemide、Torsemide。

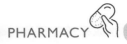
4. **Thiazides 類利尿劑**：Chlorothiazide、Hydrochlorothiazide、Chlorthalidone、Hydroflumethiazide、Benzylhydrochlorothiazide、Cyclopenthiazide、Indapamide、Metolazone。

5. **保鉀利尿劑**：Spironolactone、Amiloride、Triamterene。

6. **具有利尿作用之藥物**：甲基黃嘌呤(Theophylline、Theobromine、Caffeine)、Demeclocycline、Alcohol、Lithium carbonate、Colchicine、ANP、Vinca alkaloids、Candoxatril。

　　利尿劑主要作用在增加排尿量，其作用機轉在抑制腎小管對電解質及水分的再吸收，改善不正常的體液滯留。臨床主要用於治療充血性心臟衰竭、肝硬化和腎臟疾病等引起的水腫及治療高血壓。利尿劑種類很多，以 Thiazide 類應用最廣且不斷有新的藥物上市；藥效強者為亨利氏環抑制劑，容易造成電解質不平衡；滲透壓利尿劑則用於腦水腫及手術時保持排尿量；汞利尿劑因毒性大目前已不用；碳酸酐酶抑制劑藥效弱，少用於利尿。

一、滲透壓利尿劑

■ Mannitol[man'i tole](Diuretol®)、Urea[yoor ee'a]（尿素；Ureaphil®）

1. **作用機轉**：滲透壓利尿劑(osmotic diuretics)之特色為水溶性、不被代謝、易過濾至腎小管且不被再吸收。靜脈注射給藥，由腎絲球過濾到腎小管內增加管內滲透壓，引起水分滯留於管腔內，加速水分的排出，但對 Na^+的排出相對的減少，為弱效的利尿劑。

2. **臨床用途**：
   (1) 降低腦內壓及眼內壓，改善腦水腫及治療急性青光眼。
   (2) 預防及治療手術的尿少現象及治療急性腎衰竭。
   (3) 治療急性化學物質中毒，促進有毒物的排除。

3. **副作用**：
   (1) 因滲透壓增加會急遽增加細胞外液，增加心臟負荷造成心臟機能衰竭。
   (2) 有頭痛、噁心、嘔吐、暈眩等現象，但較少見。

4. **注意事項**：
   (1) 充血性心臟衰竭者、肺水腫、肝衰竭、顱內出血者不可使用。
   (2) 低溫時易出現結晶，使用前需溫熱消除結晶後才可使用。

二、碳酸酐酶抑制劑

■ Acetazolamide[a set a zole' a mide](Diamox®)、
   Methazolamide[metha zole' a mide](Naptazane®)

1. **作用機轉**：碳酸酐酶抑制劑可抑制 CO_2 與 H_2O 形成 H_2CO_3，減少 H^+，降低 H^+-Na^+ 交換，達到 Na^+ 利尿效果，但 HCO_3^- 排出增加，使尿液成鹼性，而 H^+ 滯留體內，造成代謝性酸中毒，為維持電位平衡，Cl^- 增加，造成高氯血症。

2. **臨床用途**：
   (1) 弱效利尿劑。
   (2) 治療慢性青光眼：減少眼房水的形成。
   (3) 抗癲癇小發作藥物的輔助劑：增加 CO_2 蓄積，降低不正常放電頻率。
   (4) 預防及治療急性高山症：高山症可能產生呼吸困難、咳嗽、頭痛、疲倦、肺水腫現象。
   (5) 促進酸性藥物之排泄：因鹼化尿液所致。

3. **副作用**：代謝性酸中毒、鹼化尿液、低血鉀、高血氯、嗜睡、感覺異常。

4. **注意事項**：
   (1) 結構與磺胺類藥物相似有結晶尿、腎結石，應攝取大量水分預防。
   (2) 減少 NH_4^+ 排泄，可能誘發肝昏迷；口服給藥會有胃腸刺激作用。

三、亨利氏環利尿劑

■ Furosemide[fyoor oh' se mide](Lasix®)、Torsemide[tore' se mide](Demadex®)、
   Ethacrynic acid[eth a krin' ik as' id](Edecrin®)、
   Bumetanide[byoo met' a nide](Burinex®)、Azosemide[azo' se mide](Diart®)

1. **作用機轉**：為高效能利尿劑，作用在亨利氏環上行枝厚部，抑制 Na^+-K^+-$2Cl^-$ 共同運送系統，增加 Na^+、Cl^-、K^+ 排出量，Ca^{2+}、Mg^{2+} 排出量也增加；降低 ADH 的作用；可促進前列腺素(PGE_2)釋放，增加腎血流量及降低肺動脈壓。

2. **臨床用途**：
   (1) 改善水腫：治療心臟、腎臟衰竭之水腫，靜脈注射治療急性肺水腫，亦可改善肝硬化之腹水現象。
   (2) 治療輕、中度高血壓及高血鈣症。

3. **副作用**：
   (1) 耳毒性：長期或大劑量給藥，造成永久性耳聾，以 Ethacrynic acid 最明顯。

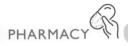
(2) 低血鉀、低血氯，急性高尿酸血症、低血鈣、低血鎂及低血量，長效型藥物 Torsemide 較不會引起 Ca^{2+}、K^+ 流失。

(3) 其他：高血糖現象（低血鉀抑制胰島素之分泌所造成）及噁心、嘔吐、水瀉（尤其是 Ethacrynic acid）。

4. **注意事項：**

(1) 併用 Aminoglycoside 類抗生素，會加重耳毒性的傷害，小心併用。

(2) 低血鉀會加重強心配醣體毛地黃的毒性，不可併用。

(3) 痛風、糖尿病及無尿症患者禁用；有時會有低血壓暈眩及光敏感作用。

(4) 電解質流失，應注意飲食攝取 K^+，監測血中 K^+ 濃度，必要時服用 KCl 製劑或併用保鉀利尿劑，攝取高鉀含量之食物如香蕉、番茄、柳橙。

四、Thiazides 利尿劑

■ Chlorothiazide[klor oh thye' a zide](Chlotride®)、Hydrochlorothiazide[hye droe klor oh thye' a zide](Dichlotride®)、Hydroflumethiazide(Rontyl®)、Chlorthalidone[klor thal' i done](Hygroton®)、Metolazone[me tole' a zone](Zaroxolyn®)、Indapamide[in dap' a mide](Lozol®)

此類藥物是臨床上最常用的利尿劑，口服給藥，治療指數(TI)大，嚴重副作用少，化學結構與磺胺化合物相似，目前不斷有新藥研發，僅藥效強度與效期不同，本藥物常與其他降血壓藥物併用，不僅加強降血壓還可預防骨質疏鬆惡化。Indapamide 不具 Thiazide 構造，但藥效類似，具有血管擴張、抗心律不整作用及電解質流失。Chlorthalidone、Metolazone 用於治療嚴重腎衰竭之高血壓患者。

1. **作用機轉：**主要作用在遠端腎小管前段，抑制 Na^+-Cl^- 共同運送系統，阻斷 Na^+、Cl^- 之再吸收；增加 K^+、HCO_3^- 之排泄。

2. **臨床用途：**

(1) 治療高血壓：為第一線用藥，早期有明顯利尿效用，後期有小動脈平滑肌鬆弛，持續產生降血壓效應，耐受性佳、便宜、給藥方便、可長期給藥。

(2) 治療高尿鈣症：抑制 Ca^{2+} 排出，治療因特異體質造成之高尿鈣症，特別是泌尿道有草酸鈣結石的病人。

(3) 治療輕、中度水腫：慢性心臟衰竭、肝硬化、腎病症候群等引起之水腫與急性肺水腫。

(4) 治療腎原性尿崩症。

3. **副作用：**

(1) 離子和水分流失：造成低血鈉、低血鉀、低血鎂、低血氯及高血鈣。

(2) 尿酸滯留：造成高尿酸血症。

(3) 對代謝的影響：高血糖症，Indapamide 此作用較小；長期服用會增加血中膽固醇含量。

(4) 有過敏反應、發燒及造成男性性無能等報告。

4. **注意事項：**

(1) 低血鉀又高血鈣會加重強心配醣體毛地黃的毒性。

(2) 加強抗心律不整藥物、Aminoglycoside 類抗生素及鋰鹽毒性，小心併用。

(3) 有腎病應降低劑量，對磺胺類藥物過敏、孕婦、痛風、糖尿病者應謹慎使用。

五、保鉀利尿劑

■ Spironolactone[speer on oh lak' tone](Aldactone®)、Amiloride[a mil' oh ride] (Midamor®)、Triamterene[trye am' ter een](Dytac®)

　　保鉀利尿劑(potassium-sparing diuretics)常與亨利氏環利尿劑及 Thiazide 類利尿劑併用，以減緩一般利尿劑常見之副作用，如 K^+流失之低血鉀、心律不整、腹瀉等現象。保鉀利尿劑不可併用 KCl 及減少 K^+排出之藥物，可能造成致命的高血鉀症。

1. **作用機轉：**作用在遠端腎小管，Spironolactone 結構與醛固酮(Aldosterone)類似可與其競爭受體，阻斷 Na^+-K^+交換及 Na^+-H^+交換，達到保留 K^+及鹼化尿液效果。Amiloride、Triamterene 直接抑制 Na^+-K^+交換及 K^+分泌。

2. **臨床用途：**

(1) 校正低血鉀現象：少單獨使用，常與 Thiazide 及高效能利尿劑併用，複方製劑可治療肝硬化，充血性心衰竭及腎衰竭所引起之水腫。目前合併製劑如：Amiloride(5mg)與 Hydrochlorothiazide(50mg)之 Moduretic®、Spironolactone (25mg)與 Hroflumethiazone(25mg)之 Aldactide®、Triameterene(50mg)與 Hydro-chlorothiazide(25mg)之 Dyazide®。

(2) 治療續發性高醛固酮血症，如肝硬化、腎性高血壓引起之水腫，對原發性高醛固酮血症(Conn's syndrome)之治療效果較差。

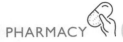
3. **副作用**：高血鉀、低血鈉症及鹼化尿液現象。

　　(1) Spironolactone 之化學結構與性激素相似，具有黃體素作用，男性女乳、陽萎、女性則有多毛、乳房脹痛、月經不規則、頭痛思睡。

　　(2) Triamterene 對肝硬化病人服用會有巨母紅血球貧血現象；Amiloride、Triamterene 會增高血糖、噁心、嘔吐、眩暈。

4. **注意事項**：

　　(1) 注意不可併用 KCl 及減少 K^+ 排出之藥物併用，如 ACE 抑制劑、NSAIDs，可能造成致命的高血鉀症。

　　(2) Amiloride、Triamterene 會增高血糖，糖尿病人要小心使用。

六、具有利尿作用之藥物及激素

1. **甲基黃嘌呤(methylxanthine)類**：加速腎絲球過濾速率，臨床上不作為利尿劑，主要用於提神及氣喘之治療。

2. **心房利鈉胜肽 (ANP)**：經由第二信差 cGMP 作用，可抑制 Renin、Aldosterone、ADH 釋放而達到利尿效果；作用快且效期短，可用於治療心衰竭。

3. **拮抗抗利尿激素(ADH; VP)**：拮抗 ADH 之 VP_2 受體作用的藥物，可減少水分的再吸收，而達到利尿效果，藥物有 Alcohol、Demeclocycline、Lithium carbonate、Colchicine、Vinca alkaloids。

11-2 泌尿道抗菌劑

　　排尿路徑容易被細菌感染產生尿道炎、膀胱炎、腎盂炎，以格蘭氏陰性菌居多，如大腸桿菌、變形桿菌、綠膿桿菌、淋病雙球菌等。女性因尿道較短，感染機率高，高齡男性因尿路阻塞及攝護腺肥大而感染造成局部發炎及疼痛。治療藥物必須對感染菌種感受度高，在泌尿道存有高濃度；由於復發性機率高，對慢性尿道感染則需較長的藥物療程。

　　尿道抗菌藥(urinary tract antiseptics)臨床上常用有：

1. **抗生素**：例如青黴素、頭孢子菌素、磺胺類藥物等治療急性膀胱炎及腎臟感染。

2. **Quinolone 類抗菌劑及合成尿道防腐劑**。

3. **抗黴菌藥物**：例如 Fuconazole、Amphotericin B。

4. **NSAIDs 製劑（抗發炎止痛劑）**、Phenazopyridine（尿道止痛劑）及抗蕈毒鹼製劑（平滑肌解痙攣劑，例如 Tolterodine），常配合抗菌藥物服用。

一、Quinolone 類抗菌劑

　　第一代製劑有效對抗泌尿道感染之格蘭氏陰性菌，但對全身感染不具療效，且很快對其產生抗藥性。第二代 Quinolone 抗菌劑，對格蘭氏陽性菌感染也有療效，臨床用途更廣，治療尿道感染之外，對全身性感染之藥效與抗生素 Bactrim®或 Ampicillin 相似，屬於廣效之抗菌劑。

(一) 作用機轉

　　干擾 DNA 回旋酶(DNA gyrase)又稱 DNA 拓樸異構酶(DNA topoisomerase II)。此回旋酶將 DNA 繞圈捲成立體結構，抑制此酶將導致細菌染色體鬆弛，誘導 DNA 斷裂造成細菌裂解而亡，本類藥物為殺菌性抗菌劑。

(二) 第一代 Quinolone

- Nalidixic acid[nal i dix'ik as' id](Negacide®)、Cinoxacin[sin ox'a sin](Cinobac®)、Piromidic acid(Panacid®)

1. **抗菌範圍**：對格蘭氏陰性菌有抑制作用，如大腸桿菌、變形桿菌、綠膿桿菌、淋球菌等，但很快產生抗藥性菌種，臨床應用受限制。

2. **藥物動力**：因游離態濃度不足，無法用於全身性感染，僅用於治療急性及慢性泌尿道感染，本藥口服吸收迅速，90%與白蛋白結合，其代謝物殺菌力更強，二者由腎臟排除，服藥後 1~2 小時達到最高尿中濃度。

3. **副作用**：噁心、嘔吐及腹瀉、光敏感性蕁麻疹、頭痛、暈眩、嗜睡。

4. **注意事項**：長期使用（2 週以上）會影響肝功能；孕婦、孩童及哺乳婦女禁用，造成骨關節病變。

(三) 第二代 Quinolone—Fluoroquinolone 類

- Ciprofloxacin[sip roe flox' a sin](Ciproxin®)、Ofloxacin[oh floks' a sin](Tarivid®)、Norfloxacin[nor flox' a sin](Baccidal®)、Lomefloxacin[lo me flox'a cin](Lomebact®)

　　結構與作用機轉與第一代之相似，但抗菌範圍更廣，具有更廣泛的臨床應用，藥物動力特性佳及副作用少，藥物種類越來越多。

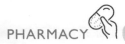
1. **抗菌範圍及動力學特性**：不僅對格蘭氏陰性菌及陽性菌有效，對抗厭氧菌效果佳，尤其是對綠膿桿菌、大腸桿菌及金黃色葡萄球菌有強力作用。一般口服吸收良好，但 Norfloxacin 僅以靜脈注射給藥；半衰期 3~5 小時，Lomefloxacin 藥效最長半衰期約 8 小時。

2. **臨床用途**：治療尿道感染之外，用於呼吸道感染、肺結核、細菌性胃腸炎、淋病及骨髓炎，對全身性感染之藥效與抗生素 Bactrim® 或 Ampicillin 相似。Ciprofloxacin 之藥效最強，可作為毒性較強的抗生素如胺基配醣體類 (aminoglycosides)之替代藥物；Norfloxacin 僅用於局部治療尿道及前列腺炎；本類藥物雖可治療淋病，但對梅毒無效。

3. **副作用**：與第一代相似，有噁心、嘔吐、腹瀉；頭痛、眩暈、光毒性，過量使用時會有結晶尿產生。

4. **注意事項**：與鐵、鋅、制酸劑及 Sucralfate 等藥物併用會干擾本類製劑的吸收。會產生結晶尿應多喝水，有腎臟疾病應調降劑量，孕婦、孩童及哺乳婦女禁用，軟骨組織受毒害產生關節病變。

(四) 第三、四代 Quinolone

■ Clinafloxacin、Sparfloxacin、Moxifloxacin[mox' i flox' a sin]、Trovafloxacin
對抗 G(+)的效果更強，效力更長。

二、合成尿道防腐劑

本類製劑在尿液中濃縮，消滅泌尿道中的細菌，主要用於治療急性膀胱炎及腎炎，在循環中不能達到殺菌濃度故無全身性抗發炎作用。

■ Nitrofurantoin[nye troe fyoor an' toyn](Furadantin®)

1. **作用機轉及用途**：抑制細菌乙醯輔酶，干擾醣類代謝，對抗大腸桿菌引起之尿道感染；常用於治療膀胱炎、腎盂炎。口服吸收良好，迅速排泄，在酸性尿液中活性增加。

2. **副作用**：胃腸刺激、頭痛、眼球震顫、周邊神經病變及尿液呈現紅色。

3. **注意事項**：長期服用可能造成肺炎或肺纖維變性；G-6-PD 缺乏者、新生兒及孕婦禁用會產生溶血性貧血。

- Hexamine、Methenamine[meth en' a meen](Urotropin®)

1. **作用機轉及用途**：為氨(NH_3)與甲醛(HCHO)的聚合物，在酸性環境 pH5.5 以下緩慢分解產生甲醛，具防腐殺菌作用，因細菌對甲醛無抗藥性，僅用於對其他抗菌藥產生抗藥性之尿道感染，用於預防導尿及泌尿道手術時之感染，但對上泌尿道感染卻無療效。

2. **副作用**：胃腸不適，高劑量可引起少尿、蛋白尿、血尿、膀胱疼痛及皮膚炎。

3. **注意事項**：Sulfonamide 類藥物會與甲醛起化學反應，兩者不可合用；與鹼化尿液之藥物併用會失去藥效，口服後尿液呈現藍綠色，肝腎功能不佳者禁用。

11-3　改變尿液酸鹼度藥物

　　藥物排泄最主要的器官是腎臟。酸性藥物在酸性尿液中有非極性化作用，可增加再吸收而延遲排泄增強藥效；在鹼性尿液中則產生極性化，更加速藥物的排泄。改變尿液酸鹼度之範圍一般在 pH5~8.5 之間。

一、酸化尿液的藥物

- Ammonium chloride(NH_4Cl)、Vitamine C(Ascorbic acid)、Arginine hydrochloride、Sodium biphosphate[soe' dee um fos' fate](NaH_2PO_4)

1. **作用機轉**：酸化尿液可加速鹼性藥物的排除如 Amphetamine；又可增強其他併用藥物的藥效，如與 Hexamine 併用，可分解出有效成分甲醛。

2. **臨床用途**：NH_4Cl 可作為祛痰劑，但是本藥對胃有刺激性，有噁心、嘔吐現象。

二、鹼化尿液的藥物

- Sodium citrate、Sodium succinate、Potassium citrate、Sodium bicarbonate[soe' dee um bye kar' bon ate]($NaHCO_3$)

　　此類藥物可加速酸性藥物如 Aspirin 的排泄作用；加強抗生素如類藥效且可避免尿酸及結晶尿的形成；膀胱上皮保護膜亦受酸性藥物破壞，鹼化尿液可緩和尿液對尿道之刺激作用。

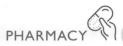

課後複習

( ) 1. 下列哪一個藥物最常用在腦水腫的病人？ (A)Spironolactone
(B)Acetazolamide (C)Mannitol (D)Ethacrynic acid。

( ) 2. 何者使用具有利尿及血管舒張的作用，是治療高血壓之常用利尿劑？
(A)Furosemide (B)Amiloride (C)Spironolactone (D)Hydrochlorothiazide。

( ) 3. 下列何者不是 Thiazides 類藥物的副作用？ (A)高尿酸血症(hyperuricemia)
(B)高血脂(hyperlipidemia) (C)過敏反應 (D)血鉀增加。

( ) 4. 下列利尿劑何者會使尿液鹼性增加，連續使用後會產生代謝性酸中毒，而
降低藥效？ (A)Furosemide (B)Chlorothiazide (C)Acetazolamide
(D)Spironolactone。

( ) 5. 下列利尿劑及作用機轉的組合，何者正確？ (A)Acetazolamide／抑制遠端
腎小管 NaCl 的再吸收 (B)Spironolactone／抑制抗利尿激素(ADH)作用於
遠端腎小管 (C)Furosemide／抑制亨利氏環的 $Na^+/K^+/Cl^-$
(D)Hydrochlorothiazide／抑制近側腎小管 NaCl 的再吸收。

( ) 6. 下列利尿劑與其副作用之配對，何者不正確？ (A)Ethacrynic Acid：代謝性
酸中毒 (B)Hydrochlorothiazide：高血糖症 (C)Triamterene：高血鉀症
(D)Mannitol：頭痛。

( ) 7. 下列何種物質是屬內生性荷爾蒙而且具有利尿作用？ (A)Vasopressin
(B)Atrial Natriuretic Peptide (C)Prolactin (D)Insulin。

( ) 8. 最可能造成高血鉀症(hyperkalemia)的利尿劑是： (A)Mannitol
(B)Furosemide (C)Spironolactone (D)Hydrochlorothiazide。

( ) 9. 下列成分何種由 Methenamine Mandelate 釋出以抑制尿路細菌孳生？(A)
二氧化碳 (B)尿素 (C)甲醛 (D)醋酸。

( ) 10. 下列何者對綠膿桿菌及大腸桿菌較強之抗菌作用？ (A)Ciprofloxacin
(B)Fluconazole (C)Ganciclovir (D)Piperazine。

解答
CDDCC　ABCCA

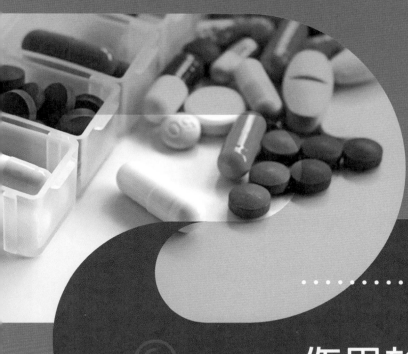

12 CHAPTER

▌蔡秋帆 編著

作用於心臟血管系統的藥物

⊕PHARMACY

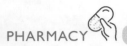

心　臟血管之主要功能在供應全身組織足夠血量以滿足代謝需求，心臟之收縮速率、收縮力、心肌耗氧量及冠狀血流供應等生理功能，若異常將導致心臟疾病，高血壓也會增加心臟負擔。常見的心臟疾病有心衰竭、心律不整、心絞痛及血管病變、硬化。心血管用藥主要在改善上列疾病之異常生理功能。

12-1　充血性心衰竭治療藥物

充血性心臟衰竭(congestive heart failure, CHF)為心臟無法打出足夠的血量以供應身體需求，它是一種臨床徵候而非疾病，常有下肢水腫、疲倦、虛弱感、呼吸困難等症狀，甚至引發致死性心律不整現象。當心輸出量減少，人體會引發代償機轉，主要有：

1. 增加交感神經活性，加強心肌收縮力、心跳速率及增加周邊阻力。

2. 引發腎素－血管收縮素－醛固酮系統(R-A-A)，導致周邊阻力增加和鈉、水滯留。

3. 體液滯留增加靜脈壓。

4. 長期導致心肌肥大及收縮力減弱，增加心臟之前負荷與後負荷造成惡性循環（圖 12-1）。

充血性心衰竭之治療目標：(1)加強心肌收縮力；(2)降低細胞外液及靜脈壓；(3)抑制交感神經之代償作用；(4)抑制 R-A-A 系統。

傳統治療主要用強心劑—Digitalis 及利尿劑；目前臨床的治療則是針對拮抗 R-A-A 系統和抑制交感神經代償作用，而採用血管收縮素受體拮抗劑、血管收縮素轉化酶抑制劑(ACEI)及 β-腎上腺素性阻斷劑，但視病況，有時仍需配合使用強心劑與利尿劑。

治療充血性心衰竭的藥物可分為下列幾種：

1. **強心劑：**
   (1) 強心配醣體：Digitoxin、Digoxin、Deslanoside、Oubain、Lanatoside C、Bufotoxin。
   (2) 促進 Ca^{2+}通道開啟：
   　　A. β_1受體致效劑：Dobutamine、Dopamine。
   　　B. 磷酸二酯酶抑制劑(PDEI)：Inamrinone、Milrinone、Amrinone。

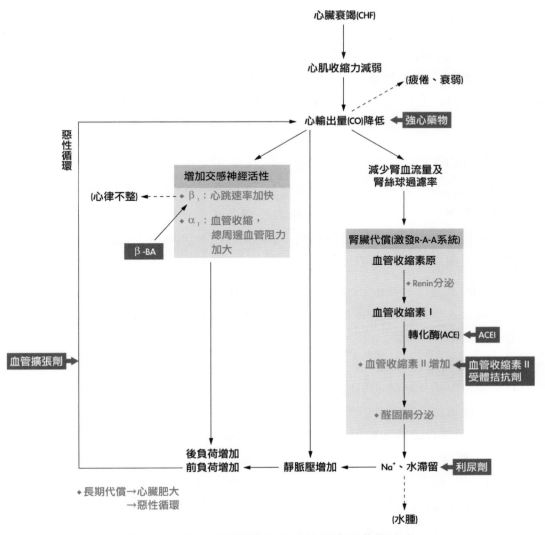

圖 12-1　充血性心臟衰竭的血管反應及藥物治療

2. **影響血管收縮素藥物：**

   (1) 血 管 收 縮 素 轉 化 酶 抑 制 劑 (ACEI)：Captopril 、 Enalapril 、 Lisinopril 、
   Ramipril。

   (2) 血管收縮素 II 受體拮抗劑：Losartan、Valsartan、Irbesartan。

3. **利尿劑：** Chlorothiazide、Furosemide。

4. **血 管 擴 張 劑：** Isosorbide dinitrate 、 Amlodipine 、 Felodipine 、 Prazosin 、
   Hydralazine。

5. **其他：** β 受體阻斷劑、心房利鈉胜肽製劑、內皮素受體結抗劑。

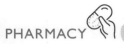

一、強心劑

直接增強心肌收縮力，增加心輸出量而改善心臟工作效能，本類藥物主要有(1)強心配醣體：如毛地黃(Digoxin)等；(2)促進 Ca^{2+}通道開啟：有β_1受體致效劑如 Dobutamine 及磷酸二酯酶抑制劑(PDEI)；臨床上仍以使用歷史悠久之毛地黃為最重要。

(一) 強心配醣體(cardiac glycosides)

又名強心苷，結構包括醣基與非醣體，非醣體為強心作用之主要結構，醣基則可增加藥物的溶解度、安定性、吸收及藥效的強弱。強心配醣體存在於毛地黃、毒毛旋花、夾竹桃、海蔥等植物，蟾皮含有 Bufotoxin 也是強心配醣體，目前製劑主要由毛地黃葉萃取。

■ Digoxin[di jox' in](Lanoxin®)、Medigoxin(Lanitop®)、Lanatoside C(Cedianid®)、Ouabain(Stropanthin G；Uabanin®)、Digitoxin(Crystodigin®)

1. **作用機轉及藥理作用：**
   (1) 強心作用：增強心肌收縮力及心輸出量以增進收縮效率。增強心肌收縮力之機轉為：
      A. 抑制心肌細胞膜上 Na^+-K^+ ATPase (Na^+-K^+ pump)，提高心肌細胞內 Na^+濃度。
      B. Na^+濃度增加可抑制 Na^+-Ca^{2+}交換，增加細胞內 Ca^{2+}濃度。
      C. 促進儲存在肌漿網內之 Ca^{2+}釋放出來（圖 12-2）。心肌細胞內 Ca^{2+}濃度上升會增強心肌收縮力。
   (2) 減慢心跳速率：提高迷走神經活性，抑制竇房結的自主性，延長房室傳導時間，減慢心跳速率，中毒時會出現房室阻斷，引發心室心律不整，甚至產生致命性心室纖維顫動脈。
   (3) 利尿作用：減少醛固酮分泌，增加腎臟血流量，提高腎小球過濾速度；增加排尿量以改善水腫。
   (4) 低血鉀會加強毛地黃的毒性作用：K^+會與毛地黃競爭 Na^+-K^+ pump 結合部位，低血鉀會加強毛地黃對 Na^+-K^+ pump 的抑制作用，產生非預期之心律不整。

2. **藥物之動力學：**強心配醣體均具有相同的作用機轉，但是藥物動力（吸收、分布、代謝、排泄）與用法卻不相同。臨床上主要製劑之藥物動力學參數及用法列於表 12-1。

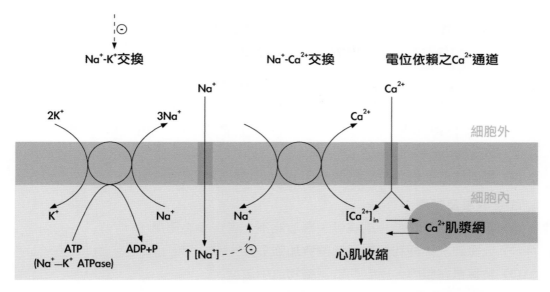

圖 12-2　強心苷的作用機轉

表 12-1	強心配醣體藥物動力性質			
藥物 （商品名）	Digitoxin (Crystodigin®)	Digoxin (Lanoxin®)	Lana taside C (Cedianid®)	Ouabain (Uabanin®)
用法與用量 （mg/天）	PO：0.1~1.0 IV：1.2~1.6	PO：0.5~1.0 IV：0.5	IV：0.8~1.6 IM：0.8	IV：0.25~0.5
起效與尖峰 作用	PO：2~3；6~12 (hr) IV：1~2；3~6 (hr)	PO：1~1.5；6 (hr) IV：0.5~1.5；8 (hr)	IV：10~30；60~90 (min)	IV：5~10；30~90 (min)
半衰期	6~7（天）（長效）	30~36 (hr)（中效）	32~36 (hr)（中效）	20~24 (hr)（短效）
血漿蛋白結合(%)	90	30	30	50
代謝與排泄	肝臟／膽汁、腎臟	－／腎臟	－／腎臟	－／腎臟
注意事項	1. 心室顫動、嚴重心跳過緩、肝腎功能不全者宜小心使用 2. 利尿劑引起的低鉀、低鎂、高鈣、低甲狀腺素均會加強毒性 3. 治療劑量範圍狹小，易儲存於體內，應定期監測藥物濃度			

註：IV：靜脈注射；IM：肌肉注射；PO：口服

3. **副作用與毒性**：毛地黃之毒性大，治療指數(TI)小，易蓄積在體內引起中毒。

   (1) 腸胃道：直接刺激胃腸組織，早期常見之症狀有腹痛、噁心、嘔吐、腹瀉、食慾降低。

   (2) 中樞神經系統：黃綠視覺、視力模糊、頭痛、嗜睡。

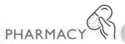

(3) 心臟毒性：房室傳導阻斷、心室纖維顫動是中毒致死最主要的原因。

(4) 其他如低血鉀、男性女乳化、血管栓塞等。

4. **中毒之解毒劑**：當中毒症狀產生時，應立即停藥並監測血中 K^+ 濃度。

(1) 血鉀過低時，可口服或注射 KCl 補充 K^+。

(2) 心室心搏過慢時，則給予抗心律不整藥物 Phenytoin、Lidocaine、Mexiletine。

(3) 靜脈注射毛地黃特定抗體—Digibind，快速降低血中濃度。

5. **注意事項及禁忌**：

(1) 心室心律不整、心跳緩慢、腎功能不全者需小心使用。

(2) 低血鉀、排鉀利尿劑、鈣鹽會加強毒性。

(3) 易蓄積在體內，應定期監測藥物血中濃度。

二、促進 Ca^{2+} 通道開啟

心肌細胞內第二傳訊者cAMP可活化蛋白質激酶A，使 Ca^{2+} 通道開啟，致 Ca^{2+} 內流增加心肌收縮力，增加cAMP濃度的方式有抑制磷酸二酯酶III(phosphodiesterase III)及興奮 β_1 受體。

■ 磷酸二酯酶抑制劑(PDEI)

本類製劑長期服藥會造成心律不整、增加死亡率，腎臟及心臟瓣膜病變者應調降劑量，不可與其他 PDEI（如 Dipyridamole）藥物併用，常用於對毛地黃、利尿劑或血管擴張劑沒有反應的病人。

■ Inamrinone[in am'ri none](Inocar®)、Milrinone[mil'ri none](Primacor®)

1. **藥理作用**：治療急性及心臟開刀後之心臟衰竭、休克，本藥之藥效短，緩慢靜脈注射給藥。Milrinone 較 Inamrinone 強 20 倍，為長效製劑，口服給藥。

2. **副作用**：噁心、嘔吐、食慾減退、低血壓、頭痛、咽喉炎、血小板減少及肝毒性。

β_1 受體致效劑

本類藥物半衰期短需持續靜脈輸注給藥，用於急性心肌梗塞併有心臟衰竭與手術後的循環衰竭，興奮 β_1 受體可增加心臟收縮力及心跳加速。

- Dopamine[doe'pa meen](Intropin®)、Dobutamine[doe byoo' ta meen](Dobutrex®)

1. **作用機轉**：Dopamine 低劑量刺激 β_1 受體，小劑量時可刺激分布在腹腔之 D_1 受體，使腎血管擴張，增加腎血流及腎絲球過濾速率，更利於心臟衰竭的治療。Dobutamine 為 Dopamine 衍生物，選擇性 β_1 受體致效劑，不影響腎血流及排尿量，需注射給藥。

2. **副作用**：心悸、頭痛、高血壓。

三、血管收縮素拮抗藥物

本類製劑可減少醛固酮分泌，改善鈉、水滯留，又具血管擴張效果，降低前負荷及後負荷，比其他血管擴張劑明顯地提高 CHF 病人之存活率、減少心肌梗塞和中風發生率，對於長期重症 CHF 的療效極佳，懷孕及哺乳婦女禁用。

(一) 血管收縮素轉化酶抑制劑(ACEI)

- Captopril[kap' toe pril](Capoten®)、Enalapril[e nal' a pril](Renitec®)、
  Lisinopril[lyse in' oh pril]、Fosinopril[foe sin' oh pril]

  抑制血管收縮素(Ag II)的形成且可減少慢動素(Bradykinin, BK)被代謝分解；干擾 R-A-A 系統，達到血管擴張效果與改善鈉、水滯留，降低前、後負荷。

(二) 血管收縮素 II 受體拮抗劑

- Losartan[loe sar' tan](Cozaar®)、Valsartan[val sar' tan]、Irbesartan[ir be sar' tan]

  拮抗血管收縮素 II 受體作用，明顯改善 CHF 的心血管症狀，副作用極少。

四、利尿劑

主要有 Chlorothiazide、Furosemide，減少靜脈回流量、降低心臟前負荷，緩解 CHF 之肺鬱血、呼吸困難和周邊水腫症狀。因增加鉀離子流失，會加強毛地黃毒性，不可與其併用，而應選用留鉀利尿劑 Spironolactone 等與毛地黃併用。

五、直接血管擴張劑

治療 CHF 的血管擴張劑如 Isosorbide dinitrate (Isodil®)及 Hydralazine，可降低前負荷及後負荷，常與 ACEI 或鈣離子阻斷劑 Amlodipine 等併用。

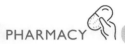

12-2　抗心律不整藥物

　　心律不整主要是因為自主性激發異常電位或傳導路徑異常，造成心房與心室收縮不協調，心跳節律不規則、心搏過快或過慢，不但影響心臟收縮機能，嚴重者將危及生命。

1. **節律細胞之自主性異常：**
   (1) 心臟之竇房結(S-A node)為節律器決定心跳速率，當竇房結之去極化失去優勢時，其餘節律細胞（房室結、希氏束、Purkinje's 纖維）自主性增強，相互競爭不受控制甚至取代竇房結之控制權，這些異常自主的節律細胞，稱異位性節點(ectopic pacemaker)，其中房室結傳導較緩慢，發生心律不整之機率高。
   (2) 導致自主性異常之原因有：
   　A. 疾病如動脈硬化、缺氧、心肌梗塞及甲狀腺機能亢進等。
   　B. 節律細胞周邊環境改變所引起，如血液循環不良、缺氧、電解質不平衡、藥物、自主神經活性異常等。

2. **傳導途徑異常：**某一段心肌受傷或不反應期延長，使傳導受阻，興奮波以逆向方式再進入(re-entry)，使心肌重覆被刺激而興奮，產生過早收縮或持續性收縮而避開房室結，出現另一條捷徑，即沃帕懷三氏症候群(W-P-W syndrome)。

3. **心律不整的治療目標：**改變節律細胞的自主性、興奮性及傳導速度。抗心律不整藥物依藥物對心臟細胞電氣生理動作電位、離子通透性的作用分為五類（圖 12-3）。
   (1) 第 I 類：鈉離子通道阻斷劑：
   　A. IA 組：快速 Na^+ 通道阻斷劑：Quinidine、Procainamide、Disopyramide。
   　B. IB 組：快速 Na^+ 通道阻斷劑：Lidocaine、Phenytoin、Mexiletine、Tocainide。
   　C. IC 組：強效慢速 Na^+ 通道阻斷劑：Flecainide、Ecainide、Propafenone。
   (2) 第 II 類：抗心律不整藥物—β受體阻斷劑：Propranolol、Atenolol、Metoprolol、Pindolol、Esmolol。
   (3) 第 III 類：抗心律不整藥物—K^+ 通道阻斷劑：Amiodarone、Bretylium、Sotalol。
   (4) 第 IV 類：抗心律不整藥物—Ca^{2+} 通道阻斷劑：Verapamil、Diltiazem。
   (5) 其他：Adenosine、Digitoxin、Digoxin、Atropine、Epinephrine、Mg^{2+}。

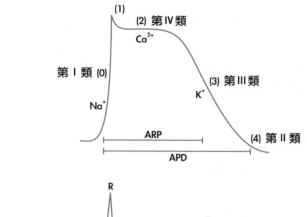

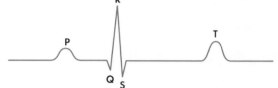

第 I 類：Na⁺通道阻斷劑
第 II 類：β-腎上腺素性受體阻斷劑
第 III 類：K⁺通道阻斷劑
第 IV 類：Ca²⁺通道阻斷劑

(0)相：去極化，Na⁺快速流入細胞內
(1)相：短暫再極化，Na⁺通道關閉，Cl⁻進入
(2)相：高原期，緩慢Ca²⁺通道開啟
(3)相：再極化，K⁺流出細胞外
(4)相：原靜止狀態

ARP：絕對乏興奮期
APD：動作電位期間

圖 12-3　抗心律不整藥物分類

一、第 I 類：鈉離子通道阻斷劑

本類藥物又稱細胞膜穩定劑，降低心肌去極化速率、自主性，即動作電位第 0 期，當 Na⁺通道打開的頻率愈高，藥物的作用愈強，但不干擾正常的心跳頻率，依藥物與 Na⁺通道之結合與解離速率不同，分為 IA、IB、IC 三類型。

(一) IA 組：快速 Na⁺通道阻斷劑

■ Quinidine[kwin' i deen](Quinidex®)

1. **藥理作用：**
   (1) 心臟作用：為金雞鈉樹皮所含之生物鹼，與心肌細胞 Na⁺通道結合，阻斷 Na⁺流入細胞內，抑制心肌細胞異常的自主性、延長不反應期，減緩傳導速度，但對正常的節律影響很小，心電圖 P-R 間期、Q-T 間期延長及 QRS 間期變寬。
   (2) 抑制迷走神經作用：類 Atropine 作用，會引發心室心搏過速。
   (3) 血管平滑肌鬆弛，使血管擴張、血壓下降。
   (4) 骨骼肌鬆弛作用，惡化重症肌無力。

2. **臨床用途：**治療心室心律不整、心房期外收縮、心房纖維顫動。

3. **用法用量：**口服 200~800 毫克／天，一天 3~4 次。

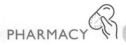

4. **副作用與注意事項**：常有噁心、嘔吐、腹瀉等現象；高劑量可引起金雞鈉中毒，有耳鳴、暈眩、視覺模糊、頭痛症狀，嚴重者導致低血壓；毒性劑量會引起心室心搏過速，產生的 "quinidine syncope" 是指心電圖中 QT 間期特別延長。本藥會加強毛地黃心律不整的效應，故不可併用；對本藥過敏、重症肌無力症、毛地黃中毒及心臟肥大者禁用。

■ Procainamide[proe kane a' mide](Pronestrl®)

1. **藥理作用**：Procainamide 為 Procaine 的衍生物，作用機轉與 Quinidine 相似，類 Atropine 作用較弱，對心肌收縮力及心室不反應期影響小，無骨骼鬆弛作用。本藥經由肝臟代謝產物仍有 33%療效。

2. **臨床用途**：治療心室性心律不整及預防麻醉引起的心律不整。

3. **副作用與注意事項**：長期服用有類似紅斑性狼瘡症狀；噁心、嘔吐、意識混亂及幻覺、過敏皮疹、顆粒性白血球缺乏症。SLE 症狀、心臟房室阻斷、哺乳者禁用，肝腎功能不正常者減少劑量。

4. **用法用量**：口服：第一次使用 0.5~1.0g，危急靜脈輸注劑量為 18 mg/kg/min。

■ Disopyramide[dye soe peer' a mide](Norpace®)

作用機轉與 Quinidine、Procainamide 相似，且具有強力抑制心肌收縮的作用，用於治療頑固性心室心搏過速，為 Quinidine 及 Procainamide 替代品。抗膽鹼作用是 Procainamide 的 25 倍，因此會出現口乾舌燥、視力模糊、尿液滯留、便祕等副作用。口服初劑量 300mg，維持劑量 150mg/6hr。

(二) IB 組：快速 Na⁺通道阻斷劑

與 Na⁺通道快速地結合和分開，治療心室心律不整特別有效；可縮短心室動作電位間期及心電圖 Q-T 間期。

■ Lidocaine[lye' doe kane](Xylocaine®)

1. **藥理作用**：縮短第 3 期及動作電位期間，抑制異位性節律的自發性，對傳導系統希氏束、蒲金氏纖維及缺血組織具有選擇性；本藥有局部麻醉作用。

2. **臨床用途**：
   (1) 本藥之治療指數大且副作用小，廣泛用在治療急性心室心律不整，對心肌梗塞、心肌缺血之心室心律不整特別有效。
   (2) 治療毛地黃中毒引起之心律不整。
   (3) 為局部麻醉劑。

3. **副作用**：中樞神經抑制作用，如嗜睡、感覺異常、痙攣、低血壓。由肝臟代謝，肝功能不良者應降低劑量。

4. **用法與劑量**：有高度的肝臟首渡效應，故口服無效，由靜脈注射給藥，初次劑量為 1mg/kg。

■ Mexiletine[mex il' e teen](Mexitil®)、Tocainide[toe kay'nide](Tonocard®)

　　均與 Lidocaine 作用相似，可以口服給藥，藥效長，又具有 IA 及第 II 類抗心律不整藥物之優點，Mexiletine 用於治療與心肌梗塞有關之心室心律不整，副作用有噁心、嘔吐、顫抖、肝炎、心跳變慢。Tocainide 用於治療心室心搏過速，有中樞抑制作用、肺毒性，可能導致肺纖維化。

■ Phenytoin[fen' i toyn](Dilantin®)

　　作用與 Lidocaine 相似，可加速房室結的傳導改善房室阻斷現象，治療 Digitalis 中毒引起之心律不整；為癲癇大發作治療劑。副作用有齒齦增生、眼球震顫、運動失調、噁心、嘔吐、低血壓、貧血及多毛症，口服劑量 0.5~1 毫克／天，初劑量：500 毫克／天，靜脈注射 50~100 毫克／天。

(三) IC 組：強效慢速 Na^+ 通道阻斷劑

　　與 Na^+ 通道強力結合且解離速率極慢，因過度抑制鈉離子通道，正常心跳亦受影響，容易導致心傳導過慢，引發致命性心律不整。

■ Flecainide[fle kay'nide](Tambocar®)

1. **藥理作用**：抑制正常與缺血之心肌細胞，明顯地降低第 0 期去極化速度，抑制心肌細胞的自主性及傳導速度。

2. **臨床用途**：治療頑固性心室心律不整、W-P-W 症候群及心室早期收縮。

3. **副作用與禁忌**：
   (1) 腸胃不適、視覺模糊、暈眩、頭痛。
   (2) 抑制左心室功能；充血性心臟衰竭患者及 3 級房室阻斷之心律不整者禁用，會惡化先前存在之心律不整。
   (3) 肝腎功能不全者應調降劑量。

4. **用法與劑量**：初劑量：口服 100 毫克／12 小時，維持劑量為口服 150 毫克／12 小時。

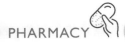
■ Encainide[en kay'nide]、Propafenone[proe pof'en one](Rytmonorm®)

　　二者的作用與 Flecainide 相似，Encainide 治療心室早期收縮，又稱為 PVC 終結者(PVC killer)；Propafenone 兼具 IC 及第 III 類抗心律不整藥物作用，為一強效且廣效性（心房、心室）心律不整治療劑。

二、第 II 類：抗心律不整藥物－β 受體阻斷劑

　　阻斷交感神經 β_1 受體，抑制心肌細胞之自主性，降低房室傳導速度，延長心電圖之 P-R 間期，而 Q-T 間期縮短，又降低心肌收縮力，並減少耗氧量；本類藥物之作用機轉是抑制動作電位第 4 期去極化，但是隨各種 β 受體阻斷劑藥物動力之差異，治療心律不整之臨床應用也不同。

■ Propranolol[proe pran' oh lole](Inderal®)

　　是 β 受體阻斷劑代表性藥物，具有拮抗 β_1、β_2 受體作用，拮抗 β_2 受體會引起支氣管收縮，脂溶性高，可通過血腦障壁(BBB)，臨床應用最廣泛。

1. 臨床用途：

(1) 用於治療交感神經活性增加、壓力太大、焦慮誘發之心搏過速，心室性心律不整、心房纖維顫動。

(2) 控制運動、甲狀腺機能亢進或全身麻醉引起的心律不整。

(3) 降血壓、改善心絞痛、心肌梗塞症狀。

(4) 用於預防心肌梗塞後所產生的突發性心律不整。

2. 副作用：

(1) 低血壓、昏睡。

(2) 休克現象、高血脂。

(3) 拮抗 β_2 受體引發氣喘。

Medicines Box

其他的 β 受體阻斷劑

　　一般來說，β－受體阻斷劑藥物的命名字尾都會有 "-olol" 結尾，例如：

1. Atenolol、Metoprolol：選擇性 β_1 受體阻斷劑，無支氣管收縮作用。

2. Pindolol：為擬交感神經部分致效劑，可減少心律不整的發作頻率。

3. Esmolol：藥效極短，用於手術中發生心律不整或緊急狀況時靜脈注射給藥。

三、第 III 類：抗心律不整藥物－K⁺通道阻斷劑

本類藥物可減少 K^+ 流出細胞外，干擾第 3 期再極化作用，延長不反應期與動作電位期間，可抑制重入性(re-entry)心律不整，臨床應用於嚴重頑固性心律不整。

■ Amiodarone[a mee' oh da rone](Cordarone®)

1. **作用機轉**：為第 III 類抗心律不整藥物，又阻斷 Na^+、Ca^{2+} 通道與拮抗交感神經功能，兼具四類抗心律不整藥物作用；具有局部麻醉作用；又有擴張冠狀動脈的作用，含碘分子，結構似甲狀腺素 T_4，會干擾甲狀腺功能。

2. **臨床用途**：治療心室心搏過速合併左心室功能受損的首選，並可治療 W-P-W 症候群、心絞痛。

3. **副作用**：腸胃不適、眩暈，皮膚色素沉積呈現藍斑及光敏感；角膜有色素沉積物。長期服用則有心搏過慢、低血壓、心臟衰竭、肺纖維化、甲狀腺功能異常、肝病變及神經肌肉病變。心衰竭患者勿用。

4. **用法劑量**：初期口服：每日 0.8~1.2 克，分 3 次，維持劑量 0.2~1 克／日，靜脈注射 5 毫克／公斤。

■ Sotalol[soe' ta lole](d-Sotalol®)

具有內生性擬交感神經活性(ISA)作用，治療心室心律不整、高血壓及心絞痛，本藥長期治療可以降低急性心肌梗塞所造成的猝死率，治療用途與 Aminodarone 相似，較 Bretylium 安全。

■ Bretylium[bre til'ee um](Bretylor®)

1. **作用機轉**：對於心臟之作用有直接與間接二種方式，直接作用是阻斷心肌細胞 K^+ 通道，間接作用是干擾兒茶酚胺的釋放，阻斷交感神經作用，使血壓下降。

2. **臨床用途**：用於第一線藥物治療無效時，且限於有監測心臟功能之設備的加護病房使用。

3. **副作用**：嚴重姿態性低血壓，常有噁心、嘔吐。

4. **用法與劑量**：靜脈注射，5~10 mg/kg，總量不可超過 30 mg/kg。

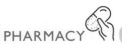
四、第Ⅳ類：抗心律不整藥物—Ca^{2+}通道阻斷劑

本類藥物能阻斷 Ca^{2+}通道，減少 Ca^{2+}流入心肌細胞（第 2 相）及血管平滑肌細胞內，並減緩自發性去極化速度（第 4 相），降低竇房結、房室結之傳導速度，減弱心肌收縮力降低耗氧量及擴張血管等作用。

對心臟收縮力與傳導速度之抑制作用以 Verapamil 作用最強，而後依序為 Diltiazem、Nifedipine；對血管之擴張作用強弱則 Nifedipine＞Diltiazem＞Verapamil。

■ Verapamil[ver ap' a mil](Isoptin®)、Diltiazem[dil tye' a zem](Herbesser®)

1. **臨床用途**：治療心房性心律不整比心室性心律不整有效，治療心室心搏過速、心房撲動，改善心絞痛及高血壓。

2. **副作用與禁忌**：低血壓、心肌收縮力減弱。與 β 受體阻斷劑、毛地黃並用時需小心，房室傳導阻滯、心衰竭、心肌梗塞等心收縮不全的病人禁用。

3. **藥物交互作用**：Phenobarbital 使 verapamil 代謝增加。

五、其他製劑

■ Digoxin[di jox' in]

具有迷走神經作用，降低房室傳導速度，治療陣發性心房撲動或纖維顫動；但其毒性大，會引起致命性心室心律不整，臨床上已不用於治療心律不整。

■ Adenosine[a den'o sin](Adenocor®)

為天然核苷酸，已有合成藥，注射給藥、藥效極短（15~30 秒），活化 A_1 受體，抑制鈣離子通道，活化鉀離子通道，降低竇房結之自主性及房室結之傳導速度，是急救心室上心搏過速(PSVT)的首選用藥，副作用會引起心搏徐緩、頭痛、暈眩、噁心、潮紅、胸痛、低血壓；氣喘、房室傳導阻斷者禁用。Dipyridamole 為 Adenosine 再回收抑制劑，會增強 Adenosine 的作用，兩者併用時應降低 Dipyridamole 的劑量。Methylxanthine 為 Adenosine 的強效抑制劑。

Medicines Box

其他的抗心律不整藥物

1. **Atropine**：可用於治療心房心搏減緩。

2. **Epinephrine**：可用於治療心搏減緩及心收縮不全。

3. **Mg^{2+}**：可用於治療心室心律不整。

12-3　抗心絞痛藥物

　　心絞痛(angina pectoris)是由於心肌之血液氧氣供應量不足以達到其需求量所引起。當冠狀動脈阻塞或狹窄，如動脈粥狀硬化、血管痙攣、血小板凝集、運動時，心肌氧氣需求量增加及心理壓力等因素，都可導致心肌缺血、氧氣輸送不足，引發心絞痛症狀。心絞痛的症狀有突發的胸骨下疼痛、胸悶，放射轉移至下顎、左肩、左臂疼痛；若冠狀動脈阻塞則更嚴重，心肌持久缺血，可導致心肌梗塞。因此，心絞痛的治療目標有二：(1)減少心臟工作量，使心肌需氧量降低；(2)擴張冠狀動脈，增加血流供氧量。

　　心絞痛可分為三類型：

1. **穩定或典型的心絞痛(stable angina)**：與動脈粥狀硬化有關，休息時，尚可供應心肌代謝需求；在運動、情緒激動、增加心臟工作量時發生，又稱為運動型心絞痛；治療藥物主要在改善心臟工作負荷，包括有機硝酸鹽、β 受體阻斷劑或 Ca^{2+} 通道阻斷劑。

2. **不穩定型心絞痛(unstable angina)**：發作次數頻繁、時間長，是急性心肌梗塞前兆。可能是進行中的粥狀硬化，造成血管痙攣；此類型心絞痛之治療藥物最主要為 Aspirin、有機硝酸鹽或併用血栓溶解劑。

3. **變異型心絞痛(variant or Prinzmetal's angina)**：是因為冠狀動脈痙攣所致，常發生於休息時，發作時心電圖 S-T 間段會上升，時間延長可導致心室心律不整致死；治療藥物以 Ca^{2+} 通道阻斷劑為主(-dipine)，或併用冠狀動脈擴張劑、有機硝酸鹽、及 ACEI 等。

　　治療心絞痛藥物可分為四大類：

1. **有機硝酸鹽類**：Nitroglycerin、Amyl nitrite、Isosorbide dinitrate、Pentaerythritol tetranitrate、Erythrityl tetranitrate。

2. **β 受體阻斷劑**：Propranolol、Atenolol、Metoprolol、Pindolol、Esmolol。

3. **Ca^{2+} 通道阻斷劑**：Nifedipine、Amlodipine、Nicardipine、Nisoldipine、Nimodipine、Diltiazem、Verapamil。

4. **其他**：Dipyridamole（冠狀動脈擴張劑）、Aspirin（抗血小板藥物）。

5. **K^+ 通道活化劑**：Nicorandil。

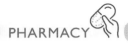

一、有機硝酸鹽類

　　有機硝酸鹽類 nitrates 及 nitrite 製劑雖然古老，但仍是治療心絞痛的首選藥物，脂溶性高且組成之 $R\text{-}O\text{-}NO_2$ 是擴張血管之必須構造。

■ Nitroglycerin[nye troe gli' ser in](NTG；Nitrostat®)、Amyl nitrite[am'il] (Nitrocontin®)、Isosorbide dinitrate[eye soe sor' bide](Isodil®)

1. **作用機轉**：可釋出一氧化氮(nitric oxide, NO)，與平滑肌細胞內之硫醇（thiols，含-SH 基）結合之後，促進鳥糞嘌呤核酸單磷酸(cGMP)合成，再活化 cGMP 依賴型蛋白激酶，使平滑肌鬆弛，減輕心臟之前、後負荷。

2. **藥理作用**：
   (1) 擴張冠狀動脈增加血液流至心臟缺血部位，提高供氧氣量。
   (2) **低劑量即可擴張靜脈血管，減少靜脈回流量，減輕心臟前負荷**；高劑量亦可鬆弛動脈血管平滑肌，降低周邊阻力，減輕心臟後負荷。
   (3) 高劑量時擴張周邊小動靜脈血管，產生姿態性低血壓及暈眩現象；腦血管擴張會造成頭痛；亦會引發反射性心跳加快。

3. **臨床用途**：
   (1) 預防及治療各類型心絞痛，NTG 為治療心絞痛最常用之第一線用藥。
   (2) Isosorbide dinitrate 還可用於治療充血性心衰竭。
   (3) Amyl nitrite 還可用於治療氰化物(cyanide, CN^-)中毒，氰化物與細胞色素氧化酶之三價鐵結合，而抑制 ATP 的生成，Amyl nitrite 氧化部分血紅素成三價鐵之變性血紅素(methemoglobin)，可與 CN^- 結合成無毒性的硫氰酸鹽，達到解 CN^- 中毒作用。

4. **副作用與禁忌**：
   (1) 姿態性低血壓、反射性心跳加速、頭痛、眩暈、臉潮紅、噁心及嘔吐等。
   (2) 容易產生耐藥性，是因排空平滑肌內硫醇含量，應採用速效、少量、間歇性給藥。
   (3) 長期高劑量使用會導致變性血紅素血症。
   (4) 低血壓與貧血者禁用。
   (5) 不可與威而剛(Viagra®)併用，併用會造成嚴重低血壓，甚至降低灌流量致心肌梗塞。

5. **製劑與用法用量**：本類藥物易由肝臟代謝，因此由口腔、鼻腔黏膜吸收效果較好，常見製劑有舌下錠、口頰錠、口服錠、膠囊、咀嚼錠、長效持續錠、皮膚貼劑及吸入劑。

(1) Nitroglycerin：舌下錠藥效迅速，每錠 0.65mg，發作時，立即含在舌下，若無改善，可每隔 5 分鐘含一顆，以不超過三顆為宜，若仍無效者，應立即送醫，NTG 舌下錠應避光儲存，不可分包，開瓶 3 個月後會失效。

(2) Nitorderm TTS：皮膚貼劑，含 25~50 mg 之 NTG，經皮膚持續釋入體內。

(3) Amyl nitrite：揮發性液體，吸入給藥，起效快、藥效短，用於急救為安瓿製劑，使用時壓碎吸入氣體；亦可作為氰化物 CN^- 中毒之解毒劑。

(4) Isosorbide dinitrate：有多種劑型如口服錠、膠囊、咀嚼錠、舌下錠、長效持續錠，用於急性發作或長期預防。

(5) Pentaerythritol tetranitrate (Peritrate®)：長效型，用於預防心絞痛。

二、β受體阻斷劑

本類製劑**可降低心肌收縮力及速率，減少心臟工作量及耗氧量**，常與硝酸鹽類併用，改善心絞痛效果良好，且可減少硝酸鹽的副作用，如抑制 NTG 造成之反射性心跳過速與心收縮力增強。**延長舒張灌流時間，增加心內膜下缺血區之供氧。不適合變異性心絞痛，可能加重該症狀。**

■ Propranolol[proe pran' oh lole](Inderal®)、Atenolol[a ten' oh lole]、Metoprolol[me toe' proe lole]、Pindolol[pin' doe lole]

1. 臨床用途：

(1) 治療壓力、運動所誘發之心絞痛，以 Propranolol 最常使用。但氣喘、青光眼、糖尿病患者可用選擇性 $β_1$ 受體阻斷劑—Atenolol、Metoprolol，或具內生性擬交感神經活性(ISA)之 β 受體阻斷劑—Pindolol。

(2) 為抗高血壓及抗心律不整以及治療甲狀腺機能亢進的輔助劑。

2. 副作用與注意事項：低血壓、心跳減慢、昏睡、加重心臟衰竭，為避免 Propranolol 突然停藥引起反彈性高血壓、心絞痛，應緩慢減量。

三、鈣離子通道阻斷劑

本類製劑抑制鈣離子進入血管平滑肌及心肌細胞內，擴張小動脈及冠狀動脈，增加供氧量，降低周邊阻力，減少心臟後負荷，但對靜脈壁沒有影響，不能降低前負荷；另外，減緩心跳速率及收縮力，降低心臟工作量，以改善心絞痛。藥物對心肌及血管平滑肌之親和力不同，Verapamil 主要作用在心肌，Nifedipine 對血管平滑肌作用大，Diltiazem 則作用居中。

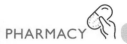

■ Nifedipine[nye fed' i peen](Adalat®)

急性心絞痛發作時，先咬破膠囊舌下給藥，可快速達到藥效，為變異型心絞痛之第一線用藥；以降低後負荷為主，不易造成姿態性低血壓。口服給藥，10mg每日三次，可用於改善高血壓及心律不整。舌下給藥亦可用於安胎。

Amlodipine、Nicardipine為第二代製劑，對血管選擇性更強，長效型製劑。

■ Verapamil[ver ap' a mil](Calan®、Covera®、Isoptin®)

減少心臟耗氧量而改善心絞痛及高血壓。口服給藥長期預防與治療心絞痛及高血壓。

Medicines Box

其他的治療心絞痛藥物

1. Dipyridamole：是磷酸二酯酶抑制劑(PDEI)，直接擴張冠狀動脈，增加心肌的血流量；可抑制血小板凝集，長期服用可預防心絞痛，對急性發作無效。

2. Aspirin：小劑量(<100mg)可抑制環氧化酶(COX)阻斷血栓素(TXA_2)形成，而抑制血小板凝集，避免血栓形成致動脈粥狀硬化，用於預防或治療不穩定型心絞痛。

 12-4　抗高血壓藥物

當人體血壓持續上升，收縮壓高於 140mmHg、舒張壓高於 90mmHg，即為高血壓，早期症狀不明顯易被忽視，但持續過久易併發充血性心衰竭、心肌梗塞、腦血管意外、中風、視網膜病變、腎臟衰竭等危險疾病。

影響血壓的因素主要有心輸出量(CO)和周邊血管阻力(TPR)，心輸出量是心搏量(SV)與心跳速率(HR)相乘，即

$$BP = CO \times TPR = HR \times SV \times TPR$$

壹 血壓的生理調控機轉

血壓是由不同速度的生理機轉所調控，如下所述：

1. **快速作用的感壓反射**：當血壓降低時，刺激感壓受器傳訊致血管運動中心，增加交感神經活性，導致心跳(HR)加快、周邊血管阻力(TPR)與心輸出量(CO)增加。

2. **中速及長期作用（數小時內）**：則由腎素－血管收縮素－醛固酮(R-A-A)系統所調節，增加腎臟 Na^+ 和水滯留。

腎素可活化來自肝臟的血管收縮素原轉成為血管收縮素 I (A I)，再由肺泡上皮之血管收縮素轉換酶(angiotensin converting enzyme, ACE)，將其轉變成血管收縮素 II(A II)。A II 具有強力血管收縮作用，可加強交感神經活性，又可刺激腎上腺皮質釋放強力的留鹽激素－醛固酮，造成腎臟之 Na^+ 與水滯留，增加血量使血壓上升。

■ 高血壓的分類

1. **依舒張壓高低分類**：
   (1) 血壓偏高：90~95 mmHg。
   (2) 輕度高血壓：95~105 mmHg。
   (3) 中度高血壓：105~115 mmHg。
   (4) 嚴重高血壓：> 115 mmHg。
   (5) 危象高血壓：> 145 mmHg，收縮壓高於 250 mmHg。

2. **依病因分類**：
   (1) 原發性高血壓：發生原因不明，約占 90%，可能與遺傳、飲食、肥胖、吸菸有關，需長期用藥物控制及改善症狀但無法完全治癒。
   (2) 續發性高血壓：由其他疾病或藥物所引起，如腎性高血壓、庫欣氏症候群(Cushing's syndrome)、嗜鉻細胞瘤、高醛固酮血症、顱內壓增加形成或因藥物引起，只要去除致高血壓因素，配合降血壓藥物治療則可治癒。

貳 高血壓的治療

治療高血壓必須由藥物及非藥物作用二方面互相配合。

■ 非藥物作用

改變生活型態，如控制體重、低鈉飲食、不喝酒、不吸菸、適當運動，以及採取低鹽、低脂、低熱量飲食，心情放輕鬆、保持愉快。

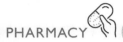
■ 藥物的治療

　　第一線抗高血壓藥物包括利尿劑、交感神經 β 受體阻斷劑、血管收縮素轉換酶抑制劑(ACEI)或 Ca^{2+}通道阻斷劑的治療。

　　中重度高血壓採用階梯式療法，如下：

1. **第一梯級**：50 歲以上或氣喘、慢性肺病者，先使用利尿劑；而年輕病人併有心跳過速者，則使用 β 受體阻斷劑。

2. **第二梯級**：第一梯級無效時再合併利尿劑、 β 受體阻斷劑二者或併用 α 受體阻斷劑如 Terazosin 等，利尿劑之劑量需增加。

3. **第三梯級**：第二梯級未改善時，再併用血管收縮素拮抗劑，如 Enalapril、Losartan。或用三合一治療法，即併用血管擴張劑、 β 受體阻斷劑及利尿劑。

4. **第四梯級**：前者未改善者，加上或改用直接血管擴張劑 Minoxidil 等。

　　高血壓危象如急性腎絲球炎、因 MAOI 與含 Tyramine 食物併用、長期服藥突然停藥之反彈性高血壓或因懷孕之毒血症等引起之高血壓則使用 Nitroprusside、Diazoxide 或 Trimethaphan。

參 抗高血壓藥物

　　抗高血壓藥物依作用機轉分為八大類，其作用部位如圖 12-4。

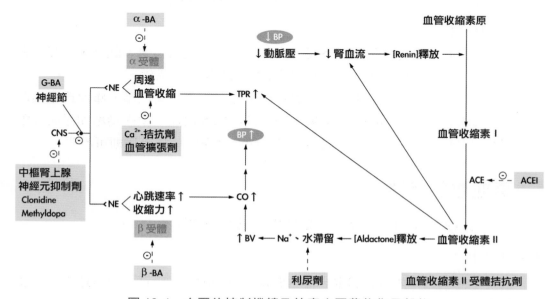

圖 12-4　血壓的控制機轉及抗高血壓藥物作用部位

1. **利尿劑**：Chlorothiazide、Hydrochlorothiazide、Furosemide、Bumetadanide、Spironolactone、Aminoride、Eplerenone。

2. **β 受體阻斷劑**：Propranolol、Atenolol、Nadolol、Pindolol、Metoprolol、Bisoprolol、Acebutolol。

3. **α 與 β 受體阻斷劑**：Carvedilol、Labetalol。

4. **血管收縮素拮抗藥物**：
   (1) 血管收縮素轉化酶抑制劑：Captopril、Enalapril、Lisinopril、Quinapril、Fosinopril。
   (2) 血管收縮素受體拮抗劑：Losartan、Valsartan、Irbesartan、Candesartan、Telmisartan。

5. **鈣離子通道拮抗劑**：Nifedipine、Nimodepine、Amlodepine、Nicardepine、Diltiazem、Verapamil、Felodipine。

6. **α 受體阻斷劑**：Prazosin、Terazosin、Doxazosin、Phentolamine、Phenoxybenzamine。

7. **腎上腺素性抑制劑**：
   (1) 中樞腎上腺素性神經元抑制劑：Methyldopa、Clonidine、Guanabenz、Guanfacine。
   (2) 周邊腎上腺素神經元抑制劑：Guanadrel、Guanethidine、Reserpine。

8. **血管擴張劑**：
   (1) 小動脈擴張劑：Hydralazine、Minoxidil、Diazoxide。
   (2) 小動脈與小靜脈擴張劑：Sodium nitroprusside。

9. **醛固酮拮抗劑**：Eplerenone。

10. **高血壓危象之治療劑**：Trimethaphan、Labetaolol、Fenoldopam。

一、利尿劑

■ Chlorothiazide[klor oh thye' a zide]、Hydrochlorothiazide[hye droe klor oh thye' a zide]、Furosemide[fyoor oh' se mide]、Bumetadanide[byoo met' a nide]、Spironolactone[speer on oh lak' tone]、Aminoride

　　為第一線抗高血壓藥物，低劑量、安全、副作用少且價格便宜，可單一給藥或併用 β 阻斷劑、血管收縮素拮抗藥物，有效抑制各類型高血壓，較常用於治療輕度到中度高血壓，對老年人之療效良好。

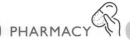
利尿劑之降血壓作用是促進鈉、水排出，使心輸出量降低而達到降血壓作用。常用的利尿劑是 Thiazide 類利尿劑，如 Chlorothiazide 或 Hydrochlor-othiazide 與 Furosemide(Lasix®)，藥物介紹詳見第 11 章。

二、β 受體阻斷劑

■ Propranolol[proe pran' oh lole](Inderal®)、Atenolol[a ten' oh lole](Tenormin®)、Metoprolol[me toe' proe lole](Lopressor®)

為第一線抗高血壓藥，適合年輕高血壓患者、心跳過速、心肌梗塞或狹心症患者。本類藥物可抑制 β₁ 受體降低心輸出量；又抑制腎素分泌阻斷 R-A-A 系統（renin-angiotensin-aldosterone system，腎素－血管收縮素－醛固酮系統），降低周邊阻力及體液。

1. Propranolol：具有 β_1、β_2 受體阻斷作用，可抑制中樞交感神經活性。副作用為心搏過慢、氣管痙攣、末梢循環不良手足冰冷、遮蔽低血糖反射性心跳加速症狀、惡化充血性心衰竭，中樞神經系統抑制作用如疲勞、頭痛。

2. Atenolol、Metoprolol：選擇性阻斷 β_1 受體，為長效型製劑，具水溶性，無中樞作用，無支氣管氣喘作用。

三、α 與 β 受體阻斷劑

1. Carvedilol (Coreg®)：阻斷 α 與 β 受體，可用於充血性心衰竭及高血壓患者，可抑制動脈粥狀硬化，減少穩定性心絞痛的發作。

2. Labetalol (Trandate®)：阻斷 α 與 β 受體，使心跳速度及血壓降低。

四、影響血管收縮素藥物

(一) 血管收縮素轉化酶抑制劑(ACEI)

■ Captopril[kap' toe pril](Capoten®)、Enalapril[e nal' a pril](Renitec®)、Lisinopril[lyse in' oh pril](Zestril®)、Quinapril[kwin' a pril](Accupril®)、Fosinopril[foe sin' oh pril](Monopril®)

1. **作用機轉**：血管收縮素轉化酶具有雙重功能，可促進血管收縮素 I (A I)轉變成血管收縮素 II (A II)，同時可促進慢動素(BK)分解。本類製劑作用在 R-A-A 系統，抑制 A II 生成，降低血管阻力；又可減少慢動素分解、增加慢動素的量而產生血管擴張，達到降血壓效果。也減少 aldosterone 分泌，導致利尿並降低心臟前負荷。

2. **臨床用途**：本類製劑為第一線抗高血壓藥物，改善糖尿病患者之蛋白尿、腎衰竭現象；可用於充血性心衰竭、心肌梗塞。

3. **副作用**：咳嗽、高血鉀、血管神經性水腫、味覺減退、頭痛；孕婦、腎動脈狹窄患者禁用。Captopril 為第一代 ACEI 副作用較明顯；Enalapril、Lisinopril、Quinapril、Fosinopril 為長效型製劑每日一次，副作用少。

(二) 血管收縮素受體拮抗劑(ARBs)

- Losartan[loe sar' tan](Cozaar®)、Valsartan[val sar' tan](Diovan®)、Irbesartan[ir be sar' tan](Aprovel®)

1. **作用機轉**：為血管收縮素 II 之 AT_1 受體拮抗劑，作用較 ACE 抑制劑更專一。

2. **臨床用途**：副作用較輕微，不會引起咳嗽，會引起血管神經性水腫，為長效型製劑每日一次。

五、鈣離子通道拮抗劑(CCBAs)

- Nifedipine[nye fed' i peen](Adalat®)、Felodipine[fe loe' di peen](Plendil®)、AmLodipine[am loe' di peen](Norvase®)、Nicardipine[nye kar' de peen]、Diltiazem[dil tye' a zem](Herbesser®)、Verapamil[ver ap' a mil](Isoptin®)

1. **作用機轉**：此為第一線抗高血壓藥物，治療高血壓又有心律不整及心絞痛患者。抑制 Ca^{2+} 進入平滑肌及心肌細胞內。

2. **臨床用途**：本類製劑依化學結構分兩類：
   (1) Nifedipine、Felodipine 等，可鬆弛血管平滑肌，擴張周邊及冠狀動脈血管但不影響心肌功能，低劑量及可達到穩定持久的降血壓作用，其優點是不會使腎素分泌過多。
   (2) Verapamil 對心臟抑制作用強，不會有刺激交感及 R-A-A 系統之代償作用，Diltiazem 效能介於兩類之間。

3. **副作用**：頭痛、頭暈、四肢水腫、房室結阻斷，Diltiazem 與 Nifedipine 有牙齦增生作用，Verapamil 會抑制肝臟酵素之代謝活性及改變肝臟血流，會影響併用藥物之代謝。

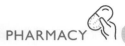

六、α 受體阻斷劑

- Prazosin[pra' zoe sin](Minipress®)、Terazosin[ter ay' zoe sin](Hytrin®)、Doxazosin[dox ay' zoe sin](Cardura®)、Phentolamine[fen tole'a meen](Regitine®)

1. **作用機轉**：本類藥物為第二線抗高血壓藥物，用於治療中度高血壓，常與 β-腎上腺素阻斷劑及利尿劑併用，本類藥物可與 NE 競爭性抑制交感神經受體，鬆弛血管平滑肌，降低周邊阻力，使血壓下降。具選擇性 α_1 受體拮抗作用，不會引起腎素過度釋出，可促進低密度脂蛋白(LDL)及葡萄糖之代謝。

2. **臨床用途**：
   (1) Terazosin、Doxazosin 為第二代 α_1 受體阻斷劑，作用時間較 Prazosin 長，可用於改善攝護腺肥大排尿困難。
   (2) Phentolamine 為非選擇性 α 受體阻斷劑，用於治療嗜鉻性細胞腫瘤引起之高血壓。

3. **副作用**：姿態性低血壓、頭痛、眩暈、虛弱，Prazosin 引起第一次劑量昏厥現象。

七、腎上腺素性抑制劑

本類藥物可分成中樞性及周邊性神經元二類作用劑：

(一) 中樞腎上腺素性神經元抑制劑

- Clonidine[kloe' ni deen](Catapres®)、Methyldopa[meth ill doe' pa](Aldomet®)

1. **作用機轉**：中樞腎上腺素性 α_2 受體致效劑，刺激突觸前 α_2 受體可抑制 NE 釋放，降低交感神經活性，達到降血壓效果，用於治療中度到重度高血壓，突然停藥會有反彈性高血壓。

2. **臨床用途**：
   (1) Clonidine 還可刺激腦內啡釋放，用於治療 Morphine 之戒斷症狀。
   (2) Methyldopa 可代謝成偽神經傳遞物 α-methylnorepinephrine 干擾 NE 之合成、儲存，本藥又具有 α_2 受體致效作用，降低交感神經活性。

3. **副作用**：嗜睡、暈眩、鎮靜、憂鬱、性機能衰退、姿態性低血壓、Na^+及水分滯留之作用。Methyldopa 可能會引起過敏反應、肝毒性、溶血性貧血。

(二) 周邊腎上腺素神經元抑制劑

- Guanadrel[gwahn'a drel]、Guanethidine[gwahn eth'i deen](Ismelin®)、Reserpine[re ser' peen](Serpasil®)

1. **作用機轉**：本類藥物降低交感神經 NE、DA 在突觸間濃度，而達到降壓效果，不可與三環抗鬱藥併用，會使降壓效果減弱。

2. **臨床用途**：
   (1) Guanadrel、Guanethidine 由神經末梢回收，取代儲存並排空 NE，降低交感神經活性，使用後 2~7 天才有療效。二者均不能通過 B.B.B.，故無中樞系統作用，可用於治療中重度高血壓，Guanadrel 半衰期較短。
   (2) Reserpine 排空中樞及周邊儲存之 NE，降低交感神經活性，本藥用於中重度高血壓，長期服用會有憂鬱自殺傾向、消化性潰瘍、陽萎現象，臨床上已少用。

3. **副作用**：姿態性低血壓、藥效太長、下痢、鼻塞、陽萎。

八、直接血管擴張劑

　　直接鬆弛血管平滑肌，減少周邊血管阻力，產生降血壓作用，因血管擴張血壓下降，反射性興奮交感神經，使心跳加快；又因血壓下降促使腎素分泌，造成鈉、水滯留，消減了本類藥物降血壓效果，故需和 β-腎上腺素阻斷劑、利尿劑三者合併使用。直接血管擴張劑的共同副作用有臉部潮紅、頭痛、鼻塞、心悸。

(一) 小動脈擴張劑

- Hydralazine[hye dral' a zeen]

1. **作用機轉**：直接作用在動脈血管，可能經由第二信差 cGMP 造成血管擴張，可有效減少周邊血管、腦血管及腎血管阻力，對靜脈血管影響較小。

2. **臨床用途**：用於治療輕到重度高血壓，口服或靜脈、肌肉注射給藥，起效慢，長期使用必須與 β-阻斷劑及利尿劑併用。

3. **副作用與注意事項**：
   (1) 臉部潮紅、頭痛、鼻塞、心悸。
   (2) 類紅斑性狼瘡症候群；另外有腸胃不適、刺痛、麻木及感覺異常等。
   (3) 腦血管病變、主動脈瘤剝離者禁用；腎臟功能不全者易蓄積，應調降劑量。

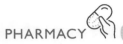

- Minoxidil[mi nox' i dill]（Loniten®；落健®）

1. **作用機轉**：為 K⁺通道活化劑，K⁺流至細胞外產生過極化，使小動脈擴張。

2. **臨床用途**：降血壓作用比 Hydralazine 強且持久，用於治療頑固性高血壓或嚴重腎臟病人之高血壓。可加強皮膚血流，有生髮的作用，局部外用治療禿頭，作為生髮劑。

3. **副作用**：除多毛症另有心跳過速、末梢水腫及胸膜液滲出等。

- Diazoxide[dye az ox'ide](Hyperstat®)

1. **作用機轉**：作用似 Minoxidil 為 K⁺通道活化劑，直接擴張小動脈。

2. **臨床用途**：降血壓，但是會引起交感神經反射使心跳加快，適於各種嚴重高血壓或危象時使用，靜脈注射給藥可迅速降低血壓，不可口服給藥。

3. **副作用與注意事項**：注射過速會產生嚴重低血壓及心悸（反射性心跳過速），構造似 Thiazide 利尿劑但無利尿作用，長期使用會產生高血糖、高尿酸血症，糖尿病、嗜鉻細胞腫瘤及腦血管病變時禁用。本藥注射液呈鹼性具刺激性應避免外溢。

(二) 小動脈與小靜脈擴張劑

- Sodium Nitroprusside[sod'i um nye troe pruss'ide](Nipride®)

1. **作用機轉**：藉由 NO 經第二信差 cGMP 造成血管擴張。同時擴張動脈與靜脈，為強力的血管擴張劑，易引起反射性心跳加速。

2. **臨床用途**：用於高血壓危象的急救，靜脈輸注給藥，很快被代謝，半衰期很短；當過量給藥或口服給藥時，會水解成氰化物(cyanide, CN⁻)造成中毒現象。可注射 Sodium thiosulfate 與 CN⁻結合產生無毒的 Thiocyanate 由腎臟排出。

3. **副作用與注意事項**：低血壓、頭痛、心悸，因氰化物中毒引起腎功能不良、血紅素變性，有眩暈、缺氧、呼吸急促、肌肉痙攣及精神異常。低血壓、貧血、頭部外傷及腦血管病變者禁用本藥。本藥對光十分敏感，光照後會分解變色需避光操作及儲存。

九、醛固酮拮抗劑

■ Eplerenone[ˈɪplərɪnən]

　　醛固酮(Aldosterone)作用於腎臟產生鈉、水滯留，作用於血管及心臟，產生血壓上升的結果。Eplerenone 可拮抗醛固酮產生降血壓作用，並且不抑制睪固酮之合成，與 Spironolactone 相比，Eplerenone 與性激素相關的副作用極小。

十、高血壓危象之治療劑

■ Trimethaphan[tyre meth'a fan](Dyazide®)、Labetalol[la bet' a lole](Trandate®)、
　Fenoldopam[fen ol'do pam]

　　高血壓危象是當舒張壓大於 150 mmHg 且合併下列任一狀況：眼底視乳突水腫、顱內出血、腦中風、肺水腫、嚴重充血性心衰竭、急性心肌梗塞、腎功能惡化。

1. Labetalol：為 α、β 受體阻斷劑，對 α 受體之作用大於 β 受體且具內生性擬交感神經活性(ISA)；副作用有姿態性低血壓、且會導致肝毒性，用於較嚴重高血壓。

2. Trimethaphan：為自主神經節阻斷劑，副作用多，氣喘者禁用。

3. Fenoldopam：為 DA_1 受體致效劑，可改善腎血流，靜脈注射治療高血壓危象合併腎功能惡化者。

十一、腎素抑制劑(renin inhibitor)

■ Aliskiren (Rasilez®)

　　為口服的腎素抑制劑，治療原發性高血壓，半衰期為 24 小時，主要經由膽汁排除（原型藥物）。副作用有疲倦、頭痛、頭暈、腹瀉等，請勿和葡萄柚汁併用。

課後複習

(　) 1. 下列有關 Digoxin 作用的敘述，何者錯誤？(A)使用的安全範圍窄　(B)可直接活化鈣離子通道　(C)會抑制 Na^+-K^+ ATPase 的活性　(D)利尿效果主要是由於其改善全身循環所導致的。

(　) 2. Digitalis 為強心劑，下列何者藥物與 Digitalis 合用時會增加 Digitalis 的毒性？(A)Phenobarbital　(B)Estradiol　(C)Neomycin　(D)Hydrochlorothiazide。

(　) 3. 下列何者是 Amrinone 的作用機轉？(A)抑制鈣通道　(B)活化 Lipoprotein Lipase　(C)抑制 Na-K ATPase　(D)抑制 Phosphodiesterase III。

(　) 4. 下列治療心絞痛之藥物中，何者須經由 cGMP 媒介？(A)Bepridil　(B)Nifedipine　(C)Nitroglycerin　(D)Propranolol。

(　) 5. Lidocaine 除了具有局部麻醉的作用外，還具下列何種藥理作用？(A)抗癲癇　(B)升血壓　(C)抗心律不整　(D)抗憂鬱。

(　) 6. 下面哪一種抗心律不整藥物，病人服用後會出現灰色皮膚汙點(Gray Skin Discoloration)俗稱「灰人症(Gray Man Syndrome)」？(A)Verapamil　(B)Amiodarone　(C)Propra-nolol　(D)Quinidine。

(　) 7. 下列鈣離子通道阻斷劑(Ca^{2+}-Channel Blockers)中，其降低周邊血管阻力的大小順序排列，何者正確？(A)Diltiazem>Nifedipine　(B)Verapamil>Nifedipine　(C)Verapamil>Diltiazem　(D)Nifedipine>Verapamil。

(　) 8. 下列何種情況可以使用 Propranolol？(A)低血糖　(B)氣喘　(C)狹心症　(D)四肢冰冷。

(　) 9. Losartan 的臨床用途為何？(A)降血壓　(B)降血脂　(C)祛痰劑　(D)消化性潰瘍治療劑。

(　)10. 下列何種藥物經研究證實可降低心衰竭致死率(Mortality)？(A)Digoxin　(B)Amrinone　(C)Carvedilol　(D)Dobutamine。

解答

BDDCC　BDCAC

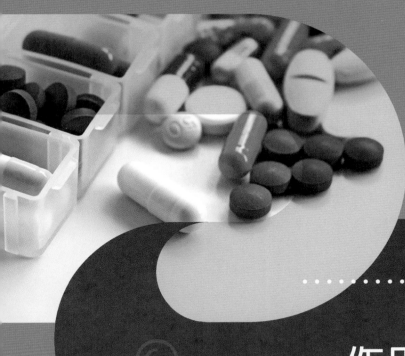

13

CHAPTER

▋ 蔡秋帆 編著

作用於血液的
藥物

✚PHARMACY

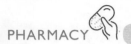
血 液主要在執行運輸功能，若有出血、栓塞、脂肪含量過高等情形，均會干擾其運輸功能。此時可用凝血劑來治療不正常或手術之出血；以抗凝血劑、血栓溶解劑、抗血小板凝集藥物等來延長凝血時間，預防血栓形成與溶解剛形成之血栓；以降血脂藥物治療血脂過高及預防血管栓塞及硬化；以促進造血藥物及抗貧血藥物治療貧血。

13-1 凝血劑

當血管受傷，主要經由下列步驟達到止血：

1. 受傷血管收縮，減少血液流失。

2. 血管內皮釋出 ADP，受傷組織暴露膠原(collagen)共同誘導血小板凝聚並釋出 5-HT、ADP 及 TXA_2，使血管收縮並加速凝集。

3. 活化凝血因子，使纖維蛋白形成。

4. 纖維蛋白與血小板、紅血球結合成凝血塊。當傷口癒合時，血液中的胞漿素可溶解並移走凝血塊，恢復正常的血管組織。

壹 凝血機轉

凝血是指活化凝血因子及血塊的形成，過程複雜，可分成三階段進行：

1. **第一階段活化 X 凝血因子**：需由內在或外在二途徑完成。
   (1) 內在途徑：血管受損破裂時，由一系列的酵素反應，依序活化 XII、XI、IX 及 VIII 等凝血因子，本途徑反應速度相當慢。
   (2) 外在途徑：血管外組織釋放組織凝血激素(tissue thromboplastin)，即 III 凝血因子，活化 VII 凝血因子，為快速捷徑使 X 因子活化成 X_a。

2. **第二階段活化 II 凝血因子**：即凝血酶原(prothrombin)經由 Xa、Va、Ca^{2+}、磷脂質共同活化成凝血酶(thrombin, IIa)。

3. **第三階段活化 I 凝血因子**：即纖維蛋白原轉變成纖維蛋白(Ia)；IIa 亦可活化 XIII 因子以加強血塊形成（圖 13-1）。

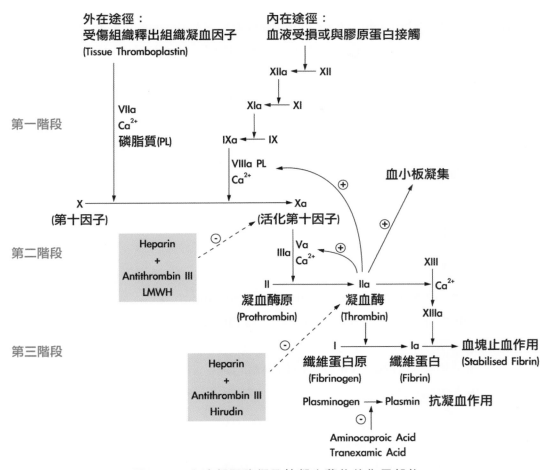

圖 13-1　血液凝固路徑及抗凝血藥物的作用部位

貳　凝血劑

凝血劑(coagulants)又稱止血劑(hematostatic drugs)用於下列狀況：

1. 外傷或開刀血管受傷。

2. 血管病變（腫瘤、潰瘍、紫斑）。

3. 凝血因子異常（血友病）。

4. 藥物中毒導致之凝血異常、過量使用抗凝血劑或 NSAIDs 製劑。

　　本類藥物可分為全身性及局部性凝血劑：

1. **全身性凝血劑：**

   (1) 維生素 K 類藥物：Vit. K_1、Vit. K_2、Vit. K_3 (menadione)、Menadiol。

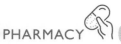

(2) 凝血因子：Thrombin (IIa)，Fibrinogen (I) ，Antihemophilic factor (VIII)，Factor IX complex，Factor X，Factor VII，Factor II、VII、IX、X 混合製劑、抗血友病 Factor(VIII)。

(3) 抑制纖維蛋白溶解酶：ε-Aminocaproic acid、Tranexamic acid、Aprotinin。

(4) 其他：與 Heparin 結合：Protamine；增加血小板凝集：Cyclonamine。

2. **局部性凝血劑**：Thrombin(IIa)、Gelfoam®（明膠海綿）、Oxycel®（氧化纖維素）。

一、全身性凝血劑

(一) Vitamine K 製劑

- Vit. K_1 (phytonadione[fye toe na dye' one]; Konakion®)、
  Vit. K_2(menaquinone; Kaytow®)、Vit. K_3 (menadione; Kativ®)

   天然 Vit. K(K_1、K_2)為脂溶性維生素，Vit. K_1 來自綠色植物，如高麗菜、花椰菜、菠菜、海菜及肝臟，Vit. K_2 由結腸菌合成，Vit. K_3 為人工合成物，僅有 Vit. K_3 維生素可溶於水。

1. **作用機轉**：Vit. K 為肝臟合成凝血因子(II、VII、IX、X)之輔因子(cofactor)，若缺乏 Vit. K，凝血功能會有異常現象；骨鈣素(osteocalcin)亦為依賴 Vit. K 之蛋白，故 Vit. K 可輔助治療停經後骨質疏鬆症。

2. **臨床用途**：
   (1) 作為抗凝血劑 Warfarin 等中毒之解毒劑。
   (2) 治療低凝血酶原血症（新生兒黃疸、先天性體質、藥物引起）。
   (3) 改善 Vit. K 缺乏症（腹腔疾病、脂漏症、口瘡）及缺乏膽汁造成 Vit. K 吸收不良。

3. **副作用及注意事項**：
   (1) 注射部位疼痛或有硬塊，靜脈注射速度需緩慢。
   (2) 過敏反應。
   (3) 新生兒及孕婦大量使用，會導致溶血性貧血；G-6-PD 缺乏者易造成溶血性貧血，如有肝病應調降劑量。

4. **用法用量**：
   (1) Vit. K_1：可靜脈注射或肌肉注射，每次 10 mg，一天 1~3 次，為天然製劑、起效快、藥效長。

(2) Vit. K₂：可靜脈注射或肌肉注射，每次 10 mg，一天 1~3 次，為天然製劑易產生皮疹、硬塊。

(3) Vit. K₃：可靜脈注射或肌肉注射，每次 10 mg，一天 1~3 次，為人工合成、價格便宜。

（二）凝血因子製劑

■ Factor IX complex、Antihemophilic factor

1. **作用機轉與臨床用途**：Factor IX complex：含凝血因子 II、VII、IX、X，由基因工程製造，治療血友病 B；Antihemophilic factor (AHF；Human coagulation Factor VIII)即抗血友病因子（第八凝血因子），治療血友病 A。二者均用於治療或預防先天性（血友病）或後天性（肝病、纖維蛋白溶解症）缺乏這些因子所導致之出血。

2. **注意事項**：本類藥物為凍晶製劑，需冷藏保存注射時再以注射用水混合，3 小時內使用。

（三）拮抗纖維蛋白溶解酶

■ ε-Aminocaproic acid[a mee noe ka proe' ik as' id](Ipsilon®)、Tranexamic acid[tran ex am'ic as' id](Transamin®)、Aprotinin[a pro ti'nin](Trasylol®)

纖維蛋白溶解酶可促進血塊溶解，抑制此酶則可阻擾已形成之血塊溶解，達到凝血效果。

1. **作用機轉**：抑制纖維蛋白溶解酶原的活化，抑制血塊溶解；可拮抗纖維蛋白溶解酶原活化劑，如 Streptokinase 等（圖 13-2）。

2. **臨床用途**：治療纖維蛋白溶解症及腫瘤及各種異常出血，尤其是前列腺癌、開心手術引起之出血。

3. **副作用**：噁心、下痢、紅疹、眩暈、頭痛、急速注射引起低血壓。

4. **用法用量**：

(1) Aminocaproic acid：口服使用，初劑量每次 5 gm，維持劑量 1 gm/hr；靜脈注射初劑量 4~5 gm 緩慢注射。

(2) Tranexamic acid：口服使用，每次 0.5 gm，一天 3 次，比 Aminocaproic acid 強 7~10 倍；靜脈注射 0.25 gm，一天 2 次，具有抗炎及抗過敏作用。

(3) Aprotinin：特別用於開心手術之出血。

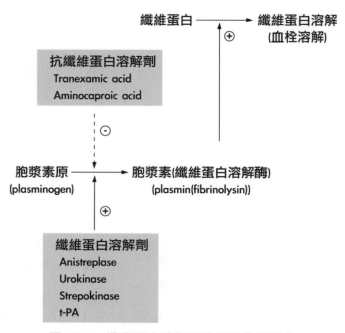

圖 13-2　纖維蛋白溶解反應及其作用藥物

(四) 其 他

1. Protamine sulfate[proe'ta meen]（魚精蛋白）
   (1) 作用機轉與臨床用途：由鮭魚之精液取得，富含精胺酸，為一鹼性帶正電之蛋白質，可中和酸性帶負電之肝素(Heparin)，作為 Heparin 中毒之解毒劑。
   (2) 副作用：過敏反應、潮紅、呼吸困難，急速注射引起心跳過慢、低血壓等。

2. Cyclonamine(Dicynone®)
   促進血小板凝聚及增強微血管收縮，縮短出血時間，用於治療或預防手術、外傷小血管出血。

二、局部性止血劑

1. Absorbable gelatin sponge(Gelfoam®)
   此為吸收性明膠海綿，可吸收 40 倍血量，4~6 週可完全被組織吸收，用於手術中控制出血，加速組織傷口癒合。

2. Oxidized cellulose(Oxycel®)

　　此為氧化纖維素，經滅菌處理之外科用紗布，手術時暫時加壓以控制出血。

3. Thrombin（Thrombostat®；凝血酶）

　　為活化的第二凝血因子，由牛血或人血中分離，做成粉末或溶液製劑，直接用於傷口，快速促進凝血作用。

13-2 抗血栓藥物

　　當血管破損出血時，血小板會凝集並活化纖維蛋白，以形成凝血塊或栓塞(thrombus)達到止血效果。但某些異常血管內凝血，形成血栓使血管阻塞或狹窄；或在開刀、外傷或內出血後之凝血塊，如剝離後形成流動性血栓(embolus)隨血液到處流動，易引起心肌梗塞、腦血管及肺靜脈栓塞等致命疾病。故以抗血栓藥物來預防異常凝血、延長凝血時間及溶解血栓。依藥理作用及用途不同可分為下列三類：

1. **抗凝血劑：**
   (1) 注射用抗凝血劑：Heparin、LMWH、Hirudin。
   (2) 口服抗凝血劑：Warfarin (Dicumarol®)、Ansindione、Diphenadione、Phenindione、Rivaroxaban。
   (3) 外用抗凝血劑：Ca^{2+}移除劑。

2. **抗血小板藥物**：Aspirin、Sulfinpyrazone、Dipyridamol、Pentoxifylline、Ticlopidine、Clopidogrel、Abciximab、Tirofiban、Dextran、Dazoxiben、Epoprostenol、Eptifibatide。

3. **血栓溶解劑**：Streptokinase、Urokinase、Alteplase (t-PA)、Anistreplase。

一、血栓的種類與溶解

1. **靜脈血栓**：靜脈血流速慢、血壓低，血栓因為有紅血球的參與，故呈現紅斑狀，臨床以抗凝血劑來預防手術後的靜脈栓塞。

2. **動脈血栓**：動脈血流速快、壓力大，血栓的形成主要是因血小板凝集，臨床以抗血小板藥物來預防，已產生血栓者則可用血栓溶解藥物來急救。

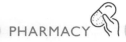

3. **血栓的溶解機制**：血栓溶解酶即胞漿素(plasmin)，它是一種強力的纖維蛋白溶解酶(fibrinolysin)，平常不具活性的胞漿素原(plasminogen)經活化成胞漿素後才有溶解纖維蛋白的作用（圖 13-3）。

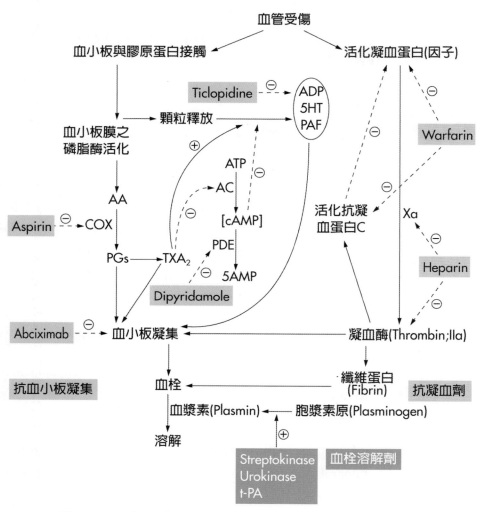

圖 13-3　血栓形成與溶血過程及抗血栓作用藥物的作用部位

二、抗凝血劑

延長凝血時間，避免血栓剝離造成流動性的栓塞，無溶解血栓作用，但過量會導致出血，用於預防或治療不預期之凝血現象。

(一) 注射用抗凝血劑

■ Heparin Calcium[hep' a rin]（Calciparine®；肝素）、Low-Molecular-Weight Heparins(LMWH)

1. **Heparin**：是酸性負電分子量大之黏多醣類，廣泛存於體內之肥胖細胞，臨床製劑是來自豬腸或牛肺黏膜；LMWHs 為 Heparin 的片段結構，低分子量，具有抗凝血活性，口服無效，需靜脈注射給藥。

2. **作用機轉**：Heparin 加強抗凝血酶 III 因子(antithrombin III；AT III)與凝血因子 IIa、Xa、XIIIa 結合，使其失去活性加速抗凝血作用，特別是對凝血酶 II 因子；低劑量可直接抑制血小板釋出凝集因子，快速干擾血小板附著；又具有降血脂作用，可活化脂蛋白脂解酶，降低血中三酸甘油酯濃度。

3. **臨床用途**：
   (1) Heparin 是預防及治療靜脈栓塞的首選，如肺栓塞、腦部栓塞、心肌梗塞及手術後血管栓塞。
   (2) Heparin 在體外也有作用，作為血液檢查、製備血漿及注射管線之抗凝血劑。
   (3) LMWHs 主要抗第 Xa 因子，對抗凝血因子 IIa 與抗血小板之作用較弱，臨床上使用較 Heparin 安全。
   (4) 不會過胎盤，是孕婦適用的抗凝血劑。

4. **副作用**：
   (1) 最大的副作用是出血；中毒之解毒劑為魚精蛋白(protamine)，此藥可中和 Heparin 之負電強酸性。
   (2) 過敏反應：如蕁麻疹、過敏休克、特別是來自動物之 Heparin。
   (3) 長時間使用，Heparin 會與血小板形成複合體，使血小板濃度降低。

5. **注意事項**：
   (1) 靜脈輸注，不可肌肉注射，會有血腫現象，靜脈輸注 5,000 U／次，每日不可超過 50000U。
   (2) 需監測病人的部分凝血活素時間(Partial thromboplastin time, PTT)。
   (3) 與其他抗凝血劑、抗血小板凝集藥物併用會提高出血危險性，如 Aspirin、Probenicid 等。

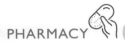
- Hirudin[hy ru den]、Bivalirudin[bi val'i ru den]、Argatroban[ar ga'tro ban]、Dextran sulfate

1. **Hirudin**：是由水蛭抽提出胜肽，經靜脈注射，直接抑制凝血酶 IIa 活性，作用較 Heparin 更直接、專一且強效。

2. **Bivalirudin**：藥效短較安全，用於冠狀動脈修復之病人。

3. **Argatroban**：**注射給藥**，選擇性拮抗 IIa 因子，抑制凝血酶(thrombin)的作用，可治療 Heparin 引起的血小板低下症 (Heparin Induced Thrombocytopenia)。

4. **Dextran sulfate**：代用血漿，副作用小，靜脈輸注給藥，臨床用於治療腦血管栓塞症。

(二) 口服抗凝血劑

- Warfarin[war' far in](Coumadin®)、Dicumarol[dye koo'ma role] (Bishydroxycoumarin®)

　　為 Coumarin（香豆醇）之衍生物，早期作為滅鼠藥，因口服給藥方便，利於門診的使用。體外無抗凝血作用，藥物起效慢藥效長。

1. **作用機轉**：本類藥物化學結構與 Vit. K 相似，阻斷 Vit. K 的還原作用，干擾凝血因子(II、VII、IX、X)之活化反應，起效慢藥效長，給藥後 12 小時才會出現拮抗作用，易與血中白蛋白結合，有蓄積現象，半衰期約為 40 小時。

2. **臨床用途**：預防和治療各種靜脈血栓，如肺栓塞、腦血管栓塞、下肢靜脈曲張及長期臥床之病人；可作為滅鼠藥，本類藥物以 Warfarin 最常使用，口服給藥，Sodium warfarin 有靜脈注射的劑型，效力較 Dicumarol 強 3~4 倍。

3. **中毒及解毒劑**：過量會造成血尿、胃腸道和腦內出血，應立即補充冷凍血漿，解毒劑為 Vit. K，需以注射給藥（注射後 12~24 小時才有作用）。

4. **注意事項**：本藥有蓄積現象，且治療指數小，服藥期間需監測凝血酶原時間(prothrombin time, PT)以調整劑量；孕婦禁用，活動性肺結核、高血壓、重度肝腎病、充血性心衰竭的病人必須小心使用；會與本類藥物產生交互作用之藥物很多。

5. **藥物交互作用**：本類藥物與 Gemfibrozil、Clofibrate 等 Fibrates 衍生物競爭血中白蛋白，加強抗凝血作用。Phenylbutazone、Aspirin、Ibuprofen、Quinidine 等抑制血小板凝集藥物可增強本類藥物之作用，造成出血現象。Warfarin 類藥物口服後經 CYP1A2、2C9 及 2C19 代謝，併用微粒體酶抑制劑(microsomal enzyme inhibitors) Cimetidine、Disulfiram、Metronidazole、Chloramphenicol 會抑制本藥代謝；併用 Barbiturate、Griseofulvin、Rifampin、Glutethimide 等藥則可降低本類藥物之抗凝血作用。

6. **用法用量：**

(1) Warfarin 口服給藥的初劑量為 10~15mg，維持劑量為 2~15mg/day；靜脈注射的初劑量為 4~5gm，需緩慢注射。

(2) Dicumarol (Bishydroxycoumarin®)：為 Coumarin 衍生物，給藥後 2~3 天才見療效，僅能口服給藥，初劑量為 50 mg，維持劑量為 2~15 mg/day，藥效長，需監測凝血酶原時間。

■ Anisindione[an i sin dye'one](Miradon®)、Phenindione(Hedulin®)、Diphenadione(Dipaxin®)

　　為 Indandione 類衍生物，作用與 Dicumarol 相似，Anisindione 作用持續 2~7 天；Phenindione 之半衰期最短約 5 小時；Diphenadione 之藥效最強，作用時間最長可持續 20 天。

■ Rivaroxaban[ri va rox a ban](Xarelto®，拜瑞妥®)

　　結合並抑制凝血因子 Xa，間接抑制凝血酶(thrombin)形成。可預防中風及全身性栓塞。

(三) Ca^{2+}移除劑

　　Ca^{2+}為第 IV 凝血因子，本類藥物可與 Ca^{2+}結合而達到抗凝血作用。Sodium citrate (Cinatin®)檸檬酸鈉是採血常用之體外抗凝血劑，其複方製劑有 ACD solution-A (anticoagulant citrate dextrose solution)。

(四) 抗血小板藥物

　　正常未受傷之血管，血小板不會凝集，因血管內皮細胞釋放前列腺素(PGI_2)和一氧化氮(NO)抑制血小板凝集；當血管受傷時，暴露出來之膠原蛋白活化血小板並釋出 ADP、5-HT 會刺激更多血小板凝集，並且經由刺激血小板由環氧化酶(cyclooxygenase, COX)作用合成 PGG_2 及 PGH_2，再由血栓素合成酶催化血栓素 A_2 (thromboxane A_2, TXA_2)的形成，TXA_2 會促進血小板凝集及血管收縮作用，一連串反覆的刺激，造成血小板更加凝集，最後形成血栓（圖 13-3）。

　　本類藥物主要在抑制血小板的環氧化酶(COX)，阻斷血栓素 A_2 (TXA_2)合成，藥物有非固醇類抗發炎藥(NSAIDs)，如 Aspirin 及磷酸二酯酶抑制劑

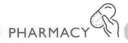

(PDEI)；目前新藥發展是拮抗專一性受體，如血小板之 GPIIb/IIIa 受體、TXA_2 受體拮抗劑；本類藥物臨床主要用於預防動脈栓塞造成的腦中風及心肌梗塞。

■ Acetylsalicylic acid[a se til sal' i sil' ik as' id](Aspirin®)

1. **作用機轉**：低劑量即可抑制環氧化酶的作用，阻斷血栓素的合成，抑制血小板凝集，延長凝血時間，手術前一週應停止服用；本藥為 NSAIDs 類藥物，高劑量具抗發炎鎮痛解熱作用。

2. **臨床用途**：臨床上使用低劑量（約 100 毫克／天）預防高危險的心血管疾病，例如：心肌梗塞、腦中風、不穩定型心絞痛、高血壓。

> **Medicines Box**
>
> ## Sulfinpyrazone (Anturane®)—與 Aspirin 類似的藥物
>
> 　　作用機轉與 Aspirin 相同，但本藥對於正常人不會影響血小板凝集，不會延長出血時間，還可延長血小板的存活時間。臨床上預防腦血管病變及缺血性心臟病，本藥也是一痛風治療劑。

■ Dipyridamole[dye peer id' a mole](Persantin®)

1. **作用機轉**：為磷酸二脂酶抑制劑（PDEI，抑制 phosphodiesterase），增加 cAMP 來抑制 ADP、5-HT 的釋放，阻斷血小板凝集及血栓的形成，可抑制血小板附著在受損的上皮細胞及器官移植後的組織表面上；抑制 adenosine 之組織回收(uptake)與代謝；本藥又有冠狀動脈擴張作用。

2. **臨床用途**：高劑量的 Dipyridamole 與 Aspirin 併用，可預防腦血管病變及缺血性心臟病引起之血栓併發症；亦用於裝設人工心臟瓣膜的患者，防止血栓產生及治療心絞痛，但是會有眩暈、頭痛、皮疹等副作用。

■ Pentoxifylline[pen tox i' fi leen](Trental®)

1. **作用機轉**：除了抑制血栓形成外，還可加強紅血球彈性及末梢循環血量。

2. **臨床用途**：臨床上偏向用於促進末梢循環，如改善間歇性跛行及糖尿病、中風、血管炎等疾病產生之末梢血液循環障礙。

■ Ticlopidine[tye kloe' pi deen](Ticlid®)、Clopidogrel[kloh pid' oh grel](Plavix®)

1. **作用機轉**：ADP 拮抗劑，抑制 ADP 誘導血小板與纖維蛋白的結合。

2. **臨床用途**：臨床應用於治療或預防缺血性腦血管疾病及預防安裝冠狀支架後引起的急性血栓。

3. **副作用**：有出血傾向、皮疹、腹瀉。

■ 其他的抗血小板藥物

1. Abciximab：為單株抗體，血小板細胞膜上 GPIIb/IIIa 受體拮抗劑，抑制血小板凝集。

2. Eptifibatide：為血小板醣蛋白 GPIIb/IIIa 接受體拮抗劑，使血小板無法凝集活化，可預防血栓。

3. Dazoxiben：為血栓素合成酶抑制劑，能抑制血栓素合成，干擾血小板凝集。

4. GR32191：為血栓素受體拮抗劑，拮抗血小板凝集。

5. Epoprostenol 及 IIoprost：為 PGI_2 類似物。

三、血栓溶解劑

　　本類製劑必須先與胞漿素原結合成複合體，將其活化成胞漿素即纖維蛋白溶解酶，才具有溶解血栓作用（圖 13-2），需在血栓形成 3~6 小時內給藥，若血栓形成超過 72 小時則無效；臨床用途主要治療各種血栓症狀，深部靜脈栓塞、肺栓塞、急性心肌梗塞、急性動脈栓塞；本類藥物均為凍晶製劑，先以生理食鹽水稀釋，不可搖盪，由靜脈緩慢輸注，口服無效，內出血、手術或外傷者禁用；常見之副作用是出血現象，可用 Aminocaproic acid 解除。

■ Streptokinase[strep toe kye'nase](Streptase®)

1. **來源與禁忌**：由 β - 溶血性鏈球菌分泌物抽提，具抗原性，易誘發過敏反應；本藥由靜脈注射給藥，曾在 6 個月內鏈球菌感染，或內出血、腦中風、開刀或外傷者禁用。

2. **副作用**：出血現象、過敏反應、潮紅、發燒、頭痛、噁心等。

3. **用法用量**：口服給藥的初劑量為 10~15 mg，維持劑量為 2~15 mg/day；靜脈注射的初劑量為 4~5 g，需緩慢注射。

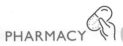
- Anistreplase[a ni'strep lase]

　為 Streptokinase 與離胺酸—胞漿素原(lys-plasminogen)之複合物，本製劑比 Streptokinase 半衰期長、耐受性佳，溶解血栓效果一樣，也會有過敏及出血之副作用。

- Urokinase[yoor oh kin'ase]

1. **來源與用途**：可由人的尿液中分離出來，目前由胚胎之腎細胞培養，價格較高，不會引起過敏反應，本藥物能直接分解纖維蛋白及纖維蛋白原者，臨床用途與 Streptokinase 相似，為肺栓塞病人的最佳治療劑。

2. **副作用**：出血。

- Alteplase[al'te plase](tissue plasminogen activator, t-PA)、 Reteplase[re'te plase]、Tenecteplase[ten ect'e plase]

1. **來源及作用機轉**：利用 DNA 重組技術製造之醣蛋白，其特點是只活化和血栓結合之纖維蛋白溶解酶原，具有高度選擇性，對其他游離的胞漿素原並無作用，不易引起全身性的出血現象。

2. **臨床用途**：主要用於改善腦中風病人的後遺症，還可治療心臟梗塞、急性血栓性冠狀動脈阻塞；雖然療效最好，但價格較昂貴。

13-3 抗貧血藥物

　貧血是紅血球之質與量不足，降低血液輸送氧氣能力，引起組織缺氧的症狀，起因於營養攝取不足、失血過多、遺傳基因缺陷、藥物、化療及輻射對造血功能的影響。

　抗貧血藥物(antianemia agents)之作用原理，主要為替補療法，對症給藥如補充鐵劑、維生素 B_{12}、葉酸、紅血球生成素(EPO)等，不當使用均有礙病情的改善，而溶血性及再生不良性貧血，則需給予輸血及支持療法。

壹 貧血的種類與治療法

1. **缺乏紅血球的生成營養素**：紅血球的生成需要維生素 B_{12}、葉酸、鐵質及紅血球生成素的參與；故以替補療法補充缺乏之營養素。

   (1) 缺鐵性貧血：又名低色素貧血，因為營養攝取不足，如胃酸缺乏、偏食；營養需求太多，如懷孕、癌症；失血太多，如手術大量出血；故需補充鐵劑治療。

   (2) 巨母紅血球性貧血：缺乏維生素 B_{12} 或葉酸，使造血細胞的 DNA 合成不成熟的巨母紅血球，此細胞攜氧功能差、易破裂，缺乏維生素 B_{12} 者又稱惡性貧血(pernicious anemia)；需補充營養素維生素 B_{12}、葉酸。

   (3) 紅血球生成素缺乏症：當人體缺氧時，可刺激腎臟分泌紅血球生成因子，洗腎或腎衰竭病人無法分泌此生成因子，故紅血球的生成會減少；需補充紅血球生成素治療。

2. **抑制骨髓造血功能**：造成紅血球、白血球及血小板缺乏，又稱再生不良性貧血(aplastic anemia)，長期服用藥物如抗腫瘤藥及氯黴素或放射線治療所造成；可以促進造血藥物改善。

3. **紅血球的過度破壞**：又稱溶血性貧血，因感染、藥物作用、自體免疫系統異常或先天性遺傳異常所造成；以免疫抑制劑治療或去除影響因素。

貳 治療貧血的藥物

　　主要為替補療法，對症給藥如補充鐵劑、維生素 B_{12}、葉酸；刺激紅血球生成，如紅血球生成素；及刺激白血球生成，如群落刺激因子 G-CSF、GM-CSF；而溶血性及再生不良性貧血則需給予輸血及支持療法。其藥物可分為下列幾種：

1. **替補療法**：

   (1) 鐵劑：Ferrous sulfate、Ferrous Gluconate、Ferrous Fumarate、Irondextran。

   (2) 葉酸(Folic acid)及維生素 B_{12}：Cyanocobalamin、Hydroxocobalamin、Cobamamide。

2. **促進造血的藥物**：

   (1) 紅血球生成素(erythropoetin, EPO)：Darbepoetin α、Epoetin β、γ-HuEPO。

   (2) 群落刺激因子(colony-stimulating factor, CSF)：G-CSF、GM-CSF。

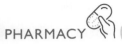

一、替補療法

(一) 鐵　劑

　　鐵是合成血紅素的重要成分，體內鐵的來源是由鐵蛋白或由紅血球破壞後重覆使用，國人每日需鐵量為 1~3 mg，女性需求較高為 3~4 mg，過量則產生毒性。缺鐵的原因可能是血液流失或需求量增加，飲食缺乏或吸收不足等。

　　口服鐵劑二價鐵離子(Fe^{2+})比三價鐵離子(Fe^{3+})易由小腸道吸收，酸性環境有助於被吸收，Fe^{2+}有 0.1%與血漿中的運鐵蛋白(transferrin)結合，15~30%以鐵蛋白(ferritin)形式儲存於肝臟或黏膜組織，65%用於形成血紅素。

1. 口服鐵劑：

(1) Ferrous sulfate(Fespan®)：硫酸亞鐵為最常用的鐵劑，為二價鐵，容易由腸道吸收，酸性環境有利吸收；雖然飯前口服吸收較好，但對腸胃具有刺激性，會造成噁心、腹瀉、腹部痙攣等現象。

(2) Ferrous gluconate(Gluferricon®)、Ferrous fumarate (Fersmal®)：為有機鐵劑。

2. 注射鐵劑：Iron dextran (Imferon®)、Iron polymaltose、Iron sorbitex：為三價鐵與多醣類混合，深部肌肉注射或緩慢靜脈注射給藥。

3. 注意事項：

(1) 口服不可與制酸劑、四環黴素、茶（含鞣酸）、牛奶、Quinolone 類藥物併用，會干擾吸收且容易形成沉澱而失效。

(2) 當腸胃道手術時，則使用注射製劑，避免刺激腸胃。

(3) 服用鐵粉劑溶液需用吸管，以避免接觸牙齒而變黃。

4. 副作用：便祕最常見，過量會刺激胃腸，如黑便、噁心、嘔吐、下痢、休克，注射時，引起局部疼痛、皮膚變色、肌肉關節痛、頭痛、發燒、低血壓，甚至循環衰竭。

5. 中毒治療：先以 Apomorphine 催吐或服用牛奶，形成鐵蛋白複合物減緩吸收。當大量中毒時，可口服或注射給予 Deferroxamine，與鐵結合成無毒物質，促進鐵的排除。

(二) 葉酸及維生素 B₁₂

　　葉酸與維生素 B_{12} 是合成 DNA 的必須物質，當它們供應不足時，細胞無法合成 DNA，造成不成熟的巨大紅血球母細胞，稱之巨母紅血球性貧血；惡性貧血是指缺乏維生素 B_{12}。此外，維生素 B_{12} 參與神經細胞代謝過程，缺乏時將造成神經傷害。

■ Folic acid（Foliamin®；葉酸）

綠色蔬菜及動物肝臟含有豐富的葉酸，當攝取不足、服用抗葉酸合成之抗癌藥物及抗癲癇藥物、酗酒者、小腸疾病致吸收不良者；或需求量增加如白血病、懷孕及哺乳，均會造成葉酸缺乏。其症狀有舌炎、胃腸道黏膜受損產生噁心、下痢，不會有神經傷害。

1. **臨床用途**：本製劑治療貧血之外，亦可用於治療熱帶口瘡或乳糜瀉等病症。

2. **注意事項**：本製劑常與維生素 B_{12} 併用，單獨使用葉酸治療惡性貧血，會使神經傷害症狀惡化，因缺乏葉酸不會傷害神經髓鞘，補充葉酸雖可改善血液異常現象，但會遮蔽維生素 B_{12} 缺乏引起之症狀。

3. **副作用**：很少出現，有時會有過敏現象，一般口服劑量 0.4~1 mg/day，只有在胃腸吸收嚴重受損時採用注射給藥。

■ Cyanocobalamin[sye an oh koe bal' a min](Vitamin B_{12}®)、
Hydroxocobalamin[hye drox oh koe bal' a min](Depo-B_{12}®)、
Cobamamide(Calomide®)

維生素 B_{12} 由微生物發酵取得，肝、肉類、魚類及牛乳食品含量豐富。缺乏維生素 B_{12} 之原因有飲食缺乏、肝病造成利用不良，最主要是缺乏內在因子。內在因子可與維生素 B_{12} 結合才能由特殊受體吸收。

1. **臨床用途**：治療缺乏維生素 B_{12} 造成之惡性貧血、舌炎、神經傷害疼痛及腸胃不適。

2. **注意事項**：維生素 B_{12} 因含鈷原子，故外觀成紅色，有口服製劑，但吸收不佳，常以肌肉注射給藥 0.2~0.5 mg/day，惡性貧血之病人需長期持續的治療。

3. **副作用**：噁心、食慾不振、體重減輕及皮膚搔癢症。

二、促進造血的藥物

紅血球生成素(erythropoietin, Epo)主要由腎臟合成，可刺激紅骨髓之紅血球增生及分化，增加紅血球數量。群落刺激因子(colony-stimulating factor, CSF)，可調節顆粒性白血球(G)及巨噬細胞(GM)之合成，分別為因子 G-CSF 和 GM-CSF，目前可用基因工程技術合成出 epoetin α 和 epoitin β。

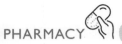

- Epoetin α、γ-HuEPO(Epogin®；Procrit®)

1. **臨床用途**：治療慢性腎衰竭患者及早產兒缺乏紅血球生成素所造成之貧血，此外還可應用於治療 AIDS、癌症、風濕性關節炎病患因服藥造成的再生不良性貧血。

2. **注意事項**：為醣蛋白結構，常作成凍晶製劑，使用時再加入生理食鹽水溶解，劑量為靜脈注射 3,000 U／次，每週 3 次。

3. **副作用**：疲倦、頭痛、血壓升高。

- Darbepoetin

　　經由 DNA 重組技術合成的紅血球生成素類似物，分子量大，投藥後刺激紅血球生成的藥效比 EPO 慢，但是半衰期比較長（藥效較長）。副作用為高血壓、頭痛及類似流感症狀。

- G-CSF(Filgrastm®)、GM-CSF(Sargramostim®)

1. **臨床用途**：為合成之 G-CSF、GM-CSF，特別用於輔助服用抗癌藥物者，降低抗癌藥物之血液毒性、白血球減少、抵抗力減弱。

2. **用法用量**：皮下注射 5~10 μg/kg。

3. **副作用**：骨痛、發燒、潮紅等。

13-4 降血脂藥物

　　高血脂症是指血液中脂質含量過高，過多的脂蛋白膽固醇受到氧化、沉積、黏附、鈣化，使血管變窄形成粥狀硬化，容易罹患動脈、心血管與腦血管疾病。血中脂質來自內生與外來途徑，體內膽固醇來自食物與肝臟自行合成，降低血脂首先應重視飲食控制，降血脂藥物的治療在干擾膽固醇的吸收，抑制體內合成脂質膽固醇並加速分解。

一、高血脂症的簡介

(一) 血中脂蛋白的種類

　　血中脂質主要有膽固醇(cholesterol, CE)與三酸甘油酯(triglyceride, TG)，因不溶於水，必須先與蛋白質結合成可溶性的脂蛋白(lipoprotein)，才可輸送到全身各部位。脂蛋白依其組成及密度分為五類：乳糜微粒(chylomicron, CM)、極低密度脂蛋白(very low density lipoprotein, VLDL)、中密度脂蛋白(intermediate density lipoprotein, IDL)、低密度脂蛋白(low density lipoprotein, LDL)、高密度脂蛋白(high density lipoprotein, HDL)，各脂蛋白之主成分及功能見表 13-1。

　　血中脂質來自內生與外來途徑，體內膽固醇來自食物與肝臟自行合成；另一脂質為三酸甘油酯，是由消化道吸收經脂蛋白脂解酶(lipoprotein lipase, LPLase)分解形成三酸甘油酯作為身體的能量來源，膽固醇與三酸甘油酯之相互關係與代謝途徑見圖 13-4。

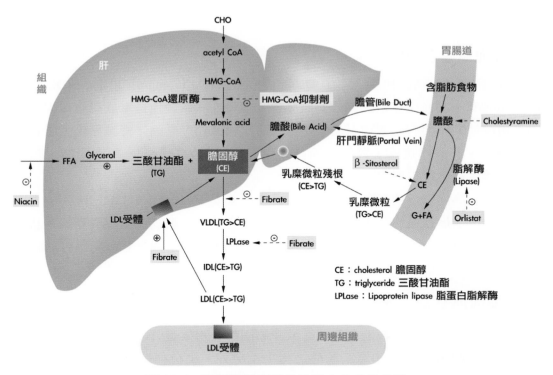

圖 13-4　膽固醇與三酸甘油酯之合成與代謝

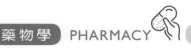

表 13-1　脂蛋白的分類及功能

脂蛋白分類	主要化學組成(%)			主要功能
	TG	CE	protein	
乳糜微粒(CM)	81.3	6	2.5	運送 TG 由腸道到全身各組織，經由脂解酶分解成脂肪酸，為能量來源。其殘根由肝臟吸收
極低密度脂蛋白(VLDL)	52.8	16.2	7.1	由肝臟合成分泌，運送 CE 和新合成 TG 到全身各組織
低密度脂蛋白(LDL)	9.3	39.4	20.7	由 VLDL 分解而來，運送 CE 到全身各組織
高密度脂蛋白(HDL)	8.1	17.4	46.4	運送 CE 從組織中移除，包括清除血中 CE

註：TG (triglyceride)：三酸甘油酯；CE (cholesterol)：膽固醇

(二) 高血脂症之分類

　　高血脂症是指低密度脂蛋白(LDL)膽固醇量值在 130 mg/dL 以上，HDL 則低於 35mg/dL。高血脂症依病因分為原發性及續發性，原發性是家族遺傳基因有缺陷；續發性則因疾病或藥物引起，如糖尿病、胰臟炎、酗酒、腎臟衰竭、甲狀腺功能不足、肝臟疾病等，藥物方面如 β 受體拮抗劑、Thiazide 類利尿劑、類固醇、含雌性素之避孕藥。

　　臨床上高血脂症依脂蛋白之類型、含量，分成 I、IIa、IIb、III、IV、V 六大類型，臨床上最常見的高血脂症為 IIa 與 IV，其中 IIa 型高血脂症與動脈粥狀硬化(atherosclerosis)之關係最密切；家族性高血脂症則因遺傳 LDL 受體有缺陷所引起。

二、高血脂症之治療

　　降低血脂首先應重視飲食療法，減少膽固醇食物如蛋黃、動物內臟、海鮮類等之攝取，攝取含不飽和性脂肪酸之食物；另外，維持標準體重、避免吸菸喝酒、養成良好運動習慣，有助於降血脂。若是嚴重的高血脂 LDL (CE)在 160 mg/dL 以上、HDL 低於 35 mg/dL、VLDL (TG)在 200 mg/dL 以上者，應配合藥物治療。

降血脂藥物(antihyperlipidemic drugs)之治療目標主要在：(1)降低血中的脂蛋白，特別是 LDL 及膽固醇含量；(2)加速脂蛋白的分解與促進膽固醇的移除；(3)增加 HDL 含量。藥物分類有：

1. **促進膽固醇的排除（膽酸結合樹脂）：**Chloestyramine、Colestipol、Colesevelam。

2. **降低膽固醇的生合成（HMG-CoA 還原酶抑制劑）：**Lovastatin、Pravastatin、Simvastatin、Atorvastatin、Fluvastatin、Chenodiol。

3. **加速低密度脂蛋白的分解：**Clofibrate、Gemfibrozil、Fenofibrate、Bezafibrate、Nicotinic acid。

4. **干擾脂蛋白的生合成：**Nicotinic acid(Niacin)。

5. **干擾膽固醇、脂質的吸收：**β-Sitosterol、Orlistat、Ezetimibe。

6. **其他：**深海魚油(Omega-3)、抗氧化劑(Vit. C、Vit. E)、Ezetimibe、Probucol、Neomycin、Dextrothyroxine。

(一) 膽酸結合樹脂－促進膽固醇的排除

■ Cholestyramine[koe less' tir a meen](Questran®)、
Colestipol[koe les' ti pole](Colestid®)

1. **作用機轉：**膽酸參與脂質在小腸的乳化作用，以利脂質吸收，95%膽酸會由腸肝循環再吸收、再利用。本類藥物為離子交換樹脂，在腸道與膽酸結合排出，加速肝細胞消耗膽固醇製造膽酸，又增加肝臟 LDL 受體含量，促進含膽固醇之 LDL 在肝細胞回收利用，故降低血中 LDL 及膽固醇濃度。

2. **臨床用途：**
   (1) 降低 LDL 及膽固醇濃度，治療 IIa 與 IIb 型高血脂症，與 Niacin、Lovastatin 併用，可加強降血脂之效果，服藥後約 4~7 天，即可降低膽固醇及 LDL 含量；但缺乏 LDL 受體者無效。
   (2) 改善膽管阻塞病人因膽酸堆積造成的皮膚搔癢症。
   (3) 作為止瀉劑，治療嬰兒的下痢。

3. **副作用：**
   (1) 常見腸胃不適、噁心、便祕、脹氣等現象。
   (2) 本藥之分子量極大，在腸道不吸收，高劑量會干擾脂溶性維生素 A、D、E、K 的吸收。
   (3) 本藥含有氯離子，過量服用易產生高氯酸中毒。

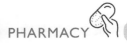
4. **注意事項：**

(1) 與其他藥物結合影響藥物吸收，如抗凝血劑、Tetracyclines、Digoxin、Thiazide 類利尿劑等，宜間隔 4 小時服用。

(2) 若缺乏 LDL 受體則無法代謝 LDL。

(二) 降低膽固醇的生合成－HMG-CoA 還原酶抑制劑（Statin 類）

■ Lovastatin[loe' va sta tin](Mevinolin®)、Pravastatin[pra' va stat in](Mevalotin®)、Simvastatin[sim' va stat in](Zovar®)、Fluvastatin[floo' va sta tin](Lescol®)

1. **作用機轉：**

(1) 本劑競爭拮抗 HMG-CoA 還原酶，阻斷膽固醇合成過程之速率決定步驟。

(2) 提高 LDL 受體活性，加速 LDL 的清除率。

(3) 增加血漿 HDL 濃度，有效降低膽固醇及 LDL 含量。

2. **臨床用途：**治療高膽固醇血症及 IIa 型高血脂症，與 Chlolestyramine 併用可提高療效。

3. **副作用：**腸胃不適、頭痛、橫紋肌溶解及肝功能障礙。

4. **注意事項：**

(1) 與免疫抑制劑如 Cyclosporin 或其他降血脂藥如 Gemfibrozil 併用，可能產生橫紋肌炎。

(2) 青少年、哺乳婦女及孕婦禁用。

(3) 肝功能不佳，血中 GOT、GPT 值超過正常 3 倍時必須停藥。

(三) 加速脂蛋白的分解（Fibrates 衍生物）

■ Gemfibrozil[jem fi' broe zil](Lopid®)、Fenofibrate[fen oh fye' brate](Lipanthyl®)、Clofibrate[lioe fy'brate](Atromid-S®)

1. **作用機轉：**

(1) 活化脂蛋白脂解酶分解三酸甘油酯，以加速 VLDL 的代謝清除。

(2) 抑制膽固醇的合成。

(3) 增加 HDL 含量，加速清除血中膽固醇量。

2. **臨床用途：**

(1) 治療以三酸甘油酯為主之高血脂症，第 II、III、IV、V 型高血脂之病人，其中對第 III 型高血脂症特別有效；治療脂肪堆積之脂肪瘤。

(2) Gemfibrozil 為降三酸甘油酯症之首選，副作用較少，不產生肝腫大。

(3) Fenofibrate 可促進尿酸排出作用，治療高三酸甘油酯症併發痛風的病人。

3. **副作用**：腸胃不適、噁心、皮膚疹、膽結石、肝功能異常及橫紋肌炎等。

4. **注意事項**：

(1) 藥物交互作用，本類製劑會與 Coumarin 類口服抗凝血劑及降血糖藥物競爭血中白蛋白，而加強抗凝血及降血糖之作用。

(2) 肝功能不良及孕婦禁用。

(3) Clofibrate 可能會引起膽結石甚至肝癌，膽道阻塞的病人禁用，會增加靜脈血管栓塞造成靜脈性跛行，因副作用多，臨床上已少使用。

(四) 干擾脂蛋白的生合成

■ Nicotinic acid（Niacin；菸鹼酸）

1. **作用機轉**：

(1) 抑制周邊組織之脂肪解離出脂肪酸，減少肝臟應用脂肪酸合成三酸甘油酯及 VLDL。

(2) 增加 HDL 的濃度，間接降低血中 LDL 量。

(3) 促進組織纖維蛋白溶解酶(t-PA)的分泌，減少血栓形成。

(4) 作為輔酶，促進身體代謝酶活性。

2. **臨床用途**：

(1) 為水溶性維生素 B_3，作為維生素補充劑，治療癩皮病（糙皮病）。

(2) 治療各類型高血脂症（降低膽固醇、調節三酸甘油酯），與其他降血脂藥物併用療效更好。

(3) 為古老的降血脂藥，但其副作用限制其在臨床上的使用。

3. **副作用與注意事項**：

(1) 皮膚潮紅、搔癢與前列腺素(PGD_2)有關，可於服藥前 30 分鐘給 Aspirin 預防。

(2) 腸胃不適、噁心、嘔吐、腹瀉。

(3) 大劑量會影響肝功能，造成高尿酸血症及葡萄糖耐受性降低，故肝病、痛風、糖尿病病人使用要特別小心。孕婦及哺乳婦小心使用（每日不可超過 35 mg）。

(五) 干擾膽固醇、脂質在腸道的吸收

■ β -Sitosterol

　　取自麥胚為植物性類固醇，構造與膽固醇相近，在腸道與膽固醇競爭受體干擾吸收，副作用主要為消化不良及腸胃不適，需餐中給藥。

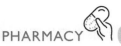

■ Orlistat[or' li stat](Xenical®)、羅氏鮮®

1. **作用機轉與臨床用途**：本藥品不吸收，在腸胃道抑制脂肪酶(lipase)，干擾食物中脂肪成分的消化與吸收，使脂肪未經消化即排出，用於改善肥胖症。

2. **副作用**：急於排便、油便、排氣、腹痛及嘔吐等，每日三餐中服用，長期服用會干擾脂溶性維生素的吸收。

(六) 其　他

促進周邊組織合成結合蛋白，可將 LDL 移向肝臟代謝，降低周邊組織膽固醇濃度；抗氧化劑可抑制 LDL 形成氧化態 LDL (ox-LDL)，因 ox-LDL 易被巨噬成泡沫細胞(foam cell)，附著在血管內皮，形成動脈粥狀硬化斑。

■ 深海魚油、抗氧化劑（維生素 C、維生素 E、葡萄子、β胡蘿蔔素）

深海魚油含不飽和性脂肪酸，可降低血中三酸甘油酯濃度；阻斷 TXA_2 合成，抑制血小板功能，可降低血栓形成機率，又具有抗發炎作用。抗氧化劑可預防膽固醇氧化，減緩動脈粥狀硬化的發展，輔助治療冠狀動脈及心臟疾病。

■ Sibutramine（Reductil®、諾美婷®）

抑制正腎上腺素、血清素及多巴胺的再回收，用於減肥。因其會提高罹患心血管疾病的機率，於 2010 年 10 月初全面下架。

■ Lorcaserin（Belviq®、沛麗婷®）

透過刺激 $5HT_{2C}$ serotonin receptor，影響下視丘飽食中樞而抑制食慾，達到減重效果。在美國於 2012 年上市之後，2017 年於台灣核准上市。近期研究指出 Lorcaserin 具有增加罹患癌症（胰臟癌、直腸癌及肺癌）的風險，美國於 2020 年 2 月 14 日將其下市，台灣也於同年 7 月 16 日廢止該藥之許可證。

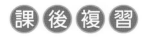

( ) 1. 下列何者不是抗凝血劑 Warfarin 的性質？(A)會抑制凝血因子 II、VII、IX、X 之合成　(B)中毒出血時，可用新鮮血漿急救　(C)可活化 Plasminogen (D)維生素 K 可對抗其作用。

( ) 2. 下列何種抗凝血劑適合懷孕的婦女使用？(A)Warfarin　(B)Heparin (C)Dicumarol　(D)Sodium Citrate。

( ) 3. 下列何者是 Lovastatin 降血脂之作用機轉？(A)抑制飲食中膽固醇的吸收 (B)抑制 HMG-CoA Reductase 活性　(C)增加 ApoE 之合成　(D)促進 Bile Acid 排泄。

( ) 4. 下列何者不用於治療貧血？(A)Dextriferron　(B)Deferoxamine (C)Cyanocobalamine　(D)Erythropoietin。

( ) 5. 下列何種降血脂藥物可增加肝臟 LDL 受體含量，而促進肝臟吸收？ (A)Niacin　(B)Neomycin　(C)Colestipol　(D)Gemfibrozil。

( ) 6. 使用 Erythropoietin 治療貧血時於下列哪一種狀況藥效最佳？(A)慢性骨髓炎　(B)急性心衰竭　(C)失血　(D)骨髓機能損傷。

( ) 7. 下列有關 Protamine 之作用，何者錯誤？(A)為一種鹼性胜　(B)可作為 Heparin 中毒之解毒劑　(C)可抑制肥大細胞 (mast cell) 釋放組織胺 (Histamine)　(D)與胰島素之混合製劑，可延長胰島素有效作用時間。

( ) 8. 小分子量的 Heparin 作用於下列何種凝血蛋白(coagulant proteins)？(A)Xa (B)IIa　(C)XXIIa　(D)VIIa。

( ) 9. 下列降血脂藥物 Clofibrate 作用機轉的敘述，何者錯誤？(A)增加膽固醇由膽汁排出　(B)增加周邊組織 Lipoprotein Lipase 之活性　(C)增加肝臟對 Lipoprotein 之吸收　(D)抑制 HMG-CoA Reductase 活性。

( ) 10. 哪一種降高血脂藥物的作用方式在小腸中與膽酸結合，避免膽酸經由腸肝循環回流到肝臟中？(A)Cholestyramine　(B)Niacin　(C)Clofibrate (D)Mevasatin。

解答

CBBBC　ACADA

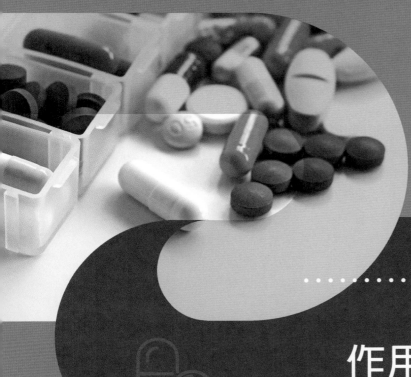

14 CHAPTER

▌蔡秋帆 編著

作用於內分泌系統的藥物

PHARMACY

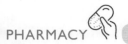

內分泌系統與神經系統是維持身體恆定的兩大系統，內分泌系統是由不同腺體製造並分泌激素(hormone)或稱荷爾蒙，藉由全身循環系統傳遞到標的組織或器官調節生理功能。內分泌系統是以負迴饋控制機轉維持血中濃度在穩定的狀態。當血中濃度超過需求時，則刺激負迴饋以抑制分泌；反之，激素濃度不足，則減輕迴饋抑制以增加激素之分泌量。

內分泌系統之調節中樞在下視丘，下視丘（釋放素）→腦下腺（激促素）→腺體（激素）→標的器官生理反應（圖 14-1）。

內分泌製劑之來源：(1)天然激素藥物：由動物萃取或基因工程製造；(2)半合成激素藥物：由天然激素經化學修飾，臨床上使用之激素藥物多數屬於此類；(3)合成藥物：多數為激素拮抗劑，用於治療激素功能亢進之病症。

激素製劑的臨床用途：(1)補替療法：補充激素缺乏或分泌不足之疾病；(2)拮抗劑：治療分泌過多或功能亢進之症狀；(3)改變內分泌功能：利用抑制負迴饋來促進上層腺體分泌；例如 Clomiphene 拮抗雌性素，以刺激排卵；又如利用性激素治療癌症。

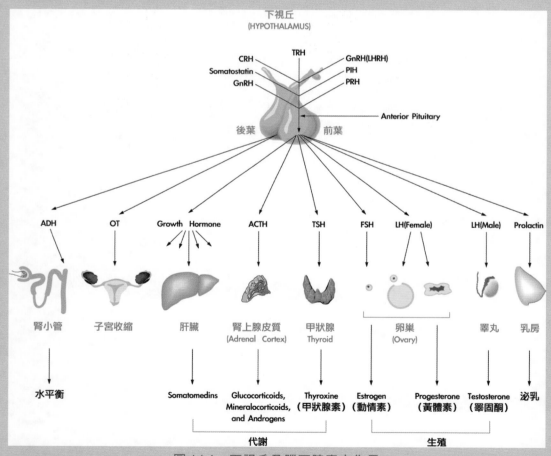

圖 14-1　下視丘及腦下腺素之作用

14 -1　腦下腺素及下視丘製劑

　　腦下腺體分前葉及後葉，前葉分泌生長激素(growth hormone, GH)、促乳素 (prolactin)、腎上腺皮促素(adrenocorticotropic hormone, ACTH)、甲狀腺促素 (thyroid-stimulating hormone, TSH)、濾泡促素(follicle-stimulating hormone, FSH)、黃體促素(luteinizing hormone, LH)、黑色素細胞促素(melanocyte-stimulating hormone, MSH)等，腦下腺後葉可分泌由下視丘合成之催產素 (oxytocin)及抗利尿素(vasopressin hormone, ADH)。

一、生長激素及其相關製劑

■ Somatrem[soe'ma trem](Protropin®)、Somatropin[soe ma troe'pin] (Humatrope®)、hGH、Sermorelin

　　重組人類生長激素(recombinant human growth hormone, rhGH)由基因重組技術所製成，具促進生長的效用，較不會產生抗原性。

1. **藥理作用：**
   (1) 促進蛋白質合成加速肌肉生長，加速脂肪和醣類分解作為能量來源。
   (2) 促進長骨及軟骨組織的生長發育。
   (3) 兒童期分泌不足，會造成侏儒症，分泌過多則會產生巨人症；成人期分泌過多則產生肢端肥大症。

2. **臨床用途：**
   (1) 治療侏儒症，持續使用至理想身高。
   (2) 促進生殖器官之成熟，需併用性激素。
   (3) 預防老化，但療效未明。
   (4) 成人因腹部手術造成的短腸症(short bowel syndrome)。生長激素可刺激小腸上皮細胞的增生，增加小腸的適應性，協助治療短腸症。

3. **用法劑量：**皮下、肌肉注射給藥，目前有鼻腔噴霧製劑，睡前給藥。
   (1) Somatrem：皮下、肌肉注射 0.1 mg/Kg (0.26 U/Kg)，3 次／週。
   (2) Somatropin：皮下、肌肉注射 0.025 mg/Kg，0.2mg／週，分 3~4 次。

4. **注意事項：**有水腫及高血糖現象。凡有腫瘤者禁用本類藥物。

二、體抑素(somatostatin)

■ Octreotide[ok tree' oh tide](Sandostatin®)、Pergolide

　　合成製劑，結構及作用類似內生性體抑素，藥效強且作用長，副作用少。

1. **藥理作用**：抑制生長素、甲狀腺激素、胰島素、升糖素及消化酵素分泌；減緩腸道蠕動及內臟血流，亦可抑制胃酸及血清素的分泌。

2. **臨床用途**：治療肢端肥大症(acromegaly)、腸腺癌(vipomas)、胰臟瘤及出血性食道靜脈曲張。

3. **用法劑量**：皮下注射給藥，初劑量 0.05~0.1 mg/day，長效劑可維持 4 週，維持劑量 0.1~0.2 mg，一天 3 次。

4. **副作用**：心跳緩慢、心律不整、噁心、脹氣及下痢。

三、促腎上腺皮質激素(ACTH)

- Tetracosactide(Cosyntropin®、Cortrosyn®)、Corticotropin[kor ti koe troe'pin] (Acthir®)

1. **藥理作用**：
   (1) 促進腎上腺皮質素之合成與分泌。
   (2) 增加固醇類激素的合成量（圖 14-2）。
   (3) 增加鈉、水滯留，促進鉀、磷排泄及促進血糖上升。

2. **臨床用途**：診斷腦下腺及腎上腺皮質功能不全，區分原發性或續發性。靜脈或肌肉注射給藥。

3. **注意事項**：有水腫、高血壓之副作用，凡有骨質疏鬆症、胃潰瘍、充血性心臟衰竭、高血壓之病患禁用。

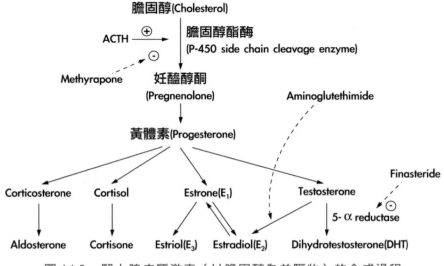

圖 14-2　腎上腺皮質激素（以膽固醇為前驅物）的合成過程

四、甲狀腺促素(TSH)

1. **Thyrotropin(Thytropar®)**：為合成之 TSH，刺激甲狀腺素之合成及分泌，為診斷甲狀腺功能製劑。

2. **Protirelin®**：為甲狀腺釋放激素(TRH)，用於診斷甲狀腺功能。

五、性腺促素(**gonadotropin**; FSH、LH)

- hMG(Metropin®)、hCG(Pregnyl®)、Urofolitropin(Metrodin®)

1. **藥理作用**：具有濾泡刺激素(FSH)與黃體生成素(LH)之作用，調節性器官的成長、發育及成熟。

2. **製劑與臨床用途**：
    (1) hMG (human menopausal gonadotropin)：由停經婦女尿液精製而成，為 FSH、LH 之部分分解產物，用於促進排卵與治療女性不孕症。製劑 menotropins。
    (2) hCG (human chorionic gonadotropin)：由孕婦尿液抽提出之胎盤激素，可利用 hCG 抗體檢測尿液 hCG 含量，作為妊娠試驗；與 hMG 併用治療女性不孕症。
    (3) FSH (Urofolitropin)：三者均以肌肉注射給藥，誘發排卵及精子生成，治療男性與女性不孕症；治療隱睪症及性器官功能低落症。

3. **副作用**：卵巢增大性早熟，男性女乳化、頭痛及注射部位刺激疼痛。

4. **注意事項**：在誘發排卵使用次序，先以 hMG 和 FSH 連續注射 5~12 日，促卵巢濾泡成熟，再注射 hCG 促進排卵。

六、性腺釋放素(gonadotropin releasing hormone, GnRH)

- Goserelin[goe' se rel in](Zoladex®)、Leuprolide[loo proe' lide](Leuplin®)、Nafarelin[naf a' re lin](Synarel®)、Goserelin、Buserelin

1. **藥理作用**：具有類似 GnRH 之作用，調節 FSH、LH 的分泌。臨床上用於治療子宮內膜異位、前列腺癌等。

2. **製劑與臨床用途**：目前已有許多合成的藥物。
    (1) Goserelin：治療乳癌、前列腺癌，皮下注射給藥。
    (2) Leuprolide(Leuplin®)：肌肉注射治療性早熟、子宮內膜異位及子宮纖維瘤。
    (3) Nafarelin(Synarel®)：治療子宮內膜異位及性早熟，噴鼻劑給藥。

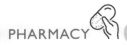

3. **副作用**：陰道不規則出血、末梢血腫、骨痛、陽萎；Nafarelin 會有面皰、乳房腫脹現象。

七、泌乳激素(prolactin)

1. **藥理作用**：由腦下垂體前葉分泌之激素，促進乳汁分泌，抑制女性排卵及月經週期。泌乳素分泌過量會抑制男性性功能及生育力。

2. **製劑與臨床用途**：
   (1) Dopamine 會抑制泌乳素分泌。
   (2) Bromocriptine 為多巴胺 D_2 受體作用劑，可當作退奶藥，治療不孕症，也可改善巴金森氏症(Parkinson's disease)及肢端肥大症(acromegaly)。

八、催產激素(oxytocin)

■ Oxytocin[ox i toe' sin](Pitocin; Piton-s®)

1. **藥理作用**：刺激子宮收縮，用於誘導生產，誘導產後乳汁分泌，與 Ergonovine 併用改善產後出血。

2. **用法用量**：靜脈滴注(0.001~0.002 U/min)誘導生產；誘導產後乳汁分泌，哺乳前 3 分鐘靜脈注射或鼻噴劑給藥。本製劑半衰期短且不可口服，於胃腸道中易被破壞。

3. **注意事項**：
   (1) 子宮頸完全擴張時才可用，否則對胎兒有危險性，極量 20mU/min。
   (2) 可能出現母體及胎兒死亡；有高血壓危機、心臟病及腎臟病患不宜使用。

九、抗利尿激素(vasopressin)

■ Desmopressin acetate[des moe pres'sin](DDAVP)

　　合成製劑，抗利尿作用強，升壓作用較弱，用於治療尿崩症、夜間遺尿症、血友病出血等。起效快藥效長，可持續 20 小時，靜脈注射、口服及噴鼻方式給藥。

14-2　甲狀腺素及抗甲狀腺素藥物

壹 甲狀腺素的合成與分泌

　　甲狀腺位於喉頭下方之兩側，由許多濾泡組成，濾泡腔內充滿含酪胺酸之甲狀腺球蛋白(thyroglobulin, TG)。主要功能是合成及分泌具有活性的甲狀腺素(thyroxine, T_4)和三碘甲狀腺素(triiodothyronine, T_3)，合成步驟主要如下（圖 14-3）：

1. **碘的捕捉**：主動吸收血液中濃度較低的無機碘(I^-)至濾泡腔內。

2. **碘化作用**：由過氧化氫將 I^- 過氧化成碘分子(I_2)，再接合到甲狀腺球蛋白之酪胺酸上，形成單碘及雙碘酪胺酸(MIT & DIT)。

3. **偶合作用**：兩個 DIT 結合成 T_4，DIT 與 MIT 結合成 T_3，T_3 與 T_4 儲存在濾泡腔內。

4. **分泌作用**：T_3 與 T_4 由甲狀腺球蛋白水解之後釋放到全身血液循環。

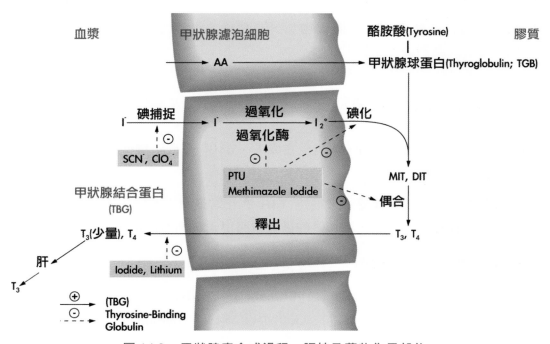

圖 14-3　甲狀腺素合成過程、調控及藥物作用部位

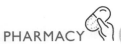
貳 甲狀腺素的生理功能

甲狀腺素主要的作用有：

1. **調節全身新陳代謝**：增加基礎代謝率(BMR)及產熱，具有體溫調節功能；加速脂肪、蛋白質分解及糖質新生作用。

2. **生長及生殖**：促進骨骼生長及調節月經週期及生育力。

3. **心血管系統**：提高腎上腺素的敏感性，增強心跳速率及心輸出量。

4. **中樞神經系統**：甲狀腺機能亢進時，將呈現焦慮、易怒、急躁等現象；機能不足，在成人會產生遲鈍，在幼兒則發育遲緩。

甲狀腺素 T_4 含量較高，但 T_3 生理活性較強，當分泌不足或過多引發甲狀腺功能低下或亢進之病症。

參 甲狀腺功能低下症(hypothyroidism)

1. **病因**：甲狀腺體病變，自體免疫、食物缺碘、TSH 或 TRH 不足所導致。

2. **症狀**：有代謝速率變慢、體重增加、易疲倦、怕冷、月經期延長、皮膚乾燥、心智反應遲緩等症狀。

3. **嚴重症狀**：

   (1) 呆小症(cretinism)：嬰兒甲狀腺功能不足，生理及心智發育遲緩，矮小智能不足。

   (2) 黏液性水腫(myxedema)：發生在成人，BMR 降低、酸性黏液多醣體聚積及全身浮腫。

4. **治療目標**：以藥物替補療法來維持 TSH 在正常範圍，並緩解上述功能過低之症狀，如補充甲狀腺素，增加碘的攝取或服用碘製劑 Lugol's solution。

(一) 甲狀腺素之藥物製劑

- Levothyroxine[lee voe thye rox' een](Eltroxin®)、Thyroxine、Liothyronine [lye oh thye' roe neen](Cytomel®)、Liotrix[lye' oh trix](Thyrolar®)

1. **臨床用途**：解除甲狀腺功能低下之症狀，治療嚴重甲狀腺功能衰退及單純甲狀腺腫大。

2. **製劑：**

(1) Levothyroxine (Eltroxin®)：為合成左旋 T_4 製劑，起效慢、無過敏性、半衰期長，每日服藥一次，價格便宜，是最常用的補充製劑。口服、皮下或靜脈注射給藥，優點是補充 T_4 轉換的 T_3 值會受身體控制，心臟毒性小。

(2) Liothyronine (Cytomel®)：為合成 T_3 製劑，其活性約為 T_4 之三倍，吸收好且作用快，藥效短，多次給藥，急救黏液性水腫昏迷，靜脈注射給藥，心臟毒性大。

(3) Liotrix (Thyrolar®)：合成之 T_4 及 T_3，以正常甲狀腺素 4:1 比例混合，與 T_3 製劑相同，有心臟毒性。

(4) 甲狀腺素(Thyroxine)：由家畜（豬、少數牛、羊）甲狀腺抽提研製成。甲狀腺含碘量為 0.2%。雖然便宜，但 T_3 含量不穩定，過量會產生心悸，血清中 T_4 值下降，誤導增加劑量。

3. **注意事項：**

(1) 副作用有心悸、顫抖、腹瀉、發汗、頭痛。

(2) 心肌梗塞、糖尿病、老年人及腎上腺皮質功能不足等病人，應謹慎給藥。

(3) 靜脈注射給藥時，需少量緩慢注射。

肆 甲狀腺功能亢進(hyperthyroidism)

1. **病因：** 甲狀腺激素過度分泌，超過正常範圍，稱為甲狀腺毒症(thyrotoxicosis)，有凸眼甲狀腺腫(exophthalmic goiter)即為 Grave's disease，屬於自體免疫疾病，導致 T_3、T_4 過度分泌，或甲狀腺炎、下視丘、腦下腺及甲狀腺腫，嚴重亢進則稱甲狀腺風暴(thyroid storm)。

2. **症狀：** 常見焦慮、心悸、怕熱、流汗、易疲倦、基礎代謝率增加、食慾增加，但體重減輕，下痢、月經異常等症狀。

3. **治療方法：** 依據發病原因、甲狀結節的大小、併發症等因素考量，主要有三種方法：

(1) 外科手術切除甲狀腺。

(2) 放射性碘(^{131}I)破壞甲狀腺組織。

(3) 藥物治療：針對年輕者（<40 歲）非複雜性的 Grave's disease 患者，主要選用硫醯胺類(thioamides)，藥物治療不會有手術或放射性碘治療產生甲狀腺功能低下之危險性。

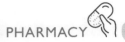
一、製　劑

(一) 硫醯胺類(thioamides)

- Methimazole[meth im' a zole](Tapazole®)、Carbimazole(Neo-Thyreostat®)、Propylthiouracil[proe pill thye oh yoor' a sill](PTU)

　　治療甲狀腺機亢進之第一線用藥，可單獨使用或與其他療法如手術及放射性碘併用。

1. **作用機轉**：抑制甲狀腺素合成過程之過氧化酶，阻斷碘化及偶合反應，降低甲狀腺素的合成，因此服藥 4~6 週才能緩解甲狀腺功能亢進的症狀。

2. **副作用**：
   (1) 顆粒性白血球缺乏症：病患常出現發燒或喉嚨痛，應停止用藥，改用其他療法。
   (2) 搔癢、皮疹、關節痛，停藥即可恢復。

3. **臨床應用之差異性**：
   (1) Propylthioruacil (PTU)：可抑制周邊 T_4 轉成 T_3，起效快，PTU 及 propranolol 是甲狀腺風暴的首選用藥，PTU 較不會通過胎盤及分泌至乳汁，為懷孕及哺乳婦女較佳的選擇用藥。
   (2) Methimazole：藥效長，病人的依順性高，顆粒性白血球缺乏症的危險性較低，Methimazol 是 Carbimazole 的活性代謝產物。

(二) 放射性碘製劑

- ^{131}I、^{125}I、^{123}I

1. **作用機轉**：以 ^{131}I 最普遍，放射 β 射線破壞甲狀腺濾泡細胞，發出 γ 射線由計數器測出並估算甲狀腺放射性強度。做成口服或靜脈注射碘化鈉製劑，半衰期 5 天。

2. **臨床用途**：高劑量治療甲狀腺功能亢進及甲狀腺癌，小劑量診斷甲狀腺功能。

3. **注意事項**：毒性大，孕婦禁用易致畸胎，大劑量可致肺纖維化。

(三) 輔助治療藥物

- Iodides（碘化物）：Lugol's 溶液、KI 飽和溶液、Ipodate

1. **作用機轉與臨床用途**：小劑量用於預防及治療甲腺機能不足；大劑量可經由負迴饋抑制甲狀腺素的釋放及抑制碘化反應（抑制 T_4 轉換成 T_3），治療甲狀腺危象及手術前預備治療。

2. **製劑與用法用量**：Lugol's 溶液（含 5% I_2 及 10% KI）最常用。大劑量可治療甲狀腺機能亢進，作為切除手術前控制亢進現象，減少血管增生及降低甲狀腺體積，以提高手術安全性。開刀前 10 天，每次 0.3~1.0mL，一天 3 次。

- β-阻斷劑

　　Propranolol、Metoprolol、Atenolol 為常用之製劑，甲狀腺功能亢進常引起交感神經的過度興奮，可用 β 阻斷劑緩解焦慮、心悸等亢進的症狀。

- 陰離子製劑

　　過氧化氯(Perchlorate, ClO_4^-)；硫氫化物(Thiocyanate, SCN^-)抑制碘的主動攝取過程(iodide transport)，使碘無法進入甲狀腺內，進而減少甲狀腺濾泡合成 T_3 及 T_4，會產生再生不良性貧血等嚴重副作用，臨床上已少用。

- Diazepam[dye az' e pam]、Buspirone[byoo spye' rone]：

　　抗焦慮劑可改善甲狀腺機能亢進引起的焦慮症狀。

- Guanethidine

　　為腎上腺素神經元阻斷劑，可進入神經末梢抑制正腎上腺素釋放，降低因甲狀腺機能亢進導致的高血壓。製成眼用滴劑可改善凸眼症狀。

14-3 副甲狀腺素及骨質疏鬆症治療劑

　　人體鈣離子主要是由副甲狀腺素、降鈣素及維生素 D 三者所調控，鈣離子參與許多生理功能，低血鈣會引起痙攣，高血鈣則易造成腎臟與血管組織鈣化結石，骨鈣流失造成骨質疏鬆等病症。

壹 副甲狀腺素(PTH)

1. **作用機轉**：副甲狀腺為位於甲狀腺後面的四個小圓體，分泌副甲狀腺素(parathyroid hormone, PTH)，主要功能是升高血中鈣離子及降低血中無機磷濃度。可經由三個標的器官作用升高血鈣。

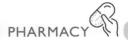

(1) 骨骼：增加破骨細胞的活性及數目，促進骨質溶析作用，溶離出鈣離子。

(2) 腎臟：促進腎小管再吸收鈣，減少鈣排出，降低磷酸鹽再吸收；PTH 會促進腎臟合成 1.25-$(OH)_2$ Cholecalciferol（維生素 D_3；Calcitriol），再加強鈣離子的吸收。

(3) 小腸：經由 PTH 活化之維生素 D_3 可促進鈣離子在小腸的吸收。

2. **臨床用途**：替補療法，治療副甲狀腺功能過低之低血鈣痙攣；與維生素 D 併用效果較好，很少單獨使用。

3. **注意事項**：

(1) 治療副甲狀腺功能過低之低血鈣，以注射鈣鹽取代或補充維生素 D，因 PTH 起效慢，藥效短，需肌肉注射給藥，口服無效。

(2) PTH 易引起過敏。

(3) 副作用有高血鈣症、骨鈣流失之囊狀纖維性骨炎、腎結石等副作用。

貳 骨質疏鬆症之治療劑

一、病因及危險因子

骨質疏鬆症(osteoporosis)是一種全身性的骨骼疾病，特徵為骨質量偏低、骨骼架構退化，脆度增加，易發生骨折。

1. **病因**：分原發性與次發性，原發性原因包括年齡、婦女停經、先天性，一般而言，當人的骨質量達到巔峰後，每年約會流失 1~2%的骨質。次發性原因多數是由於特殊疾病或藥物所引起，如副甲狀腺機能亢進、卵巢切除、類風濕性關節炎或服用類固醇、抗癲癇藥物等。

2. **危險因子**：常見的危險因子有性別（女性多於男性）、家族病史、年齡大於 40 歲或曾發生骨折者、身材體格特別嬌小、慢性疾病或受傷行動受限、鈣質攝取不足或營養不良。

二、骨質重塑

骨質重塑(bone remodeling)包括骨質溶析吸收與骨質生成二項作用，兩者互相調節以維持骨組織動態平衡。骨質重塑之過程是由破骨細胞吸收骨質，造骨細胞至相同位置分泌膠原包圍骨基質然後鈣化，二者失去平衡則會造成疾病狀態。

三、預防與治療

　　治療骨質疏鬆有兩種方法，一為抑制骨質溶析作用，二為刺激骨質生成作用，治療藥物有雌激素、雙磷酸鹽及降鈣激素屬於前者；氟化物及副甲狀腺激素則屬於後者。氟化物之劑量過高容易增加骨骼脆度，臨床不用。

(一) 雙磷酸鹽類(bisphosphates)

■ Alendronate[a len' droe nate](Fosamax®)、Risedronate[ris ed' roe nate] (Actonel®)、Etidronate、Clodronate、Pamidronate

1. **作用機轉與臨床用途**：抑制蝕骨細胞的活性，減少骨質溶析作用，預防及治療骨質疏鬆。治療劑量為 Alendronate 每週一錠 70 mg；Risedronate 則有每日、每週及每月一錠的劑型。

2. **副作用**：刺激食道、腹痛、下痢、腸胃不適。

3. **注意事項**：
   (1) 空腹服用，服藥後至少 30 分鐘內不可平躺、進食或服用其他藥物及飲料。
   (2) 配大杯水服用，不可將藥片搗碎或磨粉服用。

(二) 荷爾蒙補充療法(hormone replacement therapy, HRT)—雌性素製劑

■ Raloxifene(Evesta®)

　　停經婦女因缺乏雌性素容易產生骨質疏鬆，但補充一般雌性素(Estrogen、Progesterone)會刺激子宮內膜增生、不規則出血，可能產生子宮內膜癌及乳癌。

　　Raloxifene 是選擇性的雌性素調節劑，用於預防停經婦女骨質疏鬆症，劑量為 0.625 mg/day。不刺激子宮內膜及乳房，因此不會提高子宮癌及乳癌罹患率，但仍有靜脈血栓性栓塞之危險性。

(三) 降鈣素(calcitonin)

■ Calcitonin salmon[kal si toe' nin](Miacalcic®)、Calcitonin Human [kal si toe' nin](Cibacalcin®)

1. **作用機轉**：由甲狀腺濾泡旁細胞（又稱 C 細胞）分泌，主要功能是降低血鈣，經由抑制蝕骨細胞(osteoclast)的作用及促進造骨細胞的活性，減少腎小管再吸收鈣及磷酸鹽，加速兩者由腎臟排泄出去，源自鮭魚之降鈣素對細胞接受器之親和力較哺乳類細胞大。

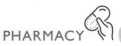

2. **臨床用途**：治療高血鈣危象、骨骼 Paget's 疾病（僅適合對替代療法無效或不適合這類療法的病人，如腎功能嚴重受損者）。

3. **副作用及注意事項**：過敏、潮紅、皮疹、噁心、腹瀉、骨痛及注射部位發炎等。長期使用 calcitonin 成分藥品可能增加發生惡性腫瘤之風險，故本品之治療應以最低有效劑量及最短治療期間為原則（美國 FDA 限定使用不得超過 6 個月）。

4. **製劑**：

   (1) Calcitonin salmon：鮭魚(salmon)抽提之衍生物，藥效強且持久。

   (2) Calcitonin human：基因重組製劑，對鮭魚降鈣素過敏者使用，皮下注射 (SC)、肌肉注射(IM)劑量為 100 IU／天，所有製劑需冷藏。

(四) 鈣　質

　　停經後婦女及高齡者則須補充鈣質以彌補流失的骨質。建議之每日鈣質攝取量為 1,200 mg。鈣片種類有碳酸鈣、磷酸鈣、乳酸鈣等，必須佐以適量的維生素 D_3，補充維生素 D_3 有助鈣質吸收，維生素 D 每日攝取量約在 200~400 IU。

(五) 維生素 D 製劑

　　用於補充治療兒童缺乏維生素 D 引起之佝僂症及大人缺乏引起之軟骨症；維生素 D_3 與鈣片併用，可改善單獨服用鈣片如乳酸鈣等吸收不佳情形。

1. **活性維生素 D_3**：1,25-dihydroxychole-calciferol (Calcitriol, Rocaltrol®)、calcidiol、cholecalciferol（膽鈣化醇）皆為活性維生素 D_3，起效快作用長，為低血鈣最佳治療劑。

2. Ergocalciferol：即維生素 D_2，需經肝臟及腎臟轉化才有作用。

3. Dihydrotachysterol。

(六) 其　他

1. Plicamycin、Gallium nitrate，可降血鈣。

2. Teriparatide（骨穩®注射液），每日一次，可刺激骨母細胞的活性及數量，促進骨生長，治療骨質疏鬆症。

14-4　胰島素及降血糖藥物

胰臟兼具內外分泌腺功能，內分泌腺會製造胜肽激素，外分泌腺會產生消化酵素，內分泌激素是由胰臟的蘭氏小島分泌，其中 β 細胞分泌胰島素(insulin)降低血糖，α 細胞分泌升糖素(glucagon)升高血糖，δ 細胞則分泌體抑素(somatostatin)抑制胰島素、升糖素及調控生長激素的分泌，三者共同調節身體的代謝活性，維持血糖恆定。

當胰島素分泌過多，如蘭氏小島腫瘤或注射過量時，造成血糖過低，若血糖值低於 50~70mg/dL 時，便會出現焦慮、冒冷汗、蒼白、心搏過快、擅抖、衰弱甚至昏迷現象。當胰島素分泌不足，如病變或先天功能缺乏，使血糖長期高於180mg/dL，會導致糖尿病(diabetes mellitus)。

一、糖尿病之病症及分類

(一) 主要病症

高血糖、尿糖；高血脂引起血管疾病；加強蛋白質異化，傷口不易癒合、多食但體重減輕、氮質尿；代謝性酸中毒如酮酸中毒(ketoacidosis)，嗜睡、呼吸有水果氣味、多尿、多喝，嚴重時甚至會昏迷。

(二) 糖尿病的分類

1. **第 1 型糖尿病**(Type I Diabetes, T1DM)：胰島素依賴型糖尿病(IDDM)，好發於成年之前，又稱幼年型糖尿病，β 細胞無法分泌胰島素，常發生酮酸症；終身需要以外來胰島素製劑治療。

2. **第 2 型糖尿病**(Type II Diabetes, T2DM)：為非胰島素依賴型糖尿病(NIDDM)，好發於中年且肥胖者，多數糖尿病屬於此類型，β 細胞仍有功能；以口服降血糖藥物配合飲食控制、減輕體重、運動來控制高血糖狀態。

聯合國世界衛生組織(WHO)於 1997 年公布，將糖尿病分為四類，即除了第1 型糖尿病、第 2 型糖尿病，還包含第三類妊娠糖尿病，孕婦葡萄糖耐受異常，激素或代謝改變，造成胰島素分泌異常；第四類為其他原因之糖尿病，如基因異常，胰臟病變或藥物影響。

二、胰島素(insulin)[in' su lin]

(一) 藥理作用

1. **降血糖作用**：促進組織對葡萄糖的吸收及利用，胰島素如同攜帶者將葡萄糖帶入細胞內，加速糖解氧化反應產生能量。

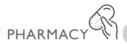

2. **同化及抗異化作用**：對肝臟、肌肉及脂肪組織進行同化作用，促進肝醣、脂質及蛋白質合成。

(二) 胰島素製劑

1. **來源**：由豬或牛的胰臟萃取，目前利用基因重組技術大量生產，較少產生過敏反應，起效較動物製劑快，胰島素構造是二條胜肽鏈藉由雙硫鍵連結之蛋白質。

2. **依物化性質分類，主要有三種：**
   (1) 常規胰島素(regular insulin, RI)：是未經修飾之可溶性胰島素，吸收快、作用短，可以靜脈注射給藥。
   (2) 魚精蛋白胰島素(protamine insulin)：加入魚精蛋白，延緩吸收並延長作用時間，如 Isophane 製劑。
   (3) Lente 系列胰島素：加入高濃度的鋅(Zn)及醋酸緩衝液，形成大小顆粒不同的結晶製劑，速效者如 Semilente insulin，長效者如 Ultralente insulin。

3. **製劑及用法**：胰島素是蛋白質構造，口服無效，餐前 15~30 分鐘皮下注射給藥，緊急情況可靜脈注射常規型胰島素或速效製劑如 Human insulin (Humalog®)。胰島素製劑依作用時間的長短可分成：短效、中效、長效型製劑。表 14-1 列出各種胰島素製劑之動力參數。

表 14-1　各種胰島素製劑及作用性質比較

藥　物	起效時間（小時）	至藥效高峰時間（小時）	作用時間（小時）
短效型			
1. Insulin injection（唯一澄清可 IV 製劑）(Regular insulin; RI)	0.5~1	1~2	5~7
2. Prompt insulin zinc suspension (Semilente insulin®)	0.5~1	1~2	12~16
中效型			
1. Isophane insulin suspension (NPH insulin®)	1.5~2	2~8	10~24
2. Insulin zinc suspension (Lente insulin®)	1.5~2	2~8	10~24
3. Insulin globin zinc injection (Globin insulin®)	1.5~2	2~4	20~28
長效型			
1. Protamine zinc insulin suspension (PZI)	3~4	8~12	≒36
2. Insulin zinc suspension, Extended (Ultralente insulin®)	3~4	8~14	≒36
3. Insulin glargine	1~2	×	20~24
4. Insulin determir	─	─	24

4. **注意事項：**

(1) 過量的使用胰島素，最常見且嚴重的副作用是低血糖現象。

(2) 注射部位脂肪萎縮、低血鉀及過敏反應。

(3) 胰島素製劑必須冷藏，不能劇烈搖晃。

三、口服降血糖製劑

口服製劑主要由四個方向降低血糖：

1. 刺激 β 細胞分泌胰島素。

2. 胰島素受體激敏劑。

3. 加速周邊細胞利用葡萄糖。

4. 抑制腸道吸收糖類。

適用於非胰島素依賴型糖尿病 (NIDDM)，其製劑主要有磺脲類 (Sulfonylureas)、Meglitinides 類、雙胍類(Biguanides)、 α -Glucosidase 抑制劑及 Thiazolidin-edione 等。

(一) Sulfonylureas（磺脲類）

1. **製劑：**

(1) 第一代：Acetohexamide、Chlorpropamide、Tolazamide 及 Tolbutamide。效用相近，動力學及副作用有些差異。

(2) 第二代：有 Glipizide、Glyburide、Gliclazide 及 Glibenclamide。效價約為第一代的 100 倍，以 Glibenclamide 之藥效最強，對腎臟影響較小。

(3) 第三代：Glimepiride。

2. **作用機轉：**刺激胰臟 β 細胞釋放胰島素，是阻斷 β 細胞的 K^+ 通道，產生去極化，釋出顆粒內之胰島素。可加強 β 細胞對葡萄糖的敏感度；降低肝臟分泌葡萄糖的速率。亦可增加胰島素接受體對胰島素的敏感性。

3. **藥物動力與用法用量：**本類藥物與血漿蛋白結合率高達 90%，口服吸收良好，給藥時間在早餐中服用，Gliclazide 可在早餐前 30 分鐘服藥，藥物動力與劑量見表 14-2。

4. **副作用與注意事項：**

(1) 副作用有噁心、飽脹感、顆粒性白血球缺乏，過量會導致低血糖，年齡超過 60 歲、腎功能不良、酗酒、飲食習慣不良者低血糖發生率高。

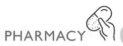
(2) 服用本類製劑後，喝酒會有 Disulfiram 反應，如潮紅、心悸、低血壓、頭痛、呼吸困難等現象，應限制飲用含酒精飲料。

(3) 對於磺胺類過敏、懷孕、哺乳者均禁止使用，且肝、腎病及老年人應調降劑量。

(4) 藥物交互作用，不可與 Aspirin、Sulfamides 及 Thiazide 利尿劑併用。

表 14-2　Sulfonylureas 製劑的比較			
藥物	半衰期(hr)	作用期時間(hr)	相對的治療劑量(mg)
第一代			
Acetohexamide (Dymelor®)	6~8	12~18	500
Chlorpropamide (Diabinese®)	24~42	72	250
Tolazamide (Tolinase®)	7	14~24	250
Tolbutamide (Orinase®)	4~6	6~12	1000
第二代			
Glipizide (Glucotrol®)	7	12~18	5~10
Gliclazide (Diamicron®)	10	16~24	5
Glibenclamide (Euglucon®)	10	24	1

(二) Meglitinides（安息香酸衍生物類）

Repaglinide[re pag' lin ide](Novonorm®、諾和隆®)、Nateglinide[nuh tay' gli nide](Starlix®、糖立釋®)為新型降血糖製劑，作用機轉與磺脲類相似，促進胰島素釋放。但本類製劑易吸收、起效快，肝臟代謝藥效短，蛋白結合率高，因此多在飯前立即服用，用於控制該餐的高血糖。其不易造成飯後低血糖作用。

(三) Biguanides（雙胍類）

■ Metformin[met for' min](Glucophage®，庫魯化®)、Buformin(Bigual®)、Phenformin

結構及藥理作用與磺脲類不同，用於治療非胰島素依賴型糖尿病，比較不會造成體重增加。Phenformin 有乳酸中毒(lactic acidosis)的危險性，已被停用。Metformin、Buformin 產生乳酸中毒的危險性較低，因 Metformin 與粒線體親和力低，較少阻礙粒線體的葡萄糖氧化途徑。

1. **作用機轉**：抑制肝臟之糖質新生作用，降低製造葡萄糖；促進周邊組織如骨骼肌及脂肪組織，對葡萄糖的吸收及利用。

2. **藥物動力**：口服吸收佳，不與血漿蛋白結合，不被代謝，以原形由尿液排泄，半衰期約 3~6 小時，早晚餐中口服。

3. **副作用與注意事項**：

(1) 常見有腹瀉、噁心、厭食及金屬樣味道等；血糖過低及乳酸中毒很少發生。

(2) 心衰竭、肝腎功能不良者、代謝性酸中毒者應避免使用。

(四) α -Glucosidase 抑制劑

■ Acarbose[ay' car bose](Glucobay®，醣祿®)、Miglitol[mig'li tol](Glyset®)

1. **作用機轉**：多醣類製劑，可抑制小腸上皮細胞的雙醣酶(α-glucosidase)，阻斷澱粉及雙醣類的水解，干擾單醣類的吸收，減緩飯後血糖的升高現象，稱之進食後高血糖調和劑，隨三餐第一口食物併服。

2. **副作用**：腹脹、腹瀉及腹部痙攣；不會刺激胰島素釋放及作用，不會導致低血糖及乳酸中毒。

(五) Thiazolidinediones 類(TZDs)

■ Rosiglitazone[roe si gli' ta zone](Avandia®，梵帝雅®)、Pioglitazone[pye oh gli' ta zone](Actos®，愛妥糖®)、Troglitazone

1. **作用機轉**：為胰島素激敏劑(Insulin sentilizer)，可促進骨骼肌、脂肪細胞膜葡萄糖運送蛋白之合成，加強周邊細胞利用葡萄糖能力，用藥時間與進食無關。

2. **副作用**：水腫、體重增加，需監測肝功能。Rosiglitazone 可能導致心血管疾病，患有第 3 級及第 4 級心衰竭者禁用、Pioglitazone 可能會提高膀胱癌風險。Troglitazone 有嚴重肝毒性，現已停用。

(六) 二肽基酶抑制劑(DPP-4 inhibitor)

■ Sitagliptin[sit a glip' tin](Januvia®)、Vilagliptin

1. **作用機轉**：高血糖可提高二種活性腸泌素(incretin)的濃度（GLP-1 及 GIP），增加 β 細胞分泌胰島素，並抑制升糖素的分泌；而腸泌素會受到二肽基酶 (dipeptyl peptidase-4, DPP-4)代謝。本藥藉由抑制 DPP-4，提高腸泌素濃度、增加胰島素分泌。

2. **副作用**：呼吸道感染症狀、頭痛，腎功能不佳者需調降劑量。不會造成體重增加也不易造成低血糖。

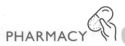

3. **增加腸泌素的用藥**：liraglutide 為 GLP-1 的作用劑，注射使用，增加腸泌素的作用。

(七) 腸泌素類似物(incretin-mimetics)

GLP-1（glucagon-like peptide-1，升糖素類似胜肽）及 GIP（gastric inhibitory peptide，抑胃胜肽）為腸泌素荷爾蒙。可刺激 β 細胞分泌胰島素（glucose-dependent insulin 釋放），使血中葡萄糖進入肌肉與肝臟儲存；抑制 α 細胞釋放升糖素(glucagon)，減少肝醣製造；並且可減緩胃排空速度。副作用為噁心、嘔吐、腹瀉。

■ Exenatide（Bydureon®，穩爾糖®）

GLP-1 類似物，一星期注射一次，2 mg／次，皮下注射。

■ Dulaglutide（Trulicity®，易週糖®）

GLP-1 類似物，一星期注射一次，0.75~1.5 mg／次，皮下注射。

(八) SGLT2 (sodium-glucose cotransporter 2)抑制劑

葡萄糖運送蛋白(glucose transporter, GLUT)包含 SGLT1、SGLT2 及 GLUT1-GLUT7，藉由主動運輸及促進擴散將葡萄糖運送至各處。其中 SGLT1 主要位於腸道，能將葡萄糖送入細胞內；SGLT2 則會將尿液中的葡萄糖再吸收回體內。SGLT2 抑制劑降低葡萄糖再吸收，糖分隨尿液排出（每天約排 80 克糖），因尿糖增加容易造成生殖泌尿道感染。

■ Empagliflozin(Jardiance®，恩排糖®)

為葡萄糖運送蛋白 SGLT2 抑制劑，抑制腎臟對葡萄糖的再吸收，藉由增加尿糖排出而降低血糖及減低體重。副作用為泌尿道感染、腎臟損傷及酮酸中毒。

■ Dapagliflozin（Forxiga®，福適佳®）

為葡萄糖運送蛋白 SGLT2 抑制劑，可減少葡萄糖再吸收，促進葡萄糖排泄。副作用為泌尿道感染、尿量增加。

14-5 腎上腺皮質固醇藥

　　腎上腺皮質合成分泌多種激素，由外而內分成三類：糖皮質素(glucocorticoids)、礦物皮質素(mineralcorticoids)及性激素(sex hormones)。糖皮質素主要有皮質醇(cortisol)及皮質酮(corticosterone)，維持新陳代謝及對抗壓力；礦物皮質素主要為醛固酮(aldosterone)，調節體內電解質及水分平衡；性激素有黃體素(progesterone)、雄性素(testosterone)、雌性素(estrogen)。

一、糖皮質素

■ Hydrocortisone[hye droe kor' ti sone](Cortef®)、Prednisolone[pred niss' oh lone]、Prednisone[pred' ni sone]、Dexamethasone[dex a meth' a sone](Decadron®)、Betamethasone[bay ta meth' a sone](Rinderon®)

　　糖皮質素是由膽固醇生合成而來，由腦下腺的 ACTH 調控，其分泌速率受日夜節律、日照、壓力、疾病、飲食及血漿固醇結合蛋白的影響，正常人清晨分泌量最多而在傍晚分泌最少。

1. **作用機轉：**
   (1) 抗發炎作用：抑制 A_2 型磷脂酶(phospholipase A_2)，阻斷發炎介質如前列腺素(PGs)及白三烯素(LTs)合成，減少巨噬細胞及白血球，穩定溶解體避免細胞受損破壞。
   (2) 免疫抑制作用：減少淋巴球數目及減少抗體產生，降低感染、過敏等免疫反應，應用於器官移植手術。
   (3) 促進糖質新生：使血糖上升，對抗外來壓力（例如：受傷、感染等情況）；促進血中游離胺基酸轉換成葡萄糖、促進脂肪分解（脂肪進行異化作用並重新分布）。
   (4) 干擾維生素 D 的作用：加速鈣排除，引起骨質疏鬆。
   (5) 外分泌腺作用：促進胃酸、胃蛋白酶及胰蛋白酶的分泌，長期使用易造成消化性潰瘍。
   (6) 增加水分及 Na^+ 滯留。

2. **臨床用途：**
   (1) 治療腎上腺機能不全，如愛迪生氏症(Addison's syndrome)，診斷庫欣氏症候群(Cushing's syndrome)。
   (2) 治療自體免疫系統疾病、緩解發炎症狀。例如：類風濕性關節炎、紅斑性狼瘡、骨關節炎、異位性皮膚炎、濕疹性皮膚炎、過敏性鼻炎等。
   (3) 治療過敏性休克及氣喘，預防器官移植所造成的排斥現象。

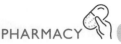

　　(4) 與其他藥物合併治療癌症。

　　(5) 預防早產兒呼吸窘迫症。

　　(6) 增進抗壓能力。

3. **副作用：**

　　(1) 消化性潰瘍、行為改變、電解質不平衡、水腫、高血壓及容易感染疾病等。

　　(2) 長期連續使用會出現造成 Cushing's syndrome，包括月亮臉、水牛肩、褥瘡、多毛症、白內障、青光眼、高血糖及骨質疏鬆，生殖系統功能異常，兒童出現生長遲緩現象。

　　(3) 迴饋抑制 ACTH 分泌，導致腎上腺萎縮。

　　(4) 抑制 TSH 及 FSH 釋放。

　　(5) 刺激中樞神經系統，導致失眠及精神疾病。

4. **製劑**：糖皮質素有全身性的口服、注射、植入製劑及局部吸入劑型或外用皮膚製劑，各藥物之消炎效力及動力學參數見表 14-3。

5. **注意事項及用藥原則：**

　　(1) 正常生理情況，皮質醇分泌有節律，當長期治療時，可能會抑制下視丘、腦下腺軸承(HPA)，應注意給藥時間，急性期每日多次給藥快速控制疾病，穩定後一天一次，早晨給藥，以降低 HPA 軸承（迴饋）抑制程度。

　　(2) 短期治療可立即停藥，但長期治療應逐漸降低劑量，以避免類固醇戒斷症候群，如噁心、嘔吐、頭痛、發燒、關節痛及體重減輕等。

　　(3) 吸入型製劑使用後必須漱口以防口腔念珠菌感染。長期使用時，可能因藥物局部的影響而引起聲帶發音沙啞(hoarseness)。

表 14-3　糖皮質素製劑					
藥　物	相對抗炎效力	鈉滯留效力	等效服用量(mg)	血中半衰期(min)	生理半衰期(hr)
短效					
Hydrocortisone (Cortisol®)	1	1	20	90	8~12
Prednisolone	4	0.3	5	60	12~36
Prednisone	4	0.3	5	200	12~36
中效					
Triamcinolone (Kenacort®)	5	0	4	180	12~36
Paramethasone	10	0	2	180	12~36
長效					
Dexamethasone (Decadron®)	30	0	0.75	200	36~54
Betamethasone (Rinderon®)	25~40	0	0.6	300	36~54

1. 本類藥物均可以口服給藥，並可肌肉注射(IM)、關節內注射、外用軟膏、液劑、吸入及鼻腔噴霧製劑。
2. Budesonide (Pulmicort®)及 Fluticasone 相對抗炎效價為 Beclomethasone (Becotide®)之二倍，三者均有吸入及鼻腔噴霧製劑。
3. 強效者常製成外用軟膏，有 Clobetasol、Diflorasone、Diflucortolone、Halcinonide、Halobetasol。
4. 抗發炎效力：Dexamethasone ＞ Betamethasone ＞ Prednisolone。
5. Dexamethasone 抗發炎作用最大、鈉滯留效力最小。

二、礦物皮質素

■ Desoxycorticosterone(Percorten®)、
Fludrocortisone[floo droe kor' ti sone](Florinef®)

　　為醛固酮(aldosterone)之人工合成製劑，臨床使用不多；Fludrocortisone 之藥效較強。

1. **作用機轉及臨床用途**：調控電解質濃度及水分體積，在遠端腎小管，促進鈉離子、水的再吸收及促進鉀及氫離子的排除，本類製劑並無消炎效力。治療腎上皮質功能不全者所引起的症狀，如低血鈉、脫水、高血鉀等，與糖皮質素併用治療 Addison's disease。
2. **注意事項**：副作用有低血鉀、水腫；高血壓、心臟疾病之病人禁用。

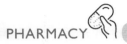

三、腎上腺皮質類固醇抑制劑

■ Metyrapone[me teer'a pone]

1. **作用機轉及臨床用途**：抑制 Cortisol 的合成，經由 HPA 軸承負迴饋，促進 ATCH 分泌，檢查下視丘、腦下腺前葉功能；可診斷腎上腺功能、診斷及治療庫欣氏症候群。

2. **副作用**：噁心、腸胃不適、短暫暈眩、嗜睡、發疹、潮紅及體溫升高等。

■ Aminoglutethimide[a mee noe glu teth'i mide]

1. **作用機轉及臨床用途**：抑制膽固醇轉成妊醯醇酮(pregnenolone)，降低所有固醇類的合成，又可抑制由雄性素轉成動情素。治療腎上腺皮質的惡性瘤或庫欣氏症候群(Cushing's syndrome)；與 Hydrocortisone 合併治療乳癌及前列腺癌。

2. **副作用**：眼球震顫、運動失調、噁心、嘔吐、臉部與手掌發麻。

■ Spironolactone[speer on oh lak' tone]

結構類似 Aldosterone，可競爭受體及拮抗 Aldosterone 的合成，抑制鈉、鉀交換達到利尿效果，屬於保鉀利尿劑，治療原發性醛固酮症及肝硬化引起之水腫及腹水、高血鉀及女性多毛症。

■ Ketoconazole[kee toe kon' na zole]

抑制固醇類的生成，可抑制黴菌生長。

14-6 性激素及避孕藥

性激素(sex hormone)是由男女性腺製造分泌，少量由腎上腺皮質分泌，有雌性素(estrogen)、黃體素(progesterone)及雄性素(androgen)，性激素參與人體成長、性別發展、生殖、能量代謝及鈣離子恆定等功能，分泌失調將造成許多不同疾病，因此臨床以替補療法、避孕、骨質疏鬆症及癌症等之治療，用途很廣。

一、雌性素

雌性素(estrogen)又稱動情素，人體內有三種雌性素，分別是 estradiol、estrone 及二者代謝物 estriol，其中以 estradiol 生理活性最強。

(一) 雌性素之生理作用

1. 促進女性第二性徵發育及性器官之成熟，如皮下脂肪增厚、輸卵管蠕動、子宮黏膜發育及陰道上皮的形成等。

2. 促進骨骼成長，增加造骨細胞之活性。

3. 迴饋抑制下垂體分泌 FSH 及 LH。

4. 具有拮抗雄性素作用。

5. 促進腎素(renin)及醛固酮(aldosterone)分泌，引起鈉滯留及水腫。

(二) 臨床用途

1. 治療卵巢發育不良、無月經症及萎縮性陰道炎。

2. 替補療法，治療停經後骨質疏鬆症、婦女更年期症狀。

3. 與黃體素合用，作為避孕藥及治療月經異常及經痛。

4. 抗癌、治療停經後乳癌及男性前列腺癌。

5. 抗雄性素：治療女性多毛症及男性雄性禿。

(三) 副作用及注意事項

1. 噁心、乳房脹痛、頭痛、水腫、高血壓、血栓栓塞、陰道出血及子宮內膜炎。

2. 心血管疾病、血栓病人、水腫、子宮內膜異位、陰道不明出血、乳癌及嚴重肝病等應避免使用。

3. 懷孕前 3 個月使用，胎兒將來罹患子宮頸癌及陰道癌。

(四) 雌性素製劑

■ 天然製劑

1. Estradiol[es tra dye' ole]：口服經肝臟首渡效應而失去藥效，以肌肉注射、經皮吸收或陰道給藥，或製成 Benzoate、Cypionate、Valerate 等鹽類，延長作用時間，本藥臨床用途較廣。

2. **類似製劑**：Estriol(Synapause®)、Estrone(Menformon®)均為天然製劑，但藥效較弱，用於代償性治療法。

3. **經皮動情激素貼片**(Estraderm TTS)：為含有雌二醇(estradiol)的貼片，可作為停經後婦女荷爾蒙之補充。

■ 合成製劑

1. Ethinyl estradiol[eth' in il es tra dye' ole]：強效雌性素製劑藥，主要作為口服避孕藥。其類似製劑：Mestranol (Mestranolum®)口服後代謝成活性之 ethinyl estradiol，用於替補療法及口服避孕藥。

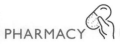

2. Conjugated estrogens：由懷孕雌馬尿液分離經製所得，口服、經皮給藥，常用於代償性治療法。

3. Diethylstilbestrol[dye eth il stil bess'trole](DES；Stibestrol)：口服給藥，藥效強、副作用大，會使女嬰罹患陰道及子宮頸癌，孕婦禁用。用於治療前列腺癌及女性乳癌，可作為晨後避孕藥(morning-after pill)。

二、雌性素拮抗劑

抑制體內雌性素的生合成或對受體產生拮抗作用，降低雌性素生理活性，治療雌性素引起之乳癌及促進排卵治療不孕症。

■ Clomiphene[kloe' mi feen](Clomid®)

1. **作用機轉與臨床用途**：可在下視丘、腦下腺、子宮等處部分拮抗雌性素，為弱效拮抗劑，阻斷雌性素負迴饋抑制腦下腺及下視丘之調節作用，增加 FSH、LH 及 GnRH 之分泌，促進濾泡成熟及排卵，治療排卵異常之不孕症，於月經週期第 5 天口服給藥，連續 5 天。

2. **副作用**：卵巢過度刺激引起肥大、卵巢囊腫、多胞胎及胃腸不適。

■ Tamoxifen[ta mox' i fen](Nolvadex®)

1. **作用機轉與臨床用途**：為選擇性雌性素接受體調節劑(SERMs)，與雌性素競爭受體產生調節作用，口服給藥用於治療雌性素誘導之乳房腫瘤及乳癌。

2. **副作用**：陰道出血、月經不規則、噁心、嘔吐、熱潮感，可能引起子宮內膜癌。

3. **類似藥物**：Anastrozole[an as' troe zole](Arimidex®)抑制體內雌性素之生合成，降低雌二醇濃度，口服給藥，治療乳癌，有噁心、嘔吐、頭痛及骨骼疼痛等副作用。

三、黃體素(progestins)

黃體素酮(progesterone)又稱助孕酮，黃體及胎盤分泌最多，腎上腺皮質及睪丸分泌少量；黃體素酮是雌性素、雄性素及腎上腺皮質醇生合成之先驅物。

(一) 黃體素之生理作用

1. 促進子宮內膜增厚，利於受精卵著床，抑制子宮收縮，益於安胎。

2. 迴饋抑制腦下腺分泌 LH，抑制排卵，達到避孕作用。

3. 懷孕期間促進乳腺發育。

4. 黃體素衍生物具有雄性素及產熱作用。

(二) 臨床用途

1. 女性避孕藥，單獨或與雌性素合用。

2. 安胎、預防習慣性流產。

3. 控制子宮內膜異常出血、子宮內膜異位及子宮內膜癌。

4. 治療月經疾病，如無月經、週期異常及經痛等。

(三) 副作用及注意事項

1. 副作用有水腫、噁心、血栓性靜脈炎、肺栓塞、黃疸、體重增加、憂鬱、青春痘及多毛現象。

2. 血栓病人、懷孕、陰道不明出血、凝血異常、乳癌及嚴重肝病等應避免使用。

3. 懷孕應避免使用具有雄性素性質之製劑如 Norethindrone，因其會使胎兒產生男性化。

(四) 黃體素（助孕酮）製劑

■ 天然製劑

　　Progesterone[proe jes' ter one]由動物卵巢抽取製劑，因肝臟之首渡效應，口服無效，肌肉注射或植入給藥，臨床作為安胎、調經及避孕藥。

■ 合成製劑

1. Hydroxyprogesterone：為半合成品，肌肉注射給藥，藥效長，治療子宮異常出血及子宮腺癌。

2. Levonorgestrel：為半合成品，口服及植入避孕藥，於月經前 7 天植入上臂皮下組織，可產生 5 年的避孕效果。

3. Medroxyprogesterone acetate：為合成品，具有雄性素性質，口服及注射避孕藥，每隔 3 個月肌肉注射。

4. Norethindrone[nor eth in' drone]：為半合成品，口服避孕藥，具有雄性素及同化作用。

5. Megestrol[me jes' trol]：為合成品，具有抗雄性素及抗雌性素作用。

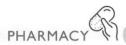
6. Norethynodrel：**具有微弱的雌性素、黃體素及男性素的作用。**

7. Norgestrel：為合成的黃體素製劑。

8. Ethynodiol diacetate：為合成的黃體素製劑。

四、黃體素拮抗劑

　　本類藥物拮抗黃體素受體，促進子宮內膜破裂及受精卵剝離，口服給藥，為簡便有效之墮胎藥。因會造成大量流血及不完全流產，故臨床上常與前列腺素併用。

■ Mifepristone[mi fe' pri stone](RU-486;Mifegyne®)

1. **作用機轉與臨床用途：**黃體素拮抗劑且減少 hCG，造成流產，為口服墮胎藥，懷孕初期（7 週內）服用，在服用 RU-486 後 36~48 小時內服用前列腺素 $PGF_{2\alpha}$、PGE_2。

2. **副作用及注意事項：**
   (1) 副作用有嚴重子宮出血、腹痛、噁心、皮疹及不完全流產。
   (2) 子宮外孕禁用。
   (3) 服用本藥 2 週內避免服用抗凝血劑及 NSAIDs 製劑。
   (4) 使用此藥必須遵從醫師指示。

3. **併用藥物：**可併用前列腺素製劑以達到引產的子宮收縮效果。

■ Misoprostol[mye soe prost' ole](PGE_2)、
Dinoprost[dye noe prost'one](Prostin $F_{2\alpha}$®)

　　有子宮平滑肌收縮作用，於服用 RU-486 後 36~48 小時內服用，副作用有噁心、嘔吐、腹瀉及絞痛。

五、女性激素避孕藥

　　避孕藥(contraceptive pills)係用於避免性交後受孕之藥物，一般女性激素避孕藥可分為下列幾種，其中又以口服避孕藥最為多樣及普遍。

1. 口服避孕藥(oral contraceptives)。

2. 注射性長效避孕藥(injectable long-acting contraceptives)。

3. 植入性長效避孕藥(long-acting contraceptive implants)。

4. 子宮內含避孕藥裝置(uterus hormone contraceptive devices)。

(一) 口服避孕藥

避孕藥主成分有兩類：(1)雌性素藥物：Ethinyl estradiol、Mestranol；(2)黃體素藥物：Norethindrone、Norethynodrel、Norgestrel、Levonorgestrel、Ethynodiol。雌性素可回饋抑制排卵；低劑量黃體素可改變子宮頸黏液阻擾精子滑動，劑量增加則抑制著床及抑制排卵。依其所含藥物成分及比例不同分為下列三種：

1. **混合單相避孕丸**：定量比例之雌性素與黃體素成分的避孕丸，每天服用連續21天，7天安慰劑或鐵劑，是目前最廣泛使用之口服避孕藥。

2. **混合多相避孕丸**：含固定量之雌性素，但黃體素劑量分二相或三相有所不同；二相式是在前10天之黃體素採低劑量，而後11天則採高劑量；三相式是連續21天，分前、中、後7天各別採低、中、高劑量之黃體素。

3. **單質製劑**：僅含單一成分，有黃體素避孕丸及性交後避孕丸。
   (1) 黃體素避孕丸：又稱為迷你避孕丸(minipill)，含低劑量之黃體素藥物，可阻擾精子移動，避孕失敗率比混合製劑高。
   (2) 晨後避孕丸(morning-after pill)：含高劑量之雌性素及黃體素，阻止受精卵著床，女性性交後72小時內服用，12小時後再一次服用。
   (3) 事後避孕丸（墮胎藥）：Mifepristone (RU-486)，需7週內服用，終止著床。RU-486易造成大量出血，使用此藥必須遵從醫師指示。

(二) 其他避孕藥

1. **注射性長效避孕藥之製劑**：有 Medroxyprogesterone acetate (Depo-Provera®)，月經第5天，肌肉注射約150mg，避孕效果可持續3個月。

2. **植入性長效避孕藥之製劑**：含 Levonorgestrel (Norplant®)六個膠囊，共計210mg，於月經前7天植入上臂皮下組織，可產生5年的避孕效果。

3. **子宮內含避孕藥裝置**：有 Progestasert IUD®為黃體素與高分子載體材料混合製成 T 字型子宮避孕裝置，裝入子宮後，可慢慢釋放黃體素，避孕效果可達到1年。

4. **貼劑避孕藥**：成分與口服避孕藥相同，每一週期第一天開始，連續貼3週。

本類藥物之副作用有噁心、嘔吐、乳房腫脹感、憂鬱、眩暈、頭痛及水腫，高劑量雌性素製劑會導致高血壓及血栓症，甚至造成高血糖及肝臟受損。長效型避孕藥則有月經不規則、出血量不均等現象。

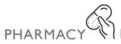
六、雄性素(androgens)

　　Testosterone 是最主要的雄性素，在一般標的器官有專一性受體，在生殖器官必須經由 5α-reductase 轉成更強效之 5α-dihydrotestosterone (DHT)與受體結合。

(一) 雄性素之生理作用

1. 促進男性第二性徵發育及性器官之成熟，激發性慾，刺激製造精蟲，促使男嬰睪丸下降至陰囊。

2. 蛋白質同化作用，促進肌肉及骨骼成長。

3. 增進肌肉力度及質量，易被運動選手濫用，為運動比賽之禁藥。

4. 拮抗雌性素作用。

5. 促進紅血球生成，增加基礎代謝率及引起鈉滯留水腫。

(二) 臨床用途

1. **替補療法**：治療男性性腺機能不足或衰退及老年人骨質疏鬆。

2. **抗癌**：治療女性乳癌、子宮內膜異位及產後退奶。

3. **同化作用**：幫助手術後及慢性虛弱之復原。

4. **治療隱睪症及輔助治療貧血。**

(三) 副作用

1. 男性有陰莖異常勃起、體毛增多、痤瘡、水腫及黃疸。

2. 女性有男性化、月經不規則；小孩會導致第二性徵不正常發育、骨骺閉合。

3. 肝功能異常、精神異常與攻擊性強。

(四) 雄性素製劑

1. **Testosterone**[tes tos' ter one]：肌肉注射，藥效短，製成 propionate、cypionate、enanthate 等酯類延長藥效。

2. **Methyl testosterone**[meth ill tes tos' ter one]、**Fluoxymesterone**[floo ox i mes' te rone]：為 Testosterone 衍生物，可以口服，不會誘發青春期症候，主要促進同化作用、替補療法、改善虛弱病症。

3. Danazol[da' na zole]：合成製劑，抑制 FSH、LH 釋出，治療子宮內膜異位。

4. Stanozolol、Nandrolone：合成製劑，主要促進同化作用，易被運動選手濫用，影響肝功能、精神異常。

七、雄性素拮抗劑

1. Finasteride[fi nas' teer ide]（Propecea®；柔沛）：抑制 5α-reductase，降低 DHT 含量，治療前列腺腫，低劑量治療男性禿髮；副作用有性慾降低、射精障礙。

2. Cyproterone、Flutamide[floo' ta mide]：與雄性素競爭受體，Cyproterone 治療女性多毛症及前列腺腫瘤、Flutamide 治療治療前列腺癌。

八、其　他

■ Sildenafil citrate[sil den' a fil]（Viagra®；威而剛®）、Tadalafil[tah da' la fil]（Cialis®；犀利士®）

1. **作用機轉與臨床用途**：磷酸二酯酶—5 抑制劑(phosphodiesterase-5 inhibitor, PDE-5)，增加 cGMP 濃度，使陰莖海綿體平滑肌鬆弛，產生充血而勃起，治療男性性功能障礙，性交前 40 分鐘服用。Tadalafil 較具選擇性，起效慢但藥效長 24 小時，無視覺不良之副作用。

2. **副作用與注意事項**：
   (1) 低血壓、頭暈、頭痛、潮紅、消化不良及視覺不良。
   (2) 肝功能不佳、心臟疾病、年老者應小心使用。
   (3) 不可與硝酸鹽類併用，加強降血壓有致命危險。

■ 女性子宮收縮劑

　　Oxytocin、Ergonovine、Carboprost、Dinoprostone、Misoprostol、Mifepristone 等，用於催產、引產及治療產後大出血。

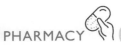

課後複習

( ) 1. 下列哪一種藥物有抑制 T_4 轉換成 T_3 及減少 Thyroxine 分泌的藥效？
(A)Propylthiouracil　(B)Ipodate　(C)Methimazole　(D)碘化鉀。

( ) 2. 糖化皮質類固醇(Glucocorticoid)禁用於下列之病人：(1)消化性潰瘍 (2)糖尿病 (3)骨質疏鬆症 (4)青光眼。 (A)(1)(2)(3)　(B)(1)(3)　(C)(2)(4)　(D)(1)(2)(3)(4)。

( ) 3. 下列哪一種胰島素製劑的藥效最長？(A)Regular Insulin　(B)Insulin Zinc Suspension　(C)Protamine Zinc Insulin Suspension　(D)Insulin Copper Suspension。

( ) 4. Pioglitazone 治療糖尿病的作用機轉為何？(A)促進胰島素的分泌　(B)增加肝臟葡萄糖新合成　(C)減少腸道葡萄糖吸收　(D)增加身體對胰島素的靈敏度。

( ) 5. 下列何種藥物不具抗利尿(antidiuretic)功能？ (A)Desmopressin (B)Vasopressin　(C)Chlorpropamide　(D)Dinoprostone。

( ) 6. 下列藥物何者可以用來刺激排卵(ovultion)？ (A)Hydrocortisone (B)Triamcinolone　(C)Clomiphene　(D)Fludrocortisone。

( ) 7. 下列哪一種藥物用於骨質疏鬆的治療？(A)Etidronate　(B)Primidone (C)Chlorpropamine　(D)Dexamethasone。

( ) 8. Finasteride 的最主要藥理作用為何？(A)雄激素受體拮抗劑　(B)雄激素生合成抑制劑　(C)GnRH 受體拮抗劑　(D)類固醇 5-α 還原酶抑制劑。

( ) 9. 下列有關 Mifepristone 之敘述中，何者不正確？(A)抑制動情素(Estrogen)之作用　(B)抑制糖化皮質類固醇(Glucocorticoid)之作用　(C)可當性交後避孕藥　(D)可用於終止早期之懷孕。

( ) 10. 下列腎上腺皮質類固醇製劑中，何者的相對消炎效力最大，而且屬於長效性腎上腺皮質類固醇製劑： (A)Hydrocortisone　(B)Triamcinolone (C)Dexamethasone　(D)Fludrocorteone。

解答
ADCDD　CADAC

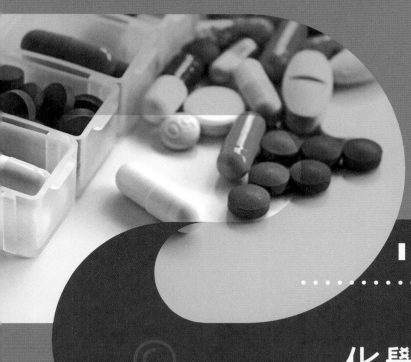

15 CHAPTER

■ 詹婉卿、劉名浚 編著

化學治療藥物

✚PHARMACY

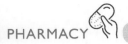

化學治療藥物(chemotherapeutic drugs)是指由人工合成可選擇性對抗微生物的藥物，而這種治療感染的方法稱為化學療法(chemotherapy)。廣義的化學治療藥物包含對抗病原（細菌、黴菌、病毒、原蟲等微生物）感染或惡性腫瘤的化學製劑。化學治療藥物能選擇性作用在病原體或腫瘤細胞，使其死亡或活動力降低，但對宿主細胞造成傷害較小；目前臨床上使用之化學治療藥物不僅來自天然微生物，且多數來自人工合成，統稱抗微生物製劑(antimicrobial agents)，依對抗病原的不同可分為：抗生素、抗黴菌藥物、抗結核病藥物及痲瘋病藥物、抗病毒藥物、抗原蟲及驅寄生蟲劑、抗腫瘤藥物及消毒防腐劑。

15 -1　化學治療藥物

一、化學治療藥物的選擇注意事項

1. **菌種及感染部位**：可依經驗療法預估可能之感染菌種，必要時採取檢體鑑別正確菌種，根據感染菌種及感染的部位選擇用藥、並決定給藥的途徑及劑量。

2. **抗菌範圍及重覆感染**：抗菌範圍狹窄的藥物，僅對一類微生物感染有作用，如 Isoniazid (INH)只治療結核桿菌；廣效性如 Tetracycline、Chloramphenicol 則可影響許多菌種生長。若長期服用廣效型抗生素，會破壞體內腸道、陰道或呼吸道內正常菌株的生態平衡，使白色念珠菌、葡萄球菌、變形菌、假單胞菌等非優勢菌種過度增生，造成另類感染即重覆感染。

3. **抗菌強度**：藥物因作用機轉或使用濃度不同，可達到抑菌作用（抑制微生物的生長或繁殖）或殺菌作用，殺菌藥物的抗菌強度比抑菌藥物強。

4. **抗藥性**：化學治療藥物在人體所能承受的最大劑量下，仍然無法抵抗微生物的生長，稱此微生物對此藥物產生抗藥性(drug resistance)。由於微生物容易產生基因突變或基因轉移，抗藥性已成為目前化學治療藥物使用上的嚴重課題。

5. **藥物的合併使用**：合併使用對同一微生物有效但作用機轉不同的藥物，以達到協同抗菌作用，不但避免抗藥性產生，並可降低重覆感染及減輕藥物的毒性作用。例如臨床上以 INH、Rifampin、Pyrazinamide 及 Ethambutol 合併治療肺結核；以 Penicillin 及 Streptomycin 合併治療心內膜炎。

6. **宿主的生理狀況**：宿主的健康狀態如肝腎功能、懷孕與否、免疫能力、年齡及體重等因素均會影響藥物療效，故亦影響化學治療藥物的選擇。

二、化學治療藥物（抗生素）的使用原則

由於國內抗生素的過度濫用，易導致抗藥性菌種的產生、重覆感染等副作用，使診斷及治療上更加困難，故使用抗生素應注意下列幾項原則：

1. 確認病原，並進行敏感試驗，選擇正確的藥物。

2. 需按時給予足量藥物，以維持血中有效濃度，不可中斷，否則菌種易產生抗藥性而導致藥物治療失敗。

3. 視病人生理狀況，免疫力差、肝腎功能不佳、老年、嬰幼兒時，應適度調降劑量。

Medicines Box

理想的化學治療藥物應具有選擇性毒性，即對病原體造成傷害但對宿主不會有嚴重影響。臨床使用需注意藥物特性及細菌對藥物的敏感度；濫用或誤用不但無法抗菌，甚至會產生抗藥性及重覆感染。

15-2　抗生素

抗生素依作用機轉及部位可分為五大類：(1)葉酸拮抗劑；(2)細胞壁合成抑制劑；(3)蛋白質合成抑制劑；(4)改變細胞膜功能；(5)阻斷核酸合成，如圖 15-1 所示。

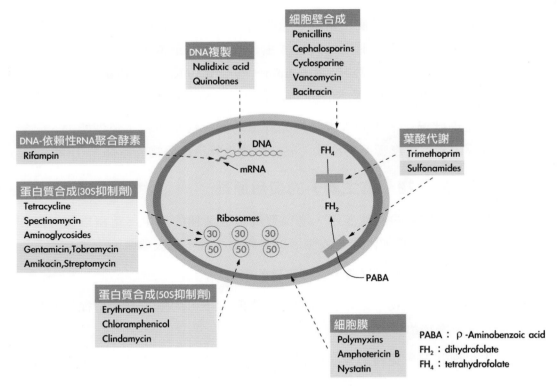

圖 15-1　各類抗生素之作用部位

壹 葉酸拮抗劑

　　葉酸是合成 DNA、RNA 及蛋白質的主要輔酶，人體可由食物中攝取葉酸，而細菌是以 PABA (p-aminobenzoic acid)為原料，經合成酶合成葉酸，若以藥物拮抗葉酸的合成與代謝過程，細菌之 DNA、RNA 及蛋白質合成將受到抑制，進而使菌體無法正常生長及複製；而人體可經由增加葉酸的攝取量而避免葉酸拮抗劑產生的不良作用。葉酸合成過程如圖 15-2。

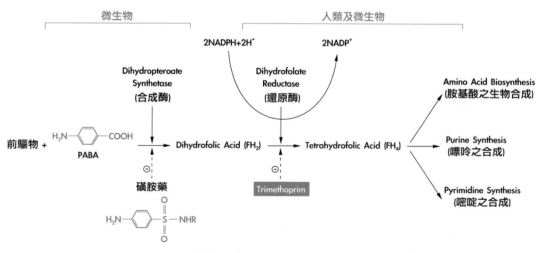

圖 15-2　磺胺藥及 Trimethoprim 抑制四氫葉酸合成

一、葉酸合成抑制劑—磺胺藥物

　　磺胺藥(Sulfonamides)是葉酸合成抑制劑，1932 年德國科學家多馬克 (Gerhard Domagk)發現紅色染料 Prontosl 可治療感染症，其中含有磺胺類結構之 Sulfanilamide，為第一個被使用的化學療劑，治療 β－溶血型鏈球面從此展開磺胺藥物的開發；因其僅為抑菌劑，已有許多抗藥性菌種產生，故磺胺類藥物目前少被應用，僅用於尿道感染及局部用於皮膚、眼睛或外耳道感染之治療劑。另外，合併葉酸還原酶抑制劑 Trimethoprim 有協同作用，常用藥為 Co-trimoxazole (Trimethoprim ＋ Sulfamethoxazole)，對於治療肺囊蟲肺炎及生殖泌尿道感染有效。

■ 葉酸合成抑制劑（磺胺藥）個論

1. **抗全身性感染之磺胺藥：**

   (1) Sulfamethoxazole[sul fa meth ox' a zole](Gantanol®)：為中效型磺胺藥，口服給藥，主要用於急慢性尿道感染。常與 Trimethoprim 以 5:1 做成混合製劑。

   (2) Sulfisoxazole[sul fi sox' a zole](Gantrisin®)：短效型磺胺藥，水溶性，少發生結晶，吸收快排泄也快，常用於治療尿道感染。

   (3) Sulfadiazine[sul fa dye' a zeen](Microslfon®)：短效型磺胺藥，燒傷患部常塗上此藥以預防細菌感染。可再吸收，大量服用會產生結晶尿，也可用於治療腦膜炎。

   (4) Sulfamethoxypyridzaine、Sulfadimethoxine。

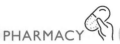

2. **抗局部性感染之磺胺藥：**

(1) Sulfacetamide[sul fa see' ta mide](Sulamyd®)：治療急性眼睛感染。

(2) Succinylsulfathiazole (Sulfasuidine®)、Phthalylsulfathiazole (Sulfathalidine®)：腸道感染用藥，用於胃腸道細菌感染或腹腔手術前減少腸內細菌感染。

(3) Mafenide (Sulfamylon®)、Silver Sulfadiazine (Silvadene®)：外敷用於燒燙傷，對抗綠膿桿菌效果極佳，可預防和治療第二度及第三度灼傷引起的敗血症；後者成分中的銀離子亦可產生抗菌作用。

■ **作用機轉**

　　磺胺藥的化學結構與 PABA 類似，會與 PABA 競爭 Dihydropteroate 合成酶，且磺胺藥與此酶之親合力比 PABA 高，所以抑制葉酸前驅物和酶的結合，阻斷細菌體內正常合成葉酸的過程，抑制細菌的生長達到抑菌作用。由於哺乳類動物不需自行合成葉酸，由外界攝取即可，所以磺胺藥不干擾人體細胞。

■ **臨床用途**

　　磺胺藥為廣效型抑菌劑，包括格蘭氏陽性菌的葡萄球菌、土壤絲菌等，格蘭氏陰性菌的大腸桿菌等，但對厭氧菌無效，另外對砂眼披衣菌及瘧原蟲皆有效。本類藥物口服吸收良好，分布於全身體液，包括體液及腦脊髓液，由肝臟代謝腎臟排除。臨床主要用於治療泌尿道感染、上呼吸道感染及局部治療創傷等表皮感染，亦可用於治療砂眼。目前細菌對磺胺藥產生抗藥性的情況日愈嚴重，故限制了磺胺藥在臨床上的應用。

■ **副作用及注意事項**

1. **藥物結晶析出，影響腎臟功能：**因溶解度低，易產生結晶尿影響腎臟功能，需給予大量飲水或服用碳酸氫鈉($NaHCO_3$)鹼化尿液，增加磺胺藥溶解度。

2. **過敏反應：**光敏感、皮疹或 Stevens-Johnson 症候群（皮膚出現大小疹、發燒有生命危險），服藥期間應避免長期陽光照射。

3. **干擾造血機能：**缺乏 G-6-PD 的病人易產生溶血性貧血。

4. **孕婦及新生兒禁用：**新生兒會產生核質性黃疸，因磺胺藥與血清白蛋白結合，解離出大量膽紅素，進入中樞神經產生傷害，孕婦及新生兒應避免使用。

5. **配伍禁忌：**

(1) 口服降血糖藥物 Tobutamide、口服抗凝血劑 Warfarin 等會與磺胺藥物競爭白蛋白結合位置，使降血糖或抗凝血作用增加。

(2) 尿路防腐劑 Methenamine 在酸性環境中會釋出甲醛，磺胺藥會甲醛與起化學反應產生沉澱，故兩者不能併用。

二、葉酸還原抑制劑

■ 葉酸還原抑制劑個論

1. Trimethoprim[trye meth' oh prim](Syraprim®)：抑制 Dihydrofolate 還原酶，阻斷四氫葉酸合成，抑制細菌生長。本藥抗菌範圍與磺胺藥相似，常併用。

2. Pyrimethamine[peer i meth'a meen]：常與磺胺藥合併用於治療寄生蟲感染，治療弓漿蟲病很有效。

3. Methotrexate(MTX)[meth oh trex' ate]：為癌症化學療劑。

■ 作用機轉及臨床用途

藥物抑制了 Dihydrofolate 還原酶，阻斷活性態之四氫葉酸生成，進而抑制胺基酸、嘌呤及嘧啶合成，因為細菌之還原酶對此類藥物之親合力比哺乳類大，又哺乳類動物可藉著大量服用葉酸而免受抑制，故此類藥物選擇性抑制細菌的生長。亦可治療弓漿蟲病，使蟲體生長受抑；當作化療用藥，使癌細胞生長受抑制。

■ 副作用

干擾造血機能，可能會產生葉酸缺乏之巨母紅血球貧血，必須服用葉酸來改善副作用。

三、葉酸合成及還原抑制劑合併使用

Co-Trimoxazole[coe try mox' a zole](Bactrim®、Baktar®)為臨床常用之口服製劑，內含 Trimethoprim 80 mg 與 Sulfamethoxazole 400 mg，二者協同抑制可增強抗菌效果（圖 15-2），用於治療生殖泌尿道及上呼吸道感染。其針劑可用於治療肺囊蟲肺炎（AIDS 常見之伺機性感染）。

貳 細胞壁合成抑制劑

細菌有細胞壁而哺乳動物則無，故抑制細胞壁合成可有效殺死細菌並且對宿主相當安全。細胞壁合成抑制劑以 β 內醯胺類(β-lactam)抗生素最為重要，本類藥物之 Penicillins、Cephalosporins 是目前臨床上最常用的抗生素；另有含其他化學結構可抑制細胞壁合成者，分述如下（圖 15-3）。

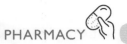

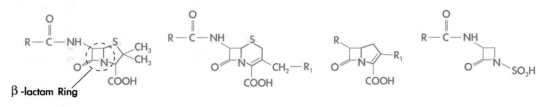

(1) β-內醯胺

β-lactam Ring

β-lactamase
青黴素酶

(3) 青黴素酶抑制劑

Clavulanic acid
Sulbactam

(2) β-內醯胺抗生素藥物之構造

β-lactam Ring

Penicillin　　　Cephalosporin　　　Carbapenem　　　Monobactam

圖 15-3　β 內醯胺類的構造及相關抗生素

1. **β 內醯胺類：**

(1) Penicillins（青黴素）類：Penicillin G、Penicillin V、Methicillin 等。

(2) Cephalosporins（頭孢子素）類。

(3) Carbapenems：Imipenem。

(4) Monobactams：Aztreonam。

2. **非 β 內醯胺類：** Vancomycin、Bacitracin、Cycloserine。

一、β 內醯胺類

(一) 青黴素類(Penicillins)[pen i sill' in]

　　1929 年，英國細菌學家弗來明(Fleming)無意間發現青黴菌的代謝物「青黴素」，能殺死葡萄球菌，這是人類發現的第一個抗生素，在第一次世界大戰時期救人無數。1941 年臨床上開始大量使用，有效殺菌且相當安全，是目前臨床上常用的抗生素。

■ 作用機轉

　　細菌細胞壁合成的最後步驟為轉胜肽作用，需要青黴素結合蛋白質(penicillin-binding protein, PBPs)之轉胜肽酶(transpeptidase)催化，本類藥物多以靜脈給藥，分布全身體液除腦脊髓液外；可結合 PBPs、抑制轉胜肽作用、又可促進細菌自溶素破壞細胞壁，干擾細胞壁合成的最後步驟、抑制細菌細胞壁合成，對生長期及快速繁殖之細菌殺菌力強。

■ **抗菌範圍**

　　細胞壁合成抑制劑之抗菌範圍和其穿透細胞壁之能力相關，Penicillins很容易穿透格蘭氏陽性菌G(+)的細胞壁；而格蘭氏陰性菌G(−)的細胞壁外因為有一層磷脂多醣膜，此類藥物較不易通透，故Penicillins對格蘭氏陽性菌較有治療效果，例如肺炎球菌、李斯德菌等，對於梅毒螺旋體亦有相當好的療效。

■ **抗藥性**

　　某些菌種（例如葡萄球菌、大腸桿菌與及流行性嗜血桿菌）會分泌 β-lactamase（β內醯胺酶；青黴素酶，penicillinase）破壞 β 內醯胺類抗生素上之 β-lactam 主結構；或是降低藥物穿透細胞壁之能力、改變藥物對 PBPs 的親合力，都使得 β 內醯胺類殺菌效果減弱而讓菌種產生抗藥性。故易受青黴素酶水解破壞之青黴素類，會併用青黴素酶抑制劑以確保藥物療效。

■ **青黴素酶抑制劑**

　　抑制劑不具殺菌效果，其結構上有 β-lactam 環可強力結合至細菌分泌之青黴素酶上，產生不可逆的競爭效果，可阻止細菌分泌的青黴素酶破壞青黴素，有效發揮青黴素之治療效果，預防抗藥性產生，主要藥物有 Clavulanic acid (Clavulanate)及 Salbactam。

■ **臨床用途**

1. **天然青黴素**：Penicillin G 易受酸及青黴素酶破壞，多以靜脈注射使用；Penicillin V 較耐酸，可以口服。主要用於對抗 G(+)之化膿球菌、鏈球菌及肺炎球菌；G(−)之腦膜炎球菌、淋病球菌；梅毒螺旋體及多數厭氧菌如炭疽、破傷風、白喉桿菌等。

2. **治葡萄球菌感染之青黴素**：葡萄球菌能產生青黴素酶，故需使用抗青黴素酶之青黴素類才可有效治療，如 Methicillin、Oxacillin、Nafcillin、Cloxacillin、Dicloxacillin。尤以 Methicillin 及 Oxacillin 常用於治療金黃色葡萄球菌感染；若產生抗藥性，則稱此菌種為 MRSA（對 Methicillin 產生抗藥性之金黃色葡萄球菌）或 ORSA。

3. **抗綠膿桿菌感染之青黴素**：Ticarcillin、Piperacillin、Mezlocillin、Carbenicillin、Azlocillin，對 G(−)桿菌如假單胞菌屬、變形桿菌屬等有效，尤其是可治療綠膿桿菌感染。其中 Ticarcillin 及 Piperacillin 需併用青黴素酶抑制劑 Clavulanic acid 或 Salbactam 以避免抗藥性。Timentin®：Ticarcillin (3 g)+

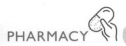
Clavulanic acid (100 mg)，靜脈注射給藥，對抗 G(−)及 G(+)金黃葡萄球菌、對綠膿桿菌感染。

4. **廣效型青黴素**：Ampicillin、Amoxicillin，對G(+)及G(−)均有效，Ampicillin為呼吸道受G(+)如李斯德菌感染之首選用藥，但是對於治療大腸桿菌與及流行性嗜血桿菌，則需要添加Clavulanic acid或Salbactam以避免抗藥性。

    (1) Unasyn®：Ampicillin (2 g) + Salbactam (1 g)，靜脈或肌肉注射給藥，治綠膿桿菌以外之感染。

    (2) Augmentin®：Amoxicillin (250 mg) + Clavulanic acid (125 mg)，口服給藥可對抗金黃葡萄球菌、大腸桿菌與及流行性感冒嗜血桿菌等，抗菌範圍似Unasyn®。

　　各藥物之用途、用法及注意事項見（表 15-1）。

■ **副作用**

　　除了少數個體有過敏反應外，Penicillin 類算是有效殺菌、毒性小且極安全的用藥。

1. 過敏反應：是 Penicillin 最常見的副作用，一般症狀為皮疹，嚴重者會有低血壓、休克的情形；β 內醯胺類抗生素會發生交叉性過敏反應。

2. 口服有時會刺激腸胃道產生噁心、嘔吐。

3. 注射劑含鈉鹽或鉀鹽製劑時，腎功能不全者及大量使用者，易造成電解質不平衡。

■ **注意事項**

1. 用藥前先了解是否曾有 Penicillins、Cephalosporins 過敏病史，並作皮膚試驗 (Penicillin test)，嚴重過敏者應更換其他抗生素替代。目前有些醫院因皮膚試驗有時不能反應大量使用時之情況，故省略皮膚試驗，但在使用 Penicillin 時需在病人單位準備腎上腺素，便於嚴重過敏時緊急使用。

2. Penicillin 類（細胞壁合成抑制劑）與 Aminoglycoside 類（蛋白質合成抑制劑）同屬殺菌型抗生素，併用時有協同治療效果，但兩者具有物理及化學配伍禁忌（混合會生沉澱而失效），輸注時不可同時加在同一容器內。

3. 癲癇、氣喘、腎臟或心臟功能不全者應小心使用，劑量不宜太高。

4. Probenicid 會與本類藥物在腎臟競爭排泄的途徑，升高血中濃度。

5. Penicillin 並不能通過正常腦膜，雖在急性腦膜炎或發燒時，較易通過血腦障壁(B.B.B.)進入中樞神經系統，仍不做為腦膜炎首選藥物。

表 15-1　臨床常用青黴素類製劑

藥物	用法	用途及特性
天然青黴素		
Penicillin G Potassium	IV	1. G(+)葡萄球菌除外，G(-)之腦膜炎、淋病及梅毒與多數厭氧菌
Penicillin G Benzathine	IM（長效）	
Penicillin G Procaine	IM（長效）	2. 易被青黴素酶分解
Penicillin V Potassium	OP（耐酸）、IV、IM	
抗青黴素酶青黴素		
Cloxacillin (Cloxapen®)	PO	1. 對金黃色葡萄球菌療效佳，藥效範圍以 Methicillin 最佳
Dicloxacillin (Dynapen®)	PO	
Oxacillin (Prostaphyllin®)	PO、IM、IV	2. Oxacillin 及 Nafcillin 經肝臟代謝，由膽汁分泌，適合腎衰竭患者
Methicillin (Staphcillin®)	IV（耐酸）	3. 半合成品，耐酸、抗酶、以口服給藥
Nafcillin (Unipen®)	PO、IV	
廣效型青黴素		
Ampicillin	PO、IV、IM	1. 廣效型對 G(+)、G(-)均有效
Amoxicillin(Amoxil®)	PO	2. 需添加青黴素酶抑制劑 Clavulanic acid 或 Salbactam
擴效型青黴素		
Carbenicillin (Geopen®)	IM、IV、PO	1. 廣效型對 G(+)、G(-)均有效
Ticarcillin (Timentin®)	IV	2. 特別是尿道抗綠膿桿菌感染
Piperacillin (Tazocin®)	IM、IV	3. 常與 Aminoglycoside 併用產生協同作用
Mezlocillin (Mezlin®)	IM、IV	4. Carbenicillin 是可以口服之抗綠膿桿菌藥物
Azlocillin (Azlin®)	IV	5. 需添加青黴素酶抑制劑
合併抗青黴素酶製劑		
Amoxicillin+Clavulanic acid (Augmentin®)	PO	1. 用於抗產生青黴素酶之金黃色葡萄球菌及 G(-)桿菌、大腸桿菌及流行性嗜血桿菌
Ampicillin+Sulbactam (Unasyn®)	IV	
Ticarcillin+Clavulanic acid(Timentin®)	IV	2. Clavulanic acid、Sulbactam、Tazobactam 為青黴素酶抑制劑，無殺菌作用
Piperacillin+Tazobactam	IV	

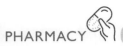

(二) 頭孢子素類(Cephalosporins)

1945 年，Brotzu 意外發現頭孢子菌能抑制 G(+)及 G(−)菌種的生長，Abrahm 由培養液分離出構造類似 Penicillin 的頭孢子素，即具有 β-lactam 結構，其抗菌作用雖不如 Penicilln，但因其不易造成過敏，且對稀酸及青黴素酶較具抵抗性，故在臨床上仍廣為使用。

■ 種類與抗菌範圍

作用機轉與 Penicillin 相似，抑制細菌細胞壁合成以達到殺菌效果，依照其抗菌範圍分類：第一代頭孢子素主要對抗 G(+)菌種；第二代對抗 G(−)較第一代強、對抗 G(+)則較第一代弱；第三代抗菌範圍更廣，對抗 G(−)之能力更強；第四代則對抗 G(−)及 G(+)能力皆強。分述如下：

1. **第一代**：Cephalexin、Cephazolin 為主，抗菌範圍以 G(+)為主，與抗青黴素酶之 Penicillin 相似，用於對抗 G(+)葡萄球菌、鏈球菌、肺炎球菌、G(−)大腸桿菌，藥效佳，用於外科預防感染或治療感染性傷口，如呼吸、泌尿、生殖道及皮膚感染。

2. **第二代**：抗菌範圍差異性大，如 Cefaclor、Cefoxitin、Cefuroxime；藥效長，對抗 G(−)較強、G(+)較弱，如對抗流行性嗜血桿菌有效、對其他厭氧菌無效。

3. **第三代**：對 G(−)抗菌作用較大，對抗 G(+)較弱，注射用藥，可通過 B.B.B.，如 Cefotaxime 治療細菌性腦膜炎；Cefoperazone 對抗綠膿桿菌。

4. **第四代**：似第三代，如 Cefepime 對酶安定，對綠膿桿菌、葡萄球菌都有效。

各藥物之用途、用法及注意事項見表 15-2。

表 15-2　臨床常用頭孢菌素製劑

製劑	用法	用途及注意事項
第一代		
Cefazolin (Ancef®)	IM、IV	1. 主要作用在 G(+)感染，如葡萄球菌、鏈球菌及肺炎雙球菌及部分 G(-)
Cephalothin (Keflin®)	IM、IV	2. 用於外科預防感染，抗呼吸道、泌尿道、生殖道感染
Cephapirin (Cefadyl®)	IM、IV	3. Keflex®有效對抗咽喉炎及泌尿道感染
Cephrapine (Velosef®)	IM、IV	
Cefadroxil (Duricef®)	PO	
Cephalexin (Keflex®)	PO	
Cephradine (Velosef®)	IM、IV、PO	
第二代		
Cefamandole (Mandol®)	IM、IV	1. 對 G(+)、G(-)皆有效，主要對抗 G(-)感染，如淋病雙球菌、大腸桿菌及嗜血桿菌
Cefonicid (Monocid®)	IM、IV	2. Cefamandole 不可與酒精性飲料並服，否則會產生類似 Disulfiram 厭酒作用
Cefoxitin (Mefoxin®)	IM、IV	3. Cefuroxime 可通過血腦屏障
Cefuroxime (Zinacef®)	IM、IV	
Cefotetan (Cefotan®)	IM、IV	
Cefaclor (Ceclor®)	PO	
第三代		
Cefoperazone (Cefobid®)	IM、IV	1. 主要對抗 G(-)，尤其是大腸桿菌、奈瑟氏腦膜炎球菌、綠膿桿菌、嗜血桿菌等，對抗 G(+)較弱
Cefotaxime (Claforan®)	IM、IV	2. 可通過血腦屏障，治療腦膜炎
Ceftazidime (Fortaz®)	IM、IV	3. Cefoperazone 及 Moxalactam 易產生類似 Disulfiram 的厭酒反應及凝血異常
Ceftizoxime (Cefizox®)	IM、IV	
Ceftriaxone (Rocephin®)	IM、IV	
Moxalactam (Moxam®)	IM、IV0	
Cefixime (Suprax®)	PO	
第四代		
Cefepime (Maxipime®)	IM、IV	1. 似第三代，對酶安定，抗 G(-)較佳
Cefpirome (Cefrom®)	IM、IV	2. 與 Penicillin 無交叉過敏反應
第五代		
Ceftobiprole (Zeftera®)	IV	1. 強效，對抗 G(-)效果更佳
Ceftaroline (Teflaro®)	IV	2. 用於治療 MRSA、MSSA、VRSA 等抗藥性菌種

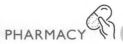

■ 副作用

1. 過敏反應：對 Penicillin 過敏者，必須謹慎使用，有 10%會發生交叉性過敏反應。

2. 口服有時會刺激腸胃道產生噁心、嘔吐，特別是由膽汁排出的 Ceftriaxone、Cefoperazone。

3. Cefamandole 或 Cefoperazone 會抑制凝血酶原活化，而 Moxalactam 有抗血小板作用，引起異常出血，可給予 Vit. K 預防。

4. Cefamandole、Cefoperazone 及 Moxalactam 與酒精類飲料併用，會抑制乙醛去氫酶而引起類似 Disulfiram 的厭酒反應。

(三) 其他 β -lactam 類藥物

主要有兩類：一為 Carbapenems 類，如 Imipenem；另一為 Monobactams 類，如 Aztreonam，兩者皆不做為第一線用藥，而留為其他抗生素治療失敗或產生抗藥性時的替代藥。

■ Imipenem[i mi pen' em](Bestnam®、Primaxin®、Tienam®)

抗菌範圍廣、抗菌力強，對 G(+)、G(−)細菌及綠膿桿菌皆有效，注射給藥，適用於混合感染之治療；與 Cilastatin（腎臟酵素抑制劑）併用，可防止本藥被腎臟代謝出有毒物質；目前臨床上多以低劑量 Imipenem 治療以防止 Imipenem 對腎臟造成的毒性，並加上青黴素酶抑制劑（如 Salbactam）防止 Imipenem 被破壞；副作用有噁心嘔吐、腹瀉、高濃度導致痙攣。

■ Aztreonam[az' tree oh nam]（Azactam®；安達菌素®）

抗菌範圍窄，只對嗜氧G(−)桿菌（如：腸內細菌科）有強效，對G(+)及厭氧菌無效；具抗 β -lactamase作用，不易被分解；本藥毒性低，可能造成靜脈炎；適用於對Penicillin過敏的病人或老年人。

(四) 非 β 內醯胺類細胞壁合成抑制劑（非 β -lactam 類藥物）

■ Vancomycin[van koe mye' sin](Vancocin®)

1. **作用機轉**：是一種醣胜肽化合物，可抑制細胞壁醣胜肽聚合反應，與 Penicillin 之作用位置不同。

2. **抗菌範圍及臨床用途**：因無法通過細菌外膜，故僅對 G(+)有效，對 G(−)無效；靜脈輸注給藥治療對 Methicillin 具抗藥性之葡萄球菌感染（MROD 及 MRSA）；口服不吸收，但可治療廣效性抗生素引起之偽膜性腸炎。

3. **副作用及注意事項**：靜脈輸注速度不可太快，過快會造成休克；易致靜脈炎、紅人症候群(red man syndrome)等毒性；血中濃度過高會引起耳毒性與腎毒性；長期使用，可能造成白血球缺乏症；故使用時應監測腎功能及血球總數。口服使用僅有腸胃道不適等副作用。

■ Bacitracin[bass i tray' sin]（Baciguent®；枯草菌素）

1. **作用機轉**：是一種多胜肽化合物，可抑制細胞壁醣胜肽生成反應。

2. **抗菌範圍及臨床用途**：對多數 G(+)有效之，因全身治療對腎毒害大，故限於局部外用，治療皮膚或結膜致膿性葡萄球菌及鏈球菌感染。

另外，Cycloserine、INH 亦可抑制細胞壁合成，因針對結核桿菌，詳見第五節。

參 蛋白質合成抑制劑

此類藥物作用在細菌細胞內的核糖體上，阻擾細菌蛋白質合成過程，達到抗菌效果。因細菌為原核類，核醣體結構為 30S 與 50S 單元；而人類為真核類，核醣體結構為 40S 與 60S 單元，與細菌不同，蛋白質合成抑制劑選擇作用於 30S 與 50S 單元，故人類細胞較不受其影響。蛋白質合成抑制劑依作用部位不同可分為（圖 15-4）：

1. **作用在 30S 單元**：Aminoglycosides（胺基配醣體類）、Tetracyclines（四環黴素類）、Spectinomycin。

2. **核糖體 50S 單元**：Macrolides（巨環類）、Lincosamides 類、Chloramphenicol（氯黴素）、Streptogramin 類。

3. **新型抗生素**：Linezolid、Oxazolidinone 類、Fusidic acid。

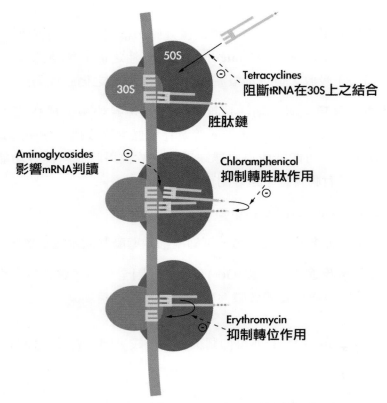

圖 15-4　抑制蛋白質合成的抗生素

一、Aminoglycosides（胺基配醣體類）

抗 G(–)菌之殺菌性抗生素效果佳，常與 Penicillin 類〔抗 G(+)〕併用以達到協同之效果。具有耳毒性（不可逆的聽力喪失）及腎毒性。水溶性佳，全身感染以注射方式給藥，分布於血液、腹膜，很少分布到腦脊髓液，會通過胎盤造成新生兒失聰（故孕婦勿用）；由腎絲球過濾排出。

Streptomycin 是本類第一個抗生素，用於治療肺結核。本類藥物除 Amikacin 外，均為天然產物，由鏈絲菌屬分離出來之藥名字根為 "mycin"；由芽胞菌屬分離出來字根為 "micin"；本類藥物有 Kanamycin、Amikacin、Gentamicin、Neomycin、Streptomycin 等（見表 15-3）。

表 15-3 臨床常用胺基配醣體類製劑

藥物	用法	用途與特性
Streptomycin (SM) Kanamycin (KM) Neomycin (NM)	IM IM、PO PO、局部	1. 治療肺結核或嗜氧 G(-)嚴重感染 2. PO 治療腸內細菌感染 3. 局部用於皮膚及黏膜感染，口服清除腸道內細菌。NM 全身使用腎毒性大，無注射製劑
Gentamicin Tobramycin Sisomycin	IV、IM、局部 IM、局部 IM、局部	用於綠膿桿菌感染、嗜氧 G(-)感染
Amikacin	IM、IV	半合成藥，用於綠膿桿菌感染，及對上列藥物產生抗藥性之感染

1. **作用機轉**：與核糖體 30S 單元結合，抑制細菌蛋白質合成，達到殺菌效果。

2. **抗菌範圍及臨床用途**：能對抗多數 G(–)菌及少數 G(+)菌，用於嚴重嗜氧性 G(–)的全身感染，如敗血症、骨關節、皮膚、呼吸道、泌尿道等部位感染。Streptomycin 與其他抗結核藥物併用，用於治療肺結核。Neomycin 及 Kanamycin 雖無法經由腸胃道吸收，但可口服給藥抑制腸道產氨細菌生長，作為肝昏迷治療的輔助劑及大腸手術前之腸道清潔劑。

3. **副作用及注意事項**：血中濃度過高會引起毒性，故給予時需緩慢滴注。

   (1) 耳毒性：第八對腦神經受損，出現耳鳴、聽覺障礙；暈眩、運動失調，嚴重者造成永久失聰。

   (2) 腎毒性：可能造成腎小管壞死，降低清除率，腎功能不良者宜謹慎使用，長期使用應監測腎臟功能。不可與 Furosemide、Ethacrynic acid 併用，會加強腎毒性。

   (3) 神經毒性：阻斷神經肌肉傳導，引起肌肉麻痺，與肌肉鬆弛劑併用會產生呼吸肌麻痺。可以 Neostigmine 改善肌肉麻痺症狀。

   (4) 藥物交互作用：Neomycin 會影響腸道對 Penicillin、Digoxin、Vit. B_{12} 等藥物的吸收；Aminoglycosides（如 Gentamicin）與 Penicillin 類（如 Carbenicillin、Ampicillin）或頭孢子素類（如 Cepazolin）併用時不可混合於同一容器，會產生沉澱而降低治療效果。

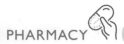

二、Tetracyclines（四環黴素類）

具廣效型抑菌作用，對 G(−)、G(+)均有效，易產生抗藥性及重覆感染。空腹口服吸收迅速，但易和牛奶（鈣離子）、鐵劑及制酸劑（鎂離子、鋁離子）中的金屬離子螯和，形成不可溶物而影響本藥吸收，故四環黴素應避免與乳製品、鐵劑及制酸劑併服；亦可靜脈及肌肉注射給藥；吸收後廣布全身組織，但腦脊髓液中少；主要由肝臟膽汁排除，僅少數由腎排出，肝功能不佳者勿用。本類藥物有 Tetracycline、Chlorotetracycline、Methacycline、Doxycycline、Minocycline 等（表 15-4）。

表 15-4 臨床常用四環黴素製劑

藥物	用法	用途及特性
Tetracycline Oxyteracycline (Tetramycin®) Chlortetracycline（ Aureomycin® ；金黴素 ）	IM、PO、局部 PO、IM 局部	1. 應用最廣，局部外用或眼用滴劑及軟膏製劑 2. 短效、半衰期為 6~10 小時
Demeclocycline (Declomycin®) Methacycline (Rondomycin®)	PO PO	1. Demeclocycline 光敏感最明顯 2. 中效製劑，半衰期為 10~17 小時
Doxycyclin (Vibramycin®) Minocycline (Minocin®)	PO PO、IV	1. 最長效光敏感，肝代謝 2. 長效，半衰期為 12~22 小時，有前庭毒性
Tigecycline（ Tygacil® ；老虎黴素 ）	IV	後線用藥，少抗藥性

1. **作用機轉**：阻斷 t-RNA 與核糖體 30S 單元結合，抑制蛋白質合成以達到抑菌效果。

2. **抗菌範圍及臨床用途**：廣效型抑菌作用，對 G(−)、G(+)、立克次體、黴漿菌、披衣菌、阿米巴及病毒等均有效，但目前抗藥性菌種漸增，故逐漸少用。治療砂眼及嚴重痤瘡（青春痘）效果很好。

3. **副作用及注意事項**：

   (1) 口服刺激胃黏膜：導致腸胃不適，噁心、嘔吐，但不可伴服制酸劑。

   (2) 與鈣離子結合沉積：四環黴素經由肝臟結合代謝，新生兒結合代謝能力尚未成熟無法完全代謝，新生兒或孕婦使用，四環黴素會在胎兒及幼兒的骨骼或牙齒沉積，導致棕色牙齒與發育不全，孕婦、哺乳婦女及未發育完全的小孩應避免使用。

(3) 光敏感：服藥後暴露於陽光下易發生日光灼傷，特別是 Doxycycline、Demeclocycline。

(4) 服用 Minocycline 易產生聽神經及前庭毒性。

(5) 重覆感染：四環黴素屬於廣效型抑菌抗生素，容易全面壓制正常菌種（如腸道正常菌種）而產生伺機性重覆感染（如念珠菌感染、艱難梭菌引起的偽膜性腸炎）。

(6) 併服乳製品、鐵劑或制酸劑抑制吸收：因四環黴素易與鈣、鐵、鋁、鎂等金屬陽離子螯合影響吸收，故建議空腹使用。

Medicines Box

四環黴素類似藥物

　　Spectinomycin (Trobicin®)可阻斷 t-RNA 與核糖體 30S 單元結合，抑制蛋白質合成；對 G(–)、G(+)均有效，尤其對淋菌有強效，肌肉注射給藥治療對青黴素過敏或有抗藥性時的淋病感染；副作用少，偶有噁心、眩暈及過敏反應。

三、Macrolide 類（巨環類）

　　代表性藥物為 Erythromycin（紅黴素），巨環類抗生素是一群含有內酯巨環結構之抑菌性抗生素，口服給藥治療 G(+)感染，可做為對 Penicillin 過敏病人的替代用藥。吸收後迅速分布於全身組織或體液，但很少分布到腦脊髓液；於肝臟代謝，由膽汁經糞便排出（少數由腎排出），肝功能不佳者勿用。本類藥物有 Erythromycin、Azithromycin、Clarithromycin、Roxithromycin、Troleandomycin 等。

1. **作用機轉**：作用在核糖體 50S 單元上，抑制細菌蛋白質合成之轉位作用 (translocation)，達到抑菌效果。

2. **抗菌範圍與臨床用途**：主要治療 G(+)感染，抗菌範圍與 Penicillin 相似，Erythromycin 是黴漿菌肺炎、退伍軍人症、白喉、百日咳、披衣菌感染的首選藥物，也用於治療上呼吸道、生殖、泌尿、胃腸道及皮膚之感染，對梅毒、淋病也有療效；但本藥極易產生抗藥性，歐洲曾因此藥抗藥性比例過高而限制開立。Clarithromycin 可殺死幽門螺旋桿菌，用於治療此類消化性潰瘍；亦可用於對抗流行感冒嗜血桿菌。

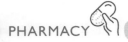
3. **副作用及注意事項：**

   (1) 常見腸胃不適，噁心、嘔吐、腹瀉之情形；可能產生暫時性耳聾，停藥即可恢復。

   (2) 膽汁鬱滯性肝炎：症狀有黃疸、腹痛、暗橘色尿、發燒，肝功能不佳者禁用此藥。

   (3) 藥物交互作用：本藥會抑制肝臟細胞色素氧化酶P-450 系統（抑制CYP），提高經此系統代謝之藥物血中濃度，併用其他藥物應小心。如 Erythromycin 使 Terfenadine、Warfarin、Theophylline、Carbamazepine、Lovastatin等藥物血中濃度增加，併用時應減少劑量；特別是不可與抗組織胺藥物Terfenadine、Astemizole併服，可能導致心律不整。

四、Lincosamides 類

　　包括 Clidamycin(Cleocin®)及 Lincomycin(Lincocin®)，為 Penicillin 過敏時的替代用藥之一，主要針對 G(+)、多數厭氧菌及原蟲（瘧原蟲）感染，其中 Clidamycin 效力較強、副作用較少，故 Clidamycin 已取代 Lincomycin 的使用。Clidamycin 口服吸收佳，不受食物干擾；吸收後迅速分布於全身，可穿透骨組織內，但不進入腦脊髓液。在肝臟代謝由腎及膽汁排除。

1. **作用機轉：**與紅黴素相似，作用位置在核糖體 50S 單元上，抑制細菌蛋白質合成之轉位作用。

2. **抗菌範圍與臨床用途：**主要針對 G(+)感染如腸球菌、多數厭氧菌如及原蟲（瘧原蟲）感染。

3. **副作用及注意事項：**

   (1) 腸胃不適，噁心、嘔吐、腹痛等，因其廣效，易致重覆感染，複偽膜性結腸炎為其最嚴重之副作用。

   (2) 肝腎功能不佳者會有蓄積的現象，應謹慎使用，不可與 Erythromycin 併用。

五、Chloramphenicol[klor am fen' i kol]（Chloromycetin®；氯黴素）

　　廣效性抗生素，價格便宜、效力極強，但其全身使用具有嚴重的骨髓毒性，只用於其他抗生素無法治療的嚴重感染，臨床上將其列為第二線抗生素，或改以外用劑型給藥。口服後吸收迅速且完全，亦可靜脈注射給藥，肌肉注射吸收差；具有親脂性，可迅速進入腦脊髓液，廣泛分布於全身組織、胸膜液、胎盤等；在肝臟代謝，其中約有 10%原型由尿液排除。

1. **作用機轉**：作用在核糖體 50S 單元，抑制蛋白質合成作用以達到殺菌效果。

2. **抗菌範圍與臨床用途**：為廣效性殺菌抗生素，主要針對 G(+)、G(−)、立克次體及多數厭氧菌感染，但對真菌類無效。本藥曾經是治療沙門桿菌引起的傷寒(typhoid fever)最佳藥物；亦可用於治療嗜血桿菌屬引起的腦膜炎、流行性感冒、細菌性敗血症；對抗立克次體及部分病毒效果亦良好。

3. **副作用及注意事項**：

   (1) 最嚴重的副作用為骨髓抑制，導致再生不良性貧血；不宜長期使用，以免發生骨髓毒性，肝功能不全者宜降低劑量，並做定期血液檢查。

   (2) 缺乏 G-6-PD 病人，此藥會引起溶血性貧血。

   (3) 新生兒使用本品易導致灰嬰症候群(gray baby syndrome)：新生兒因肝腎功能發育不全（結合代謝能力不全），不易排除此藥物，蓄積體內影響粒線體功能，抑制呼吸、造成循環供氧不足，使嬰兒逐漸發紺，甚至死亡，孕婦、哺乳婦女及 8 歲以下的小孩應避免使用。

   (4) 會抑制 P-450 系統應小心藥物交互作用，提高經由此系統代謝之藥物濃度，如 Phenytoin、Warfarin 等，併用時應減少劑量。

六、Linezolid[li ne' zoh lid](Zyvox®；采福適®)

Zyvox 為新型抑制蛋白質生成之抗生素，抗 G(+)效果勝過 Vancomycin，口服、注射給藥，治療對 Vancomycin 及 Methicillin 有抗藥性之細菌及其他嚴重感染。副作用有頭疼、噁心、嘔吐及腹瀉。

肆 細胞膜合成抑制劑

Polymyxins 為一群多胜肽類(Polypeptides)藥物，目前僅 Polymyxin B 及 Polymyxin E 被使用，其他因有嚴重的腎毒性故臨床少用。口服胃腸吸收不易，可局部外用，或以肌肉、靜脈注射，高濃度靜脈注射易引起呼吸道麻痺；本品不能進入腦脊髓液，治療腦膜炎時採用椎管內注射。

- Polymyxin B[pol i mix' in B](Aerosporin®)
- Polymyxin E[pol i mix' in E]（Colistin®；Colimycin®；克痢黴素®）

1. **作用機轉**：Polymyxins 為界面活性劑，分解細胞膜的脂蛋白、破壞細胞膜的通透性，使細菌死亡。

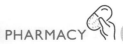

2. **抗菌範圍及用途**：強力對抗多數 G(−)細菌及綠膿桿菌。治療大腸桿菌引起的腹瀉或腸胃炎。因腎、神經毒害大，限制其臨床用途。可於局部治療腸道感染，外用治療外耳、皮膚或眼結膜感染。

3. **副作用及注意事項**：腎毒性、神經毒性包括麻木、肢端刺痛、眩暈及過敏反應。

伍 抑制細菌 DNA 合成

　　Quinolone 類抑制 DNA 螺旋酶（DNA gyrase，DNA 拓撲異構酶）而阻斷細菌 DNA 合成，有殺菌藥效，第一代藥物可有效對抗 G(−)引起之急、慢性泌尿系統感染；第二代 Quinolone 類抗生素不但對抗 G(−)，對抗 G(+)感染亦有效，可用於全身性感染。副作用有腸胃不適、神經毒性（失眠、眩暈、頭痛）、結晶尿，兒童及哺乳婦女勿用（參考第 11 章泌尿道抗菌劑）。

1. **第一代製劑**：Nalidixic acid (Negacide®)、Cinoxacin (Cinobac®)。

2. **第二代製劑**：Norfloxacin (Baccidal®)、Ciprofloxacin（Ciproxin®、速博新®）、Ofloxacin (Floxin®)。

3. **第三、四代製劑**：Clinafloxacin、Levofloxacin、Sparfloxacin、Moxifloxacin (Avelox®)、Lomefloxacin (Trovan®)。

15-3 抗黴菌藥物

　　黴菌屬真核生物，在生化特質上較接近人類，並具有幾丁質與多醣體之堅固細胞壁，使得一般抗菌抗生素對黴菌莫可耐何。黴菌與人類最大差別在於細胞膜組成，人類含膽固醇；黴菌則是含麥角固醇。

　　黴菌的感染率受免疫能力影響，免疫力差的病患如器官移植、癌症、愛滋病患及服用類固醇、廣效抗生素或重病患者，極易受伺機性黴菌感染。黴菌感染可由輕微皮膚感染到嚴重的全身感染，依感染部位分為下列兩類：

1. **表皮與皮下局部黴菌感染（常見之感染有）**：
   (1) 皮癬菌屬：如香港腳（足癬）、灰指甲、股癬。
   (2) 髮癬菌屬：如髮癬。
   (3) 皮膚念珠菌屬：口腔、陰道等黏膜感染，指間、指甲周圍。

2. **全身性黴菌感染**：主要發生在免疫功能不全的病患，此種嚴重感染易造成生命危險。

    (1) 組織漿菌：由雞糞散播。

    (2) 隱球菌病：由鴿糞傳播。

    (3) 芽生菌病、隱球菌病及黴球菌病：由汙染泥土中芽胞散播。

　　抗黴菌藥物(antifungal agents)依治療部位分成全身性抗黴菌劑及局部性抗黴菌劑兩大類。

1. **全身性抗黴菌劑**：Amphotericin B、Flucytosine、及 Azole 類（Ketoconazole、Fluconazole、Itraconazole、Miconazole、Voriconazole、Terconazole 等）。

2. **局部性抗黴菌劑**：Griseofulvin、Nystatin、Terbinafine、Miconazole、Clotrimazole、Econzale、Oxiconazole。

3. **外用擦拭藥品**：Salicylic acid、Undecylenic acid、Tolnaftate、Clioqunol 及 Econazole、Clotrimazole 等。

壹 全身性抗黴菌劑

一、Amphotericin B[am foe ter' i sin B](Fungizone®)

　　為天然多烯類抗生素，對抗全身黴菌感染極為有效，雖然毒性甚強，但仍是治療全身黴菌感染之首選藥物；可與 Flucytosine 併用以減少用量及毒性。新的脂微粒(liposomal)劑型能選擇性將活性作用於黴菌感染部位，以減少毒性及增加療效。

1. **作用機轉**：選擇性與黴菌細胞膜之麥角固醇(ergosterol)結合，改變細胞膜的通透性造成細胞內物質及鉀離子流失而有殺黴菌作用。

2. **臨床用途**：殺黴菌作用。

    (1) 主要以靜脈注射給藥，治療多種全身黴菌感染。

    (2) 口服吸收不佳，但可治療腸道酵母菌感染。

    (3) 可用灌洗膀胱方式，治療黴菌引起之膀胱炎。

    (4) 本品不易進入腦脊髓液，治療黴菌腦膜炎時，採用髓鞘內或腦室內注射。

3. **副作用及注意事項**：治療指數低，毒性大，需先以低劑量試驗評估病人之忍受度。

(1) 腎毒性：低劑量即可降低腎清除率，停藥可恢復；高劑量可能造成永久性腎臟傷害。

(2) 注射反應：發燒、頭痛、疲勞、肌肉關節疼痛及血栓靜脈炎。

(3) 其他：噁心、嘔吐、貧血、低血壓、低血鈣及鉀離子流失。

(4) 孕婦及授乳婦女避免使用。

二、Flucytosine[floo sye'toe seen](Ancogon®)(5-FC)

1. **作用機轉**：進入黴菌菌體後轉化成磷酸鹽型式之 5-Fluorouracil(5-FU)，干擾 DNA 合成；另外，亦可代謝成核酸，嵌入黴菌 RNA 而抑制核酸及蛋白質合成。選擇作用於黴菌體，對人體毒性低。

2. **臨床用途**：為口服抑菌性抗黴菌藥，主要和 Amphotericin B 併用於全身黴菌感染，兩者具有協同效果且可防止抗藥性。可單獨治療念珠菌感染，但易生抗藥性。

3. **副作用及注意事項**：

(1) 骨髓抑制、白血球及血小板減少；肝功能受損；噁心、嘔吐、腹瀉等腸胃道不適的症狀，部分副作用可能與 5-FU 有關。

(2) 不能與抗癌藥 Cytarabine 併用，此類藥物會競爭性抑制 5-FC 的作用。

三、Azole 類衍生物

Azole 類藥物又分為 Imidazole 及 Triazole 兩類。Imidazole 主要有 Clotrimazole、Miconazole、Ketoconazole；Triazole 類主要有 Fluconazole、Itraconazole。其中 Clotrimazole 及 Miconazole 口服吸收不佳，注射易造成全身毒性，故多以局部給藥治療表皮黴菌感染。

本類藥物之作用機轉是抑制麥角固醇(ergosterol)的合成（圖 15-5），改變細胞膜的通透性，阻礙黴菌細胞的成長及複製。

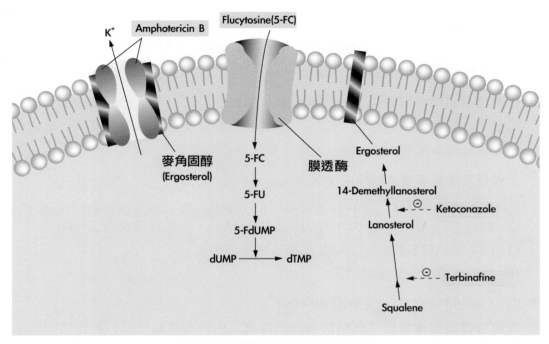

圖 15-5 抗黴菌藥物的作用模式

■ Ketoconazole[kee toe kon' na zole](Nizoral®)

1. **作用機轉**：為第一個口服 Azole 類製劑，除抗黴菌作用之外，亦可抑制膽固醇支鏈裂解反應，進而抑制睪固酮及 Cortisol 等類固醇合成。

2. **臨床用途**：廣效性抗黴菌藥，主要針對組織漿菌病、口腔及陰道念珠菌感染。口服吸收佳，治療全身性或局部黴菌感染；外用治療皮屑芽孢菌，如仁山利舒洗髮精(2% Ketoconazole)。

3. **副作用及注意事項**：

   (1) 常見腸胃道障礙，噁心、嘔吐等。

   (2) 長期服用導致內分泌失調，產生男性女乳化、月經不規律等症狀。

   (3) 口服後經肝臟代謝、由膽汁排泄。肝功能不佳者可能造成藥物蓄積致肝毒性。

   (4) 食物、制酸劑會干擾吸收；誘導 P-450 酵素系統之藥物，會加速本藥代謝，縮短藥效。

   (5) 本藥可抑制 P-450 酵素系統，造成相關藥物代謝受抑及血中濃度增加。

   (6) Ketoconazole 和 Amphotericin B 勿併用，會使 Amphotericin B 毒性加強。

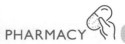

■ Fluconazole[floo kon' na zole](Diflucan®)

改良自 Ketoconazole，無干擾內分泌之副作用，與血漿蛋白結合之比率減少，並可進入腦脊髓液治療腦內感染。

1. **作用機轉與臨床用途**：廣效抗黴菌藥，靜脈注射或口服給藥治療全身性或局部黴菌感染。治療隱球菌、口腔、尿道黴菌感染及陰道念珠菌感染之效果良好，因可進入腦脊髓液，故可用於治療黴菌性腦膜炎。

2. **副作用及注意事項**：副作用較 Ketoconazole 少。
   (1) 常見腸胃道障礙，噁心、嘔吐。
   (2) 抑制 CYP 酵素系統（CYP2C19 及 CYP3A4），影響併用藥物之代謝。
   (3) 因本藥由腎臟排除，腎功能不佳者應降低劑量。
   (4) 會造成畸胎，故孕婦禁用。

■ Itraconazole[i tra ko' na zole](Sporanox®)

1. **作用機轉與臨床用途**：新的廣效抗黴菌藥，用於癬菌類、口腔及陰道念珠菌感染，可治療全身性或局部黴菌感染。為治療酵母菌病之首選，亦可用於治療 AIDS 的組織漿菌病。口服吸收良好，併服食物會增加此藥生體可用率。

2. **副作用及注意事項**：噁心、嘔吐、皮疹、低血鉀及水腫等。

貳 局部性抗黴菌劑

作用於表皮與皮下局部黴菌感染，常見之感染有皮癬菌屬，如香港腳、足癬、灰指甲、股癬，其他如髮癬、指間、指甲周圍之黴菌感染。

■ Griseofulvin[gri see oh ful' vin](Fulvicin®)

1. **作用機轉及臨床用途**：此藥與黴菌之微小管作用，破壞紡錘體而抑制有絲分裂，為抑制性抗黴菌劑。口服給藥，若與高脂肪性食物併用可促進吸收；本藥易堆積在受感染之角質層、毛髮，之後慢慢釋出治療皮癬菌等表淺癬菌感染，用於皮膚、毛髮、手、腳指甲等部位之感染，特別是灰指甲症；但對念珠菌及細菌無效。

2. **副作用及注意事項**：頭痛、胃不適、噁心、過敏等輕微副作用，少見肝毒性、白血球減少情形。有致畸胎性，孕婦禁用。

■ Nystatin[nye stat' in](Mycostatin®)

1. **作用機轉及臨床用途**：與黴菌細胞膜之麥角固醇結合，改變細胞膜通透性，使細胞內液流出致死。對所有念珠菌感染均有效，但其他黴菌感染則無效。靜脈注射有全身毒性，故多以局部給藥（如栓劑、塗劑）治療陰道及皮膚念珠菌感染；口服吸收不佳，但可以口服給藥方式治療口腔咽喉及腸道內的念珠菌感染。

2. **副作用**：吸收差副作用少，高劑量偶有噁心、嘔吐之情形。

■ Terbinafine[ter' bin a feen]（Lamisil®；療黴舒）

1. **作用機轉與臨床用途**：抑制麥角固醇合成，致麥角固醇缺乏及 sequlene 堆積，造成黴菌細胞死亡。口服吸收良好，食物會加速本藥吸收；易堆積於皮脂、角質層、毛髮及指甲。療效約與 Griseofulvin 相等，主要抑制皮癬菌等表淺癬菌感染，用於治療足癬、股癬、錢癬及灰指甲，對念珠菌及細菌也有療效，口服需連續 2~6 週。外用 1%軟膏局部塗抹約 1~4 週。

2. **副作用及注意事項**：**外用造成**皮膚搔癢及皮疹；口服會造成腸胃道不適、肝功能異常，肝腎功能不佳者使用本藥應監測肝功能或降低劑量，1997 年曾有 B 型肝炎患者因服用本藥造成急性肝炎死亡的案例；哺乳婦女禁用本藥。

參 外用擦拭藥品

　　由於黴菌容易孳生在濕熱環境，因此除了擦拭抗生素之外，局部應保持乾燥清潔。

1. Salicylic acid[sal' i sil' ik as' id]（**水楊酸**）：又稱柳酸，為角質溶解劑，可治療雞眼、濕疹、癬及香港腳等皮癬菌及黴菌感染；以及做為面皰的治療劑。

2. Undecylenic acid（**十一烯酸**）：作成外用軟膏、溶液製劑；治療香港腳、皮癬及髮癬效果佳；為市售之 UU 藥膏之主成分。

3. Tolnaftate[tole naf' tate](Tinactin®)：外用軟膏製劑，治療皮癬菌感染；角質較厚時，需配合角質溶解劑交互使用；對念珠菌感染無效。

4. Clioqunol(Vioform®)：外用軟膏製劑，治療香港腳、陰道滴蟲感染。用藥至多 1 週，會有皮膚刺激、神經病變及妄想症等副作用。

5. Azole **類製劑** Miconazole(Darktarin®)、Clotrimazole(Canesten®)、Econazole (Ecostatin®)、Oxiconazole(Oxistat®)：作用機轉、抗菌範圍、分布與代謝都

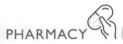
與 Ketoconazole 類似，抑制細胞膜麥角固醇合成以達抗黴菌效果。因口服吸收不佳，注射之全身毒性大，而外用效果良好副作用又小，故多做為外用劑，如溶液、陰道栓劑、軟膏等。

(1) Miconazole[mi kon' a zole]：可治療全身性感染、灰指甲、陰道念珠菌感染。靜脈注射毒性較其他同類藥物小，但仍以外用劑為主。副作用為注射部位出現靜脈炎、搔癢、皮疹、發燒及胃腸不適等。

(2) Clotrimazole[kloe trim' a zole]：治療皮膚、口腔、陰道念珠球菌及滴蟲感染。對胃腸毒性大，只限外用；副作用有噁心、嘔吐及接觸性皮膚炎。

(3) Econazole[e kon' na zole]：治療皮膚黴菌及陰道念珠球菌感染。有局部燒灼、搔癢、刺痛、紅腫之副作用。

(4) Oxiconazole[ox i kon' a zole]：外用治療皮膚癬菌及香港腳黴菌感染。

15-4 抗結核病藥物與抗痲瘋病藥物

壹 抗結核病用藥

結核病是由耐酸分枝桿菌屬中的結核桿菌(*Mycobacterium tuberculosis*)經空氣或飛沫傳導之慢性病。主要感染部位為肺部、生殖泌尿道、腦神經、骨關節、腹膜等高氧環境組織。由於分枝結核桿菌生長極為緩慢，菌體外壁有臘樣莢膜抗酸酶，極易產生抗藥性，故感染者需長期且規律的服藥，否則難以將其治癒。Streptomycin（鏈黴素）是最先被發現具有抗結核桿菌作用的抗生素，因其毒性強，已退為第二線用藥；之後有 Isoniazid 及 P-aminosalicylic acid 等合成之抗結核病藥物的上市，開創結核病治療的新紀元。

一、結核病藥物治療原則

因結核桿菌之生長緩慢極易產生抗藥性，藥物不可單獨使用，一般併用二種或二種以上製劑，以期於短時間內殺死多數細菌，防止抗藥性產生；並且需病患配合長期且規律的用藥直至結核病痊癒。

二、第一線抗結核病藥物

使用時合併多種藥物，例如 Isoniazid (INH)、Rifampin (RIF)、Pyrazinamide (PZA)、Ethambutol (EMB)或 Streptomycin (SM)併用，以免產生抗藥性，分述如下：

■ Isoniazid[eye soe nye' a zid](INH®)

1. **作用機轉**：壁酸(mycolic acid)是結核分枝桿菌細胞壁特有結構，INH 可抑制分枝桿菌壁酸合成酶，阻斷壁酸生合成而殺死正在生長之分枝桿菌，另可干擾脂質及核酸合成。

2. **臨床用途**：為強效的抗結核病藥物之一，治療結核病需與其他藥物併用，常見之組合為 INH+RIF+PZA；可單獨使用以預防結核菌感染。以口服或肌肉注射給藥。

3. **副作用及注意事項**：

   (1) 周邊神經炎：是最常見之副作用，因 INH 與 Pyridoxine(Vit. B_6)競爭酵素，致使 Vit. B_6 缺乏而引起感覺異常，可以補充 Vit. B_6，預防及減輕此反應。

   (2) 肝功能障礙：為本藥最嚴重之副作用，年齡大、有肝炎病史者、嗜酒者及服用 Rifampin 者更易引發肝炎。

   (3) 過敏反應：包括皮疹及發燒。

   (4) 藥物交互作用：INH 可抑制細胞色素 P-450 干擾合併藥物代謝，加強合併藥物之毒性；制酸劑會干擾 Isoniazid 的吸收。

■ Rifampin[rif' am pin](Rifadin®)；Rifampicin[rif' am pin](RIF®)

1. **作用機轉**：抑制 DNA-依賴性 RNA 聚合酶(DNA-dependent RNA-polymerase)抑制 DNA 轉錄，阻斷 RNA 合成。不管細胞內、外均可殺菌，抗菌範圍廣，不僅對分枝桿菌，對 G(+)、G(−)均有效。

2. **臨床用途**：口服治療結核病及痲瘋病、也常用於預防、治療腦膜炎球菌及嗜血性感冒桿菌引起的腦炎；另可治療葡萄球菌之尿道感染。

3. **副作用**：噁心、嘔吐、過敏皮疹及發燒等症狀。老年人、肝炎病史及嗜酒者會有黃疸、倦怠現象，應謹慎服用並監測肝功能。需先告知病患服藥後尿液、汗液、淚液及糞便會呈現橘紅色，對健康並無傷害。

4. **藥物交互作用**：Rifampin 可誘導肝臟代謝酶，加速口服避孕藥、類固醇等藥物代謝，併用時應增加劑量。

■ Pyrazinamide[peer a zin' a mide](Pyramide®;PZA)

1. **作用機轉**：本藥需在體內代謝成 pyrazinoic acid 才具活性，作用機轉未明，可能機轉為抑制細菌蛋白質合成。

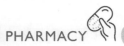

2. **臨床用途**：口服治療分枝桿菌感染，在酸性環境之殺菌力較強，對潛伏在細胞內或壞死部位的微生物仍有療效。常與 INH、RIF 併用於治療結核病。

3. **副作用：**

(1) 噁心、嘔吐、皮疹、關節痛及發燒等症狀。

(2) 肝功能失調，會有黃疸、倦怠現象，應謹慎服用並監測肝功能。

(3) 亦可干擾尿酸排出，使痛風發作。

■ Ethambutol[e tham' byoo tole](Myambutol®; EMB)

1. **作用機轉**：未明，可能是經由擴散方式進入正在成長之分枝桿菌細胞內，干擾菌體代謝，阻斷複製；僅具抑菌效果。

2. **臨床用途**：口服治療分枝桿菌感染。治療結核病不可單獨使用，需與其他藥物併用，常與 INH、RIF、PAS 併用；可治療結核性腦膜炎。

3. **副作用**：毒性低，主要為視神經炎、視力減退及紅綠色盲，停藥後副作用消失，需定期檢查視力，不建議小孩使用。此藥干擾尿酸排出，使痛風惡化。

4. 目前臨床上治療結核病以上述四種藥物為首選，常見用法為 INH+RIF+EMB+PZA 服用 2 個月後改以 INH+RIF+PZA 服用 4 個月，共計 6 個月為一個療程；對於使用 EMB 會產生副作用或不適之患者則以 INH+RIF+PZA 服用 9 個月為一個療程。

■ Rifater® (INH 80mg+RIF 120mg+PZA 250mg)、Rifinah® (INH 100mg+RIF 150mg)

■ Streptomycin[strep toe mye'sin]

　　是第一個抗結核病藥物，抑制蛋白質合成以達到抗結核的目的，但因耳腎毒性大，老年人應避免使用或減量，其他用於治療結核病之胺基配醣體抗生素有 Capreomycin、Kanamycin 等，均以肌肉注射給藥，易造成注射部位疼痛。

三、第二線抗結核病藥物

　　藥效較第一線藥物弱，且副作用較嚴重，做為對第一線藥物產生抗藥性或病患無法適用第一線藥物時使用。常與第一線藥物 INH、RIF 併用以防抗藥性生成。

■ Rifabutin[rif' a byoo tin](Mycobutin®)

為半合成廣效之抗生素，與 Rifampin (RIF)同屬於 Rifamycin 類抗生素，構造、抗菌範圍均與 RIF 相似。而 Rifabutin 對分枝桿菌的抗菌力優於 RIF，可用於對 RIF 產生抗藥性之菌種及 AIDS 病患之細胞內分枝桿菌感染。

1. **作用機轉**：抑制 DNA-依賴性 RNA 聚合酶(DNA-dependent RNA-polymerase)抑制 DNA 轉錄，阻斷 RNA 合成。對分枝桿菌、格蘭氏陽性及陰性菌均有效。

2. **臨床用途**：口服治療結核病及痲瘋病、預防 AIDS 末期病患之瀰漫性黴菌感染。

3. **副作用**：噁心、嘔吐、過敏皮疹、味覺改變、神經系統障礙、白血球缺乏症等。

■ Ethionamide[e thye on am'ide](Ethimide®)

結構類似 INH，抑制壁酸合成酶，干擾分枝桿菌分化。口服吸收治療結核病。常有腸胃不適、脹氣、味覺異常、過敏性皮疹、肝毒性及周邊神經炎等症狀。

■ P-Aminosalicylic acid(Pamisyl®; PAS)[P-a mee noe sal I sil'ik](Pamisyl®; PAS)

與 PABA 競爭，抑制葉酸合成，進而抑制結核菌生長，口服吸收良好、分布廣，常與 INH 併用。主要副作用為腸胃不適、肝毒性及過敏，因病人耐受力差，已經少用。

■ Cycloserine[sye kloe ser'een](Seromycin®)

拮抗與 D-alanine 有關之細胞壁合成步驟，抑制結核桿菌生長。口服用於治療結核病及尿路感染。副作用有中樞神經失調、加重癲癇之症狀、周邊神經炎、頭痛、皮疹等。

■ Capreomycin、Clarithromycin[kla rith' roe mye sin]

結合 50S 核糖體之蛋白質合成抑制劑。

■ Ciprofloxacin[sip roe flox' a sin]

Quinolone 類，抑制 DNA 迴旋酶(DNA gyrase, DNA topoisomerase II)阻斷細菌 DNA 合成。

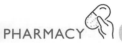

貳 抗痲瘋病藥物

　　痲瘋病 (Leprosy; Hansen's disease) 是由耐酸分枝桿菌屬中的痲瘋桿菌 (Mycobacterium leprae) 感染之慢性傳染病。傳染途徑為接觸痲瘋病人之創傷面或鼻腔分泌液，經皮膚或呼吸道感染。一般感染機會不高，潛伏期長，病程進行緩慢，開始呈現斑塊，漸漸侵犯神經末梢，使手足失去感覺而受傷結疤甚至萎縮，臉部亦受感染。由於分枝桿菌生長極緩慢、極易產生抗藥性，故感染需長時間治療。目前藥物治療採用多種藥物同時投與，以降低抗藥性及提高療效，合併三種藥物 Dapsone、Clofazimine、Rifampin 至少治療 6~24 個月。

■ Dapsone[dap' sone](Avlosulfon®)(DDS)

1. **作用機轉**：本藥物結構及抗菌原理與磺胺類藥物相似，干擾細菌對 PABA 的利用、抑制葉酸之合成，進而抑制痲瘋桿菌生長。

2. **臨床用途**：治療痲瘋病之最佳用藥，口服或注射給藥，需約 2 年長期服藥。亦可用於疱疹性皮膚炎、愛滋病患之肺囊蟲肺炎的治療及痲瘋病的預防。

3. **副作用**：變性血紅素血症、溶血（特別是 G-6-PD 缺乏病人）、末梢神經炎、噁心、嘔吐、過敏性皮疹、白血球缺乏症及黃疸。

■ Clofazimine[kloe fa'zi meen](Lamprene®)

1. **作用機轉**：為 phenazine 類紅色染料，可與 DNA 結合而抑制模板功能；亦可與鐵嵌合產生具細胞毒性氧自由基，殺死細菌。口服吸收會蓄積在組織中，藥效極長且有間歇性治療效果，具輕微抗痲瘋桿菌及抗發炎作用。

2. **臨床用途**：治療痲瘋病之第二線用藥，很少單獨使用，用於多種細菌性感染。

3. **副作用**：最常見皮膚色素沉積、皮疹，停藥後自動消失；消化道有噁心、嘔吐、腹瀉、腹部疼痛。由於本藥為紅色染料，使用後尿液、汗液、淚液及糞便會呈現紅色。

■ Rifampin[rif' am pin](Rifadin®)、Rifampicin®(RIF)

　　治療結核病藥物也具有抗痲瘋病作用，因單獨使用 Dopsone 時，易快速產生抗藥性，常與 Dapsone 及 Clofazimine 併用，長期治療痲瘋病。詳見抗結核病藥物。

■ Thalidomide[tha li' doe mide](Thadomid®)

為合成之麩胺酸(glutamic acid)衍生物，曾做為止孕吐鎮靜劑，因致海豹肢畸形兒而停用，目前發現具有治療麻瘋病效果，亦可治療多發性骨髓癌、愛滋病、多發性硬化症及移植物抗宿主反應，是舊藥新用的一個代表。

15-5　抗病毒藥物

病毒(virus)構造相當簡單，僅含外套膜及核酸（DNA 或 RNA），必須寄生在活細胞內，利用宿主提供能量、養分而繁殖生長。病毒之複製機制與宿主細胞極為相似，能殺死或抑制病毒的藥物，通常對宿主細胞也有傷害，很少有足夠的選擇性；因此，預防病毒感的疫苗為控制病毒感的主要方式；僅少數病毒感染後能以抗病毒藥物(antiviral agents)有效對抗。

■ **病毒的分類及感染的疾病**

病毒分為 DNA 和 RNA 二種類，其感染疾病如下：

1. **DNA 病毒**：水痘、帶狀疱疹、生殖器疱疹、腦炎疱疹、眼睛疱疹、上呼吸道感染、B 型肝炎等。

2. **RNA 病毒**：流行感冒、愛滋病、腸病毒、A 型及 C 型肝炎、麻疹、小兒麻痺、致癌病毒、SARS、COVID-19 等。

病毒感染早期症狀不明顯，多數病毒其臨床症狀出現在後期，此時病毒皆已複製，甚至侵襲其他器官，此時給予藥物阻斷病毒複製的效果有限，故對付病毒感染之方針為「預防重於治療」。

■ **預防病毒感染之方法**

1. **疫苗**：病毒外表含有抗原，可誘使人體產生抗體，疫苗可阻斷病毒散播，為控制病毒的最佳方法，但不一定是對每一病毒都有效。免疫法無法對抗鼻病毒，因種類太多，流行性感冒病毒之抗原性質迅速改變，原有抗體對新型流感病毒常無免疫作用。目前所推行之流行性感冒疫苗是由世界衛生組織依每年全球的流行狀況推測下一年度可能流行之病毒亞型，再行製造疫苗，因此若欲保有免疫力，則每年均需重行施打疫苗。

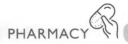

2. **干擾素**(interferon)：是由感染的細胞釋出，改變未感染細胞的代謝，以預防病毒侵襲，干擾素為宿主專一性，非病毒專一性，效能短暫。在實驗階段的成果不錯，但臨床應用之效果不佳。

　　正常人體之免疫系統可以控制輕微病毒感染，但在病毒引起的腦膜炎、肺炎等嚴重疾病則需藥物治療。抗病毒藥物的分類如下：

1. **依治療目的分類：**
   (1) 治療呼吸道病毒感染：Amantadine、Rimantadine、Ribavirin、Pleconaril、Oseltamivir、Zanamivir。
   (2) 治療疱疹病毒感染：Acyclovir、Valacyclovir、Ganciclovir、Trifluridine、Foscarnet、Vidarabine Idoxuridine、Famciclovir、Ribavirin。
   (3) 治療人體免疫缺乏病毒感染：Zidovudine (AZT)、Didanosine、Zalcitabine、Stavudine、Lamivudine、Nevirapine、Efavirenz、Saquinavir、Indinavir、Ritonavir、ddI、ddC、d4T、Delavirdine、Tenofovir (Viread®)、Enfuvirtide (Fuzeon®)。
   (4) 干擾素(Interferon)。

2. **依藥物作用原理分類：**
   (1) 抑制病毒通過宿主細胞膜：Amantadine、Rimantadine、Ribavirin、Pleconaril。
   (2) 抑制病毒核酸合成：
      A. DNA 聚合酶抑制劑：Acyclovir、Valacyclovir、Ganciclovir、Trifluridine、Foscarnet、Vidarabine、Idoxuridine、Lamivudine。
      B. 反轉錄酶抑制劑：Zidovudine、Didanosine、Zalcitabine、Stavudine、Lamivudine、Nevirapine、Efavirenz。
   (3) 蛋白酶抑制劑：Saquinavir、Indinavir、Ritonavir。

3. **治療 SARS 的藥物：**包括經驗性抗生素療法、抗病毒藥物、類固醇及免疫球蛋白。
   (1) 抗生素：Levofloxacin、Azithromycin、Doxycyclin，主要以第 2 及第 3 項為主或兩者併用。當然需要支持療法、呼吸器與插管給 O_2。
   (2) 抗病毒藥：Ribavirin。
   (3) 糖皮質素：Methylprednisolone (IV)、Prednisolone (PO)。

4. 治療 COVID-19 的藥物：

(1) 抗病毒藥：Remdesivir（瑞德西韋）、Ritonavir、Lopinavir。

(2) 單株抗體：Casirivimab、Imdevimab、Bamlanivimab、Etesevimab。

(3) 奎寧：Hydroxychloroquine。

(4) 免疫抑制劑：Tocilizumab、Siltuximab、Sarilumab，為 IL-6 抑制劑。

(5) 抗生素：Azithromycin。

(6) 糖皮質素：Dexamethasone。

一、呼吸道病毒感染之治療藥物

主要針對 A 型與 B 型流行性感冒病毒與呼吸道融合病毒。在病毒感染症狀期，病毒已大量複製，給予藥物阻斷病毒複製之效果有限，故預防性給藥能達到較好的效果。

■ Amantadine[a man' ta deen](Symmetrel®)

1. **作用機轉與臨床用途**：本藥口服吸收良好，全身分布，包括中樞神經系統。

(1) 阻斷病毒脫去外套膜，避免病毒感染：病毒需去除外套膜才能穿透入細胞內，此藥可使病毒無法進入細胞，有效預防病毒感染，僅對亞洲 A 型流行性感冒有效；對於已產生症狀的病毒感染治療效果不佳。

(2) 治療巴金森氏病：使用時偶然發現有抗巴金森氏病效果，且副作用極小。

2. **副作用**：主要為中樞神經作用，輕微有胃腸不適、失眠、暈眩、運動失調。嚴重有幻覺及癲癇。精神疾病、腎臟損傷及癲癇病人、孕婦與哺乳婦女應小心使用。

3. **類似藥物**：Rimantadine(Flumadin®)的作用及用途與 Amantadine 相似，本藥無法通過血腦障壁，無中樞副作用，亦無法治療巴金森氏病；藥效較長，對腎衰竭病人較無傷害。

■ Oseltamivir[os el tam' i vir]（Tamiflu®；克流感）、Zanamivir[za na' mi veer]（Relenza®；瑞樂莎）

A 型及 B 型流感病毒之神經胺酶(neuraminidase)抑制劑，抑制病毒釋放；預防及治療感冒，克流感為 b.i.d 連續口服 5 天，瑞樂沙則是吸入劑型。副作用為噁心、暈眩。

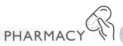
■ Ribavirin[rye ba vye' rin](Virazole®)

1. 作用機轉與臨床用途：
(1) 本藥可阻斷病毒的 mRNA 合成，進而達到抗病毒的效果，本藥以口服、噴霧或靜脈注射給藥。對有選擇性抑制作用，對鼻病毒及腸病毒則無效，因兩者具有 mRNA。
(2) 用於治療呼吸道融合病毒(RSV)感染、急性 A 型肝炎病毒、A 型及 B 型流行性感冒等。
(3) 亦可與類固醇合併治療嚴重急性呼吸道症候群(SARS)。

2. 副作用：頭痛、皮疹、短暫性貧血、膽紅素升高。致畸胎，孕婦禁用。

■ Remdesivir (Veklury®)

　　本藥為第一個 FDA 核准的 COVID-19 治療藥，其為 Adenosine 前驅藥，代謝之後將抑制病毒 RNA 依賴性 RNA 聚合酶，終止病毒複製。副作用為高血糖、肝毒性、腎衰竭等。

二、治療疱疹病毒感染之藥物

　　單純疱疹(HSV)經常感染口、眼和生殖器官，第一型疱疹(HSV-1)與口腔周圍、眼角膜結膜炎及上半身感染的皮炎有關；第二型疱疹(HSV-2)則與生殖器、新生兒疹及下半身感染的皮膚炎有關。帶狀疱疹初次感染常會出現長水痘的症狀，感染後病毒長期潛伏在神經節中，當病人抵抗力降低時，即沿神經皮節產生水疱，連成帶狀並產生劇痛，即俗語所稱之「皮蛇」。抵抗力愈弱、年紀愈長者發作程度及次數愈增加，有時症狀甚至持續數月之久。

　　本類藥物皆以抑制病毒 DNA 的合成，進而達到治療疱疹病毒感染。

■ Acyclovir[ay sye' kloe ver](Zovirax®)

1. 作用機轉：此藥為鳥糞嘌呤(guanosine)衍生物，先被病毒的 thymidine kinase 磷酸化代謝成 acyclovir tri-phosphate 的形式，再嵌入病毒的 DNA 中阻斷核酸複製（干擾感染細胞的 DNA 聚合酵素），使 DNA 鏈無法繼續完成、病毒停止增生。選擇性作用於病毒，對人體毒性小、藥效佳。

2. 臨床用途：
(1) 治療帶狀疱疹，有免疫力者以口服或塗抹給藥；免疫力差者以靜脈注射給藥，藥效較完全。可以口服高劑量以減輕水痘症狀。
(2) 最常用於治療單純疱疹病毒感染之藥物，特別是生殖器疱疹及疱疹性腦炎。

3. **副作用**：對人體毒性不大，口服有輕微腸胃不適、頭痛及嗜睡情形；外用有局部刺激感；注射部位偶引起靜脈炎；過量使用可能產生短暫性腎功能受損。

4. **類似藥物**：

(1) Valacyclovir[val ay sye' kloe veer](Valtrex®)：作用及副作用類似 Acyclovir，但身體可用率較佳，用於治療帶狀疱疹。

(2) Ganciclovir[gan sye' kloe veer](Cytovene®)：靜脈注射用於治療巨細胞病毒感染(cytomegalovirus, CMV)，藥效較 Acyclovir 強，特別是 AIDS 及免疫力差之病人。嚴重副作用有骨髓抑制及心臟毒性，也會引起嘔吐、頭痛及腎毒性。

(3) (Viroptic®) [trye floo oh per'a zeen](Viroptic®)：抑制正常及感染細胞 DNA 聚合酶，選擇性不佳，僅用於眼部疱疹病毒感染，可能致癌及造成畸胎。

(4) Foscarnet[fos kar' net]：可逆性抑制 DNA 和 RNA 聚合酶，限制 DNA 鏈的延伸。口服無效，以靜脈注射給藥，副作用有腎毒性、貧血、噁心及發燒，與鈣、鎂結合造成低血鈣。

■ Vidarabine[vye dare'a been](Vira-A®; ara-A)

1. **作用機轉**：為有效且毒性小之核酸類似物，可抑制病毒 DNA 聚合酶，阻斷 DNA 複製與合成。臨床上已被更有效、安全的 Acyclovir 取代。

2. **臨床用途**：靜脈注射可達腦部治療疱疹性腦炎；眼用治療眼睛疱疹；局部塗抹治療水痘性帶狀疱疹，但對於生殖器疱疹無效。

3. **副作用**：因溶解度不佳，靜脈注射需伴予大量輸液，故給藥時間較長（約 12 小時），重病患者不適用；有輕微胃腸不適、腹瀉、暈眩、頭痛及靜脈炎，高劑量造成血液惡血質。

■ Idoxuridine[eye dox yoor' i deen](Stoxil®; IUdR)

1. **作用機轉**：與 Thymidine 構造類似，可阻斷 DNA 複製與合成。治療指數小、毒性強，限局部用於角膜、結膜之單純疱疹。

2. **副作用**：局部刺激、搔癢甚至角膜受損，全身毒性有食慾不振、噁心、腹瀉及血液惡血質。

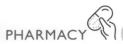

三、治療後天免疫缺乏症候群(AIDS)之藥物

　　AIDS 為人類免疫缺乏病毒(HIV)感染所致，HIV 於體內會不停地改變其外型特徵以逃避免疫系統的攻擊；由感染至病患出現明顯症狀之間的潛伏期極長，直到病毒能夠開始大量繁殖才進入發病期；發病期間病毒不斷複製並入侵 T_4 淋巴球，造成感染者免疫力缺乏，對疾病完全沒有抵抗力，受到所有伺機性感染的威脅，最終死於各種嚴重感染症狀。

　　本類藥物可干擾病毒繁殖，降低疾病的發作，AIDS 病毒變異極快，需隨時更新藥物，何大一博士提出「三合一」「雞尾酒」療法，合併多種用藥以壓制病毒，但目前針對此病只能延長生命，無法根治。

(一) 核酸反轉錄酶抑制劑

1. Zidovudine[zye doe' vyoo deen](ZDV; Retrovir®; AZT)：
    (1) 作用機轉：結構與 Thymidine 類似，干擾病毒反轉錄之步驟，使無法合成 DNA，中止病毒早期核酸複製，減少病毒在 T_4 細胞內繁殖。口服或注射給藥，口服吸收良好，易通透血腦障壁肝臟代謝，半衰期短，約 1 小時。可明顯延長存活期，穩定體重，T_4 淋巴球數增加，降低致病原感染率。
    (2) 臨床用途：治療人類免疫缺乏病毒(HIV)引起之愛滋病。當受感染之針頭傷害或 AIDS 母親，可用本藥預防。多數 HIV 對此藥已有抗藥性。
    (3) 副作用：骨髓毒性，造成貧血及白血球等缺乏；頭痛、肌肉痛及神經毒性。

2. Didanosine[dye dan' oh seen](ddI; Videx®)：用於治療對 ZDV 有抗藥性之愛滋病，副作用有胰臟炎、末梢神經炎、腹痛及肝毒性。

3. Zalcitabine[zal cit'a been](DDC; Hivid®)：副作用有口腔炎、發疹及末梢神經炎。

4. Stavudine[stav' yoo deen](d4T)：副作用有末梢神經炎等。

5. Lamivudine[la mi' vyoo deen]（3TC; Zeffix®; 肝安能®）：亦可抑制 B 型肝炎病毒複製，第一口服抗 B 型肝炎病毒藥物，但無法根治肝炎病毒。治療 B 型肝炎病毒引起之急性發作及愛滋病，副作用有胰臟炎等。

6. Nevirapine[ne vye' ra peen](Viramune®)：治療 HIV 感染之成年病患，主要副作用為肝功能異常。

7. Efavirenz[e fa veer' ens]：用於 HIV 感染之兒童及青少年，副作用有皮疹、食慾不振、噁心、腹瀉、暈眩、頭痛、疲倦。

8. **類似藥物** Abacavir[a ba ka' vir](ABC；Ziagen®)、Delavirdine[de la vir' deen](Reseripor®)、Tenofovir[te noe' fo veer](Viread®)。

(二) 蛋白酶抑制劑

1. Saquinavir[sa kwin' a veer](Invirase®)：
   (1) 作用機轉：HIV 蛋白酶抑制劑使病毒蛋白質無法修飾，造成蛋白質失去功能，進而抑制病毒複製；此藥專一性高，對宿主傷害少。口服治療愛滋病，常與 ZDV 併用。
   (2) 副作用：胃腸不適、噁心、嘔吐、腹瀉。

2. Indinavir[in din' a veer]：噁心、嘔吐及腹瀉等副作用。

3. Ritonavir[ri toe' na veer]：曾被報導有噁心、嘔吐、腹瀉及口腔周圍皮膚感覺異常的副作用。

4. **類似藥物**：Nelfinavir[nel fin' a veer]、Atazanavir[at a za na' veer]、Amprenavir[am pren' a veer]。

(三) 融合抑制劑：Enfuvirtide[en fyoo' vir tide](Fuzeon®)

與病毒醣蛋白結合，抑制 HIV 病毒與 T_4 淋巴球細胞膜之融合作用，干擾病毒進入細胞。皮下注射給藥。副作用為噁心、焦慮及注射部位感染。

 Medicines Box

雞尾酒療法

將兩種反轉錄酶抑制劑及一種 HIV 蛋白酶抑制劑，三種藥物長期併用的治療法，如 ZDV、ddC 和 Saquinavir 併用（圖 15-6）。在服藥同時並持續監測血中的病毒濃度，當發現 HIV 病毒產生抗藥性時(血中病毒量上升)，立即以尚無抗藥性之藥物取代，以求延緩發病，目前尚無法以此種療法將病人治癒。

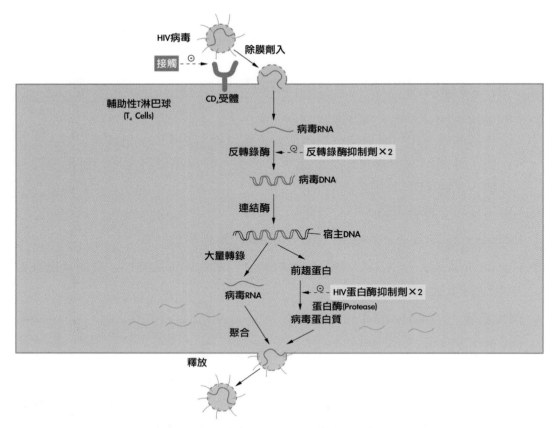

圖 15-6　HIV 破壞 T$_4$ 細胞過程與藥物作用部位

四、干擾素

　　干擾素(interferon)[in ter feer' on]具有干擾病毒的能力，為一種醣蛋白，可被細胞誘導自然產生。目前用 DNA 重組技術來合成。實驗室內成效顯著，但臨床使用效果不佳。靜脈注射給藥，可通過 B.B.B.，副作用有發燒、過敏反應、疲倦、骨髓抑制。

1. Interferon α-2A (Roferon-A$^®$)及 Interferon α-2B (Intron-A$^®$)：用於治療 B 型肝炎及 C 型肝炎、卡波西氏肉瘤及乳頭病毒造成之生殖器疣。

2. Interferon β-1B (Betaseron$^®$)：緩解多發性硬化症。

3. Interferon γ-1B (Actimmune$^®$)：慢性肉芽腫疾病。

15-6 抗原蟲藥物

原蟲(protozoa)感染係藉飲水、食物、昆蟲及性行為途徑傳染於人類及動物，多數流行於熱帶或衛生不良的地區，又稱熱帶疾病，因旅遊普及，已普遍的發生於世界各地。因原蟲為真核生物，其細胞代謝過程比細菌更類似人類宿主，所以使用藥物更難有選擇性，多數抗原蟲藥物會對宿主之神經細胞、腎小管、小腸、骨髓幹細胞等處造成嚴重的毒害作用，而且許多抗原蟲藥在孕婦使用的安全性還未受證實。

重要的原蟲感染疾病包括：瘧疾(malaria)、痢疾阿米巴病(amebiasis)、滴蟲病(trichomoniasis)、梅毒(syphilis)、利氏曼(leishmaniasis)及錐蟲病(trypanosomiasis)等。

抗原蟲藥物(antiprotozoal drugs)主要分為四類：抗瘧藥物、抗阿米巴藥物、抗滴蟲及抗錐蟲藥物；而梅毒則是由 Penicillin 治療。

壹 抗瘧藥物

瘧疾是藉由帶有瘧原蟲(*Malaria plasmodium*)的中間宿主「瘧蚊」叮咬人畜傳染，能使人類感染瘧疾之瘧原蟲有：間日瘧原蟲(*P. vivax*)、三日瘧原蟲(*P. malariae*)、惡性瘧原蟲(*P. falciparum*)及卵型瘧原蟲(*P. ovale*)。一般抗瘧藥物可依其目的區分為三種：

1. **預防用藥**：Pyrimethamine、Primaquine、Trimethoprim、Proguanil。

2. **急性發作用藥**：Chloroquine、Quinine、Mefloquine、Quinacrine、Pyrimethamine、Hydroxychloroquine、Atovaqunone。

3. **根本治療及預防復發用藥**：Primaquine、Pyremethamine、Quinine。

4. **用於治療瘧疾的抗生素**：Sulfadoxine、Tetracycline、Clindamycin。

一、原蟲生活史

受感染的雌瘧蚊叮咬人後，將瘧原蟲之生殖芽胞注入人體血液，生殖芽胞會移駐肝臟形成裂殖體繁殖或形成休息狀態，裂殖體釋出至血液循環，侵犯紅血球後形成滋養體並破壞紅血球，出現發冷、發熱、出汗等症狀。紅血球破裂釋出大量的裂殖體可再感染其他紅血球。雌瘧蚊從受感染之個體吸取由裂殖體轉化之配子體，在雌蚊中進行瘧原蟲的有性生殖。抗瘧原蟲藥物作用部位如圖 15-7。

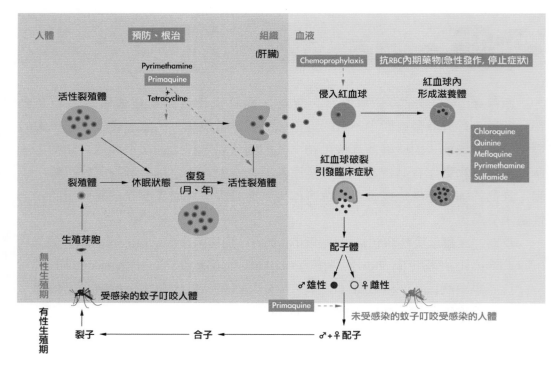

圖 15-7　瘧原蟲的生活史及抗瘧原蟲藥物的作用部位

二、瘧疾的治療方向

1. **預防療法**：到瘧疾流行疫區前 1 週開始服用，連續到回國後 4~6 週為止，最常用之抗瘧藥物為 Chloroquine，可在瘧原蟲到達肝臟前即被殺死。

2. **症狀療法**：舒緩瘧疾之發冷、發熱等症狀，但未能根除，以後可能再復發。

3. **根治療法**：由於潛伏期長，費時數週，為根除肝臟瘧原蟲，在離開疫區後隨即服用抗瘧藥物，不管是否感染，服用 Primaquine 連續 2 週。

三、抗瘧藥物分類

(一) 依作用機轉分類

1. **抑制瘧原蟲的 DNA 複製**：Chloroquine、Primaquine、Mefloquine、Quinine。

2. **二氫葉酸還原酶抑制劑**：Pyrimethamine、Trimethoprim、Chloroguanide。

3. **干擾葉酸合成**：Sulfonamide、Sulfones。

(二) 依瘧原蟲生活史分類

1. **殺死生殖芽胞之預防用藥**：Pyrimethamine、Primaquine。

2. **清除紅血球內裂殖體，治療急性發作**：Chloroquine、Quinine、Mefloquine、Quinacrine 及 Pyrimethamine 等。

3. **根本治療及防止復發用藥**：Primaquine、Pyremethamine、Quinine。

(三) 合併療法

　　由於發現抗藥性瘧原蟲，故除了以藥效佳之抗瘧藥 Chloroquine 之外，其餘均需與 Quinine、Pyrimethamine、Sulfadoxine 併用。症狀治療時，常併用 Quinine 與 Tetracycline 或 Quinine 與 Clindamycin。另外可以用滅蚊藥如 Benzene Hexachloride、Pyrethrum（除蟲菊）、Parathion 清理環境，防止病媒蚊滋生，間接防止瘧疾傳播。

(四) 抗瘧藥物

■ Chloroquine[klor' oh kwin](Aralen®)

　　最常用之合成抗瘧藥，目前已有抗藥性的惡性瘧原蟲出現。

1. **作用機轉**：進入宿主紅血球，與瘧原蟲的 DNA 緊密結合，抑制 DNA 複製，可殺死紅血球內之裂殖體。

2. **臨床用途**：口服吸收迅速完全，亦可用靜脈注射、肌肉注射方式給藥，在紅血球中濃度為血漿之 20 倍。
   (1) 治療在紅血球內之間日瘧或惡性瘧疾之首選藥物，用於消除瘧疾症狀，預防感染則需併用 Promaquine。
   (2) 治療腸外阿米巴原蟲及抗蠕蟲作用。
   (3) 因具有抗發炎作用，可用於治療類風濕性關節炎及紅斑性狼瘡。

3. **副作用**：低劑量短期服用之副作用少，高劑量或長期服用有胃腸不適、皮膚癢、視網膜傷害、頭痛，神經、肝臟、血液毒性（血小板、血球減少）及導致畸胎。肝病、惡血質患者及孕婦禁用。

4. **類似藥物**：Hydroxychloroquine(Plaquenil®)。

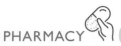
■ Quinine[kwye' nine]（奎寧）

金雞鈉樹皮之生物鹼，為最古老之抗瘧藥。

1. **作用機轉與臨床用途**：嵌入瘧原蟲的 DNA 雙股結構，使 DNA 無法分離，干擾蛋白質合成。抑制在紅血球內之裂殖體，但對於生殖芽胞無作用。保留在瘧原蟲對其他藥物產生抗藥性時才用，與 Pyrimethamine、Sulfadoxine 或與 Tetracycline、Clindamycin 合併口服使用。

2. **副作用**：Quinine 之毒性較 Chloroquine 大，主要副作用為金雞鈉中毒症 (cinchomism)。此藥可通過胎盤、影響胎兒，故孕婦禁用。

3. **類似藥物**：Meflorquine(Lariam®)：為新型合成抗瘧藥，可預防及治療瘧疾，特別是用於對 Chloroquine 產生抗藥性之惡性瘧，毒性較 Quinine 小；與 Fansidar®（Pyremethamine 和 Sulfodoxine）作成合併製劑 Fansimef®。

Medicines Box

金雞鈉中毒症(cinchomism)會有哪些症狀？

金雞鈉中毒症的病人會出現胃腸不適、噁心、嘔吐、耳鳴、視覺模糊、暈眩、頭痛，中毒會有低血壓、心律不整、譫妄、昏迷甚至產生黑水熱（blackwater fever，急性溶血性貧血）及腎衰竭。

■ Primaquine[prim' a kwin]

是合成之 8-aminoquinoline 衍生物，作用機轉不明，能殺滅紅血球外之間日瘧、卵型瘧原蟲，為組織內殺瘧原蟲裂殖體之抗瘧藥，常與 Chloroquine 併用於根本治療及防止復發。口服給藥，常見副作用為噁心、嘔吐、腹部痙攣及變性血紅素；G-6-PD 缺乏之患者使用此藥易導致溶血性貧血。

■ Pyrimethamine[peer i meth'a meen](Daraprim®)

是合成之抗瘧藥，可抑制瘧原蟲之葉酸合成。

1. **作用機轉與臨床用途**：為二氫葉酸還原酶抑制劑，減少四氫葉酸合成量，進而抑制 DNA 合成，與抑制二氫葉酸合成之磺胺藥 Sulfodoxine 併用達加成效果。用於治療對 Chloroquine 產生抗藥性之惡性瘧原蟲。與 Chloroquine 併用於根本治療及防止復發。本藥可消除瘧蚊體內之配子體，故可預防瘧疾之傳染。製劑 Fansidar®由 Pyrimethamine 和 Sulfodoxine 合併組成，口服給藥。

2. **副作用**：毒性低，長期服用會導致葉酸缺乏，產生具母紅血球貧血，可補充葉酸防止貧血。

3. **類似藥物**：Trimethoprim (Trimpex®)。

貳　抗阿米巴藥物

　　阿米巴病主要為食入受痢疾阿米巴原蟲(*Entamoeba histolytica*)汙染的食物或飲水所造成，造成腸道潰瘍及嚴重下痢症狀；若穿透腸壁經循環可引起全身性感染，即腸道外阿米巴病，造成肝膿瘍甚至肺部、腦部膿瘍；無症狀者囊孢體可經糞便排出，成為囊孢體帶原者，本疾病在台灣較少見。

1. **腸道抗阿米巴藥物**：Diloxanide furoate、Idoquinol、Tetracyclines、Paromomycin。

2. **全身型抗阿米巴藥物**：Metronidazole、Tinidazole、Emetine、Dihydroemetine、Chloroquine。

3. **治療阿米巴的抗生素**：Paromomycin、Tetracycline、Erythromycin。

■ Metronidazole[me troe ni' da zole](Flagyl®)

1. **作用機轉**：可被原蟲細胞內之電子傳遞系統還原，形成還原性細胞毒害物質，與 DNA 結合、破壞 DNA 結構，導致原蟲細胞死亡。

2. **臨床用途**：口服給藥，亦可注射或陰道栓劑給藥。
   (1) 治療全身型抗阿米巴藥（腸道內外之阿米巴）、陰道滴蟲及腸梨形蟲感染之首選藥物。也可作為幽門螺旋桿菌感染之治療用藥。
   (2) 廣泛用於全身性厭氧菌感染的治療，尤其因為在台灣阿米巴感染較少見，更以此用途為主。

3. **副作用**：胃腸不適，噁心、嘔吐，口內有特殊金屬味道；中樞神經毒性，如嗜睡、頭暈與感覺異常。與酒併服，產生 Disulfiram 之厭酒反應。高劑量可能導致畸胎，孕婦不宜使用。代謝藥物在尿液成紅棕色。

4. **類似藥物**：Tinidazole 作用及副作用與 Metronidazole 相似，藥效持續較久。

■ Emetine[em'e teen]（吐根鹼）

　　1990 年起美國已不用此藥。

1. **作用機轉**：抑制細胞內 mRNA 在核糖體上移動，阻斷蛋白質合成。

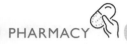
2. **臨床用途**：為全身型抗阿米巴藥，可殺滅腸內或腸外阿米巴裂殖體，併用 Chloroquine 治療肝膿瘍；亦可作催吐劑，皮下或肌肉注射，不可靜脈注射。

3. **副作用**：嚴重心臟毒性如心律不整及心衰竭，需以心電圖監控。尚有胃腸不適、肌肉無力、暈眩。

4. **類似藥物**：Dihydroemetine。

■ Diloxanide furoate[dye lox'an ide]

為腸道抗阿米巴藥，也可治療無症狀之帶原者；口服給藥，副作用輕微：包括脹氣、口乾及搔癢，常與全身性藥物併用。

■ Iodoquinol[eye oh do kwin'ole]

為含碘化合物，可直接殺死腸道阿米巴原蟲，也可治療帶原者，口服給藥。其類似藥物 Diiodohydroxyquin 曾引起壓急性脊髓眼神經病變，造成失明，在日本及美國已禁用。

■ Chloroquine[klor' oh kwin]

為抗瘧藥，與 Diloxanide furoate 及 Metronidazole 併用，治療和預防阿米巴性肝膿瘍，但對腸道阿米巴無效。

■ 抗生素

常用於治療阿米巴感染之抗生素有 Paromomycin、Tetracyclines、Erythromycin。

1. Paromomycin[par oh moe mye'sin]：為 aminoglycoside 類抗生素，直接殺死阿米巴原蟲。

2. Tetracyclines[tet ra sye' kleen]：阿米巴原蟲以腸道菌為食，Tetracycline 殺死腸道菌叢，間接影響阿米巴原蟲生長。

3. Erythromycin[er ith roe mye' sin]：可直接殺死阿米巴原蟲。

參 其他原蟲感染治療藥

依原蟲疾病種類及其病症、治療藥物及注意事項列於表 15-5。

表 15-5　錐蟲病、利氏曼原蟲病及毒漿體原蟲病的治療劑

原蟲病	疾病特徵	治療藥物	注意事項
錐蟲病 　非洲型	早期血液淋巴感染，晚期侵入中樞神經系統造成昏睡病，不治療多數會致命	Suramin Pentamidine Melarsoprol	・不可進入 CSF 僅用於早期與 DNA 結合，干擾蟲體蛋白質合成 ・本藥可以對抗芽生菌病及治療 AIDS 病人因肺囊原蟲引起之肺炎 ・為首選藥物，可通過 BBB，因含砷化合物，可干擾蟲體含硫氰基的酶。副作用有胃腸不適及腦部病變。G-6-PD 及流感病人禁用
美洲型	心肌病變 又稱 Chagas'疾病	Nifurtimox	・本藥形成自由基毒害蟲體，哺乳類動物具有清除自由基酶（catalase 等），故傷害不大，副作用為過敏、黃疸、皮膚炎及神經病變
利氏曼原蟲	皮膚、黏膜、肝脾膿瘍，AIDS 病人易受感染	Stibogluconate	・5 價銻還原才有活性，抑制糖解作用，注射給藥，副作用為心律不整、毒性大
毒漿體原蟲	人類最常見的原蟲病，由未煮熟肉類感染	Pyrimethamine	・為葉酸還原酶抑制劑

15-7　抗蠕蟲藥物

　　蠕蟲為寄生蟲，常經由幼蟲及蟲卵汙染之食品、飲水、肉類或土壤進入宿主如人體或動物，寄生在胃腸道或內臟組織，造成宿主的傷害或生理異常。常見的寄生蟲有蛔蟲、蟯蟲、鞭蟲、條蟲、鉤蟲及吸血蟲等。

　　抗蠕蟲藥可驅除或麻痺寄生於體內的蠕蟲，防止嚴重併發症的產生。藥物選擇針對寄生蟲體的代謝標的物，避免傷害宿主。服藥前應確認寄生蟲的種類，作為選擇驅蟲劑的依據。腸內寄生蟲只需一、二次劑量即可，但內臟感染則需要長期服藥。

1. **體內寄生蟲種類：**
　(1) 線蟲類：蛔蟲、蟯蟲、血絲鞭蟲、十二指腸鉤蟲、美洲鉤蟲。
　(2) 吸蟲類：中華肝蛭、肺蛭、埃及血吸蟲、日本血吸蟲等。
　(3) 條蟲類。

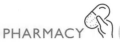

2. **體外寄生蟲種類**：為寄生在宿主人體或家畜之體表外的昆蟲。

(1) 疥瘡：由疥蟲寄生而引起的皮膚炎，會出現夜間搔癢，搔癢性水泡及因破裂形成的皮疹。

(2) 蝨病：頭蝨、體蝨、陰蝨。

其治療藥物以殺疥疥藥(Scabicides)及滅蟲藥為主(Pediculicides)。

3. **抗寄生蟲藥物的藥物有**：

(1) 抗線蟲類：Mebendazole、Pyrantel pamoate、Diethylcarbamazine、Thiabendazole、Bephenium hydronaphthoate、Ivermectin、Albendazole、Piperazine。

(2) 抗吸蟲類：Praziquantel、Bithinol、Antimony potassium tartrate。

(3) 抗條蟲類：Niclosamide。

一、治療線蟲感染之藥物

■ Mebendazole[me ben' da zole](Vermox®)

為 Benzimidazole 之衍生物，為廣效驅蟲藥，可有效治療多種線蟲感染。

1. **作用機轉**：干擾微小管而影響蟲體之細胞分裂及減少蟲體對葡萄糖的攝取。本藥不易溶於水，口服後很少被人體吸收，幾乎無毒性，偶有腹痛、腹瀉。具有胚胎毒性，孕婦禁用。

2. **臨床用途**：廣效驅蟲劑，可對抗多種線蟲，為治療蛔蟲、蟯蟲、鉤蟲、線蟲及圓蟲之首選。

3. **類似藥物**：

(1) Albendazol (Albenza®)：亦可用於治療胞蟲囊病。有骨髓抑制、抗線蟲類及誘發微粒體酶作用。

(2) Thiabendazole (Mintezol®)：廣效抗蠕蟲劑，治療鞭蟲之首選、但對條蟲無效。口服吸收良好分布全身，副作用有噁心、嘔吐、厭食、嗜眠、眩暈及精神異常。

■ Pyrantel Pamoate[pi ran'tel](Antiminth®)

1. **作用機轉**：與 Succinylcholine 類似，為去極化神經肌肉阻斷劑，作用於蟲體神經肌肉接合處，使其持續去極化而最終麻痺線蟲之肌肉，無吸附能力之蟲體再經腸道排出。本藥可與食物併食，口服吸收不佳，副作用相當輕微，有腸胃不適、嘔吐、腹瀉及頭痛症狀。

2. **臨床用途**：治療蛔蟲、蟯蟲、鉤蟲之感染，不需再加服瀉劑，不可與 Piperazine 併用會拮抗本藥。

■ Diethylcarbamazine[dye eth il kar bam'a zeen](Hetrazn®)

1. **作用機轉**：可對抗絲蟲之幼蟲，對成蟲無作用，使蟲體染色及運動改變。

2. **臨床用途**：為根治血絲蟲病之最佳藥物，可解除皮病早期症狀，如陰囊皮下淋巴性水腫。

3. **副作用**：有 Mazotti 反應—發燒、頭暈、嗜睡及低血壓等症狀。

■ Ivermectin[eye ver mek' tin]

　　為治療蟠尾絲蟲病（沙盲症）之首選藥，亦可用於治療疥瘡。本藥口服給藥，作用在蟲體之 GABA 受體，促進 Cl⁻ 流入，使蟲體產生去極化麻痺。有 Mazotti 反應。避免同時服用 Benzodiazepine 或 Barbiturates 等作用於 GABA 受體的藥物；孕婦禁用。

二、治療吸蟲感染之藥物

　　吸蟲感染之特徵依其感染組織之差異而不同，有肝吸蟲、肺吸蟲、腸吸蟲或血吸蟲。

■ Praziquantel[pray zi kwon'tel](Pistocide®)

1. **作用機轉**：增加蟲體細胞膜鈣離子的通透性，鈣離子流入細胞內，造成蟲體肌肉收縮僵直麻痺，失去吸附能力。

2. **臨床用途**：口服給藥治療所有形式之吸血蟲病及條蟲引起之囊尾幼蟲症，但眼球內感染無效。

3. **副作用**：常見有思睡、頭昏、倦怠、厭食、腸胃不適。

4. **類似藥物**：Bithionol(Bitin®)亦為干擾神經肌肉生理作用，為治療肝吸蟲及肺吸蟲之最佳治療劑，有胃腸不適、頭痛、皮疹之副作用。

■ Antimony Potassium tartrate

　　酒石酸銻鉀，又名吐酒石，銻可抑制血吸蟲之磷酸果糖激酶，阻斷醣類代謝。因口服刺激性太大，僅限以靜脈給藥治療日本血吸蟲及中華肝吸蟲感染。副作用有腸胃不適、胸腹、肌肉、關節疼痛，低血壓，有時會產生心律不整導致死亡，肝腎功能不佳禁用。

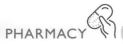

三、治療絛蟲感染之藥物

- Niclosamide[ni kloe'sa mide](Yomesan®)

1. **作用機轉**：抑制蟲體之粒線體，使 ADP 無法轉變成 ATP，蟲體失去能量提供。

2. **臨床用途**：口服治療各種絛蟲感染，為首選藥物，可殺死蟲體，但對蟲體節內之卵無效，因此需配合瀉藥排除蟲體。

3. **副作用**：很少，只有輕微腸胃不適、頭痛。

四、殺體外寄生蟲藥物

　　體外寄生蟲(ectoparasites)是指寄生於人體或家畜體表外的昆蟲，主要有疥蟲及蝨蟲。感染後造成疥瘡(scabies)及蝨病(pediculosis)，蝨病有頭蝨、體蝨及陰蝨。常引起皮膚炎，症狀有搔癢、水、膿，甚至造成全身性皮疹。其治療藥物主要以外用軟膏或洗劑塗抹或以溶液劑浸泡，治療藥物有：γ-Benzene Hexachloride (γ-BHC)、12~25% Benzyl Benzoate、0.03% Copper Oleate 及 Crotamiton 等。

課後複習

( ) 1. 可抑制細胞壁合成之抗生素,適用於治療對 Methicillin 有抗藥性之細菌?
(A)Nafcillin　(B)Vancomycin　(C)Dactinomycin　(D)Carbenicillin。

( ) 2. 下列有關四環素(Tetracyclines)的敘述何者錯誤?(A)為細菌蛋白質合成抑制劑　(B)不可與牛奶及制酸劑併服　(C)孕婦使用易造成新生兒棕色牙齒　(D)僅對格蘭氏陽性菌感染有效。

( ) 3. 有關胺基配醣體類抗生素的描述,下列何者錯誤?(A)為細胞壁合成抑制劑　(B)對格蘭氏陰性菌最有效　(C)Gentamicin 屬此類藥物　(D)具有耳毒性、腎毒性副作用。

( ) 4. 局部或外用治療念珠菌感染之常用藥物為:(A)Ketoconazole　(B)Amphotericin B　(C)Nystatin　(D)Flucytosine。

( ) 5. 下列何者可口服給藥,沉積與角質細胞中,緩效釋出抑制皮膚、毛髮、指甲等的黴菌感染?(A)Amphotericin B　(B)Nystatin　(C)Fluconazole　(D)Griseofulvin。

( ) 6. Ketoconazole 治療黴菌的作用機轉為:(A)干擾核酸的代謝　(B)抑制麥角固醇的生合成　(C)干擾蛋白質的合成　(D)抑制 DNA 的合成。

( ) 7. 下列何者長期使用易造成病患視力不良及紅綠色盲?(A)Ethambutol　(B)Rifampin　(C)Pyrazinamide　(D) Isoniazid。

( ) 8. 抗結核藥不包括:(A)Isoniazide　(B)Flucytosine　(C)Streptomycin　(D)Ethambutol。

( ) 9. 可用於全身性治療單純疱疹(herpes simplex)或帶狀疱疹(herpes zoster)的藥物是:(A)Amantadine　(B)Idoxuridine　(C)Acyclovir　(D)Ganciclovir。

( )10. 對腸內、腸外阿米巴感染均有很好療效的藥物為:(A)Chloroquine　(B)Carbarsone　(C)Primaquine　(D)Metronidazole。

解答
BDACD　BABCD

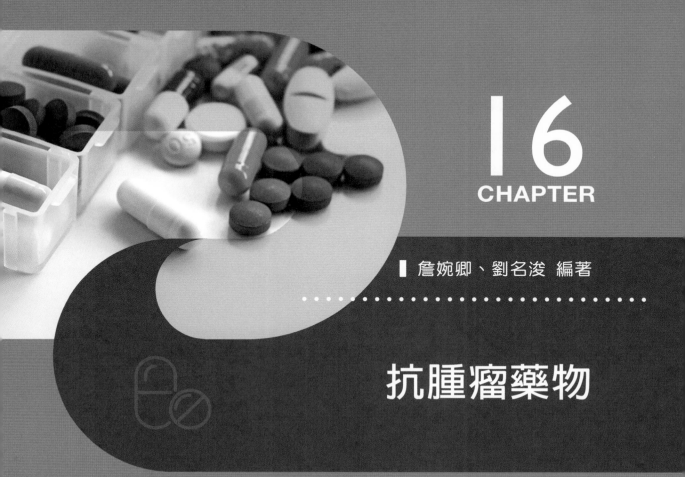

16
CHAPTER

■ 詹婉卿、劉名浚 編著

抗腫瘤藥物

PHARMACY

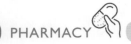
近年來惡性腫瘤一直名列我國十大死因首位，目前大部分惡性腫瘤發生的原因尚不清楚，但若能早期發現、正確診斷、早期治療能有效延長病人生命且減輕疾病所造成的痛苦。惡性腫瘤又稱癌症，其治療方法有外科手術、抗癌藥物化學療法、放射線治療、免疫治療以及近年來嘗試的基因療法；除了使用單一方法之外，亦可同時併用二種以上的治療方式。目前癌症化學治療主要採用合併療法，其目的是為了加強抗癌作用、減少毒性與降低抗藥性產生的機會。

16-1　癌症化學療法概論

Medicines Box

腫瘤的定義

細胞因各種原因造成不正常的快速增生，增生形成有邊界或無邊界的組織腫塊稱為「腫瘤」。若此增生的腫瘤不影響正常之細胞生理功能、不侵害其他細胞就稱之為「良性腫瘤」；而「惡性腫瘤」之細胞分裂增殖不受正常調控（多處於持續分裂狀態），生長毫無限制，又有侵犯正常組織與轉移遠處的特性，又稱為「癌症」。

一、細胞分裂週期

細胞分裂週期分成五期，其步驟如下（圖 16-1）：

1. **複製前生長期(G_1)**：細胞快速生長，RNA 及酵素快速增生。

2. **複製期(S)**：DNA 組成染色體及複製。

3. **分裂前期(G_2)**：細胞含足量物質以備分裂。

4. **有絲分裂期(M)**：染色體分離，分別進入子細胞。

5. **休止期(G_0)**：變成無分裂功能，可再進入 G_1 分裂週期。

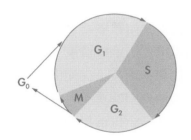

G_1：生長期，複製前期　40%
S：複製期，DNA合成　39%
G_2：分裂前期　2%
M：有絲分裂期　19%
G_0：休止期

非專一性(CCNS)	M期專一性(CCS)	S期專一性(CCS)
抑制任何生長速率之腫瘤	抑制快速增值之惡性腫瘤	● 抗代謝藥物
● 烴基化合物	● 植物生物鹼	6-MP
● 抗生素類	Vincristine	5-FU
● 固醇類激素類	Paclitaxel	MTX
● Nitrosoureas		● Hydroxyurea
		● Etoposide

細胞週期非專一性 (cell cycle-nonspecific; CCNS)
細胞週期專一性 (cell cycle-specific; CCS)

圖 16-1　細胞週期及抗癌藥物之分類

在個體生長成熟後，大部分正常組織處於暫時或永久不分裂狀態（G_0 期）；僅少數組織進入分裂週期，例如：骨髓及淋巴組織、胃腸道、毛囊細胞、黏膜組織及生殖細胞等為高速增殖之組織。而大部分癌細胞持續處於增殖的狀態，甚至會隨著血液分布至他處而造成癌細胞轉移，因為其持續分裂增殖，故常有基因變異的情形（癌細胞為不正常分化的細胞）。

二、癌症的治療方法

目前的治療方法有五種：外科手術、放射線照射、藥物化學療法、免疫療法及基因療法。初期可藉由外科手術或放射線照射，來減少癌細胞數目後再使用藥物化學療法、免疫療法或合併治療。免疫療法是使用干擾素或單株抗體。基因療法是利用腺病毒將腫瘤抑制基因 *p53* 轉殖體內，目前仍在臨床試驗中。

三、抗癌藥物之作用機轉

因為癌細胞分裂增殖，故抗癌藥物一般設計成具有「選擇性毒殺分裂增殖細胞」的能力，以達到干擾或抑制癌細胞的生長（使細胞週期停止，進入細胞凋亡），故快速分裂的細胞對抗癌藥物較敏感，例如胃腸道、毛囊細胞及黏膜組織等容易因其快速分裂的特性而遭到抗癌藥物的誤殺，進而產生一些不良的藥物副作用；但緩慢生長的癌症如大腸癌、肺癌等，或當癌細胞長到一定程度時可能處

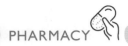

於 G$_0$ 期，則抗癌藥物難以毒殺此類癌細胞；又如轉移進入中樞神經系統等組織處的癌細胞，因為抗癌藥物難以通過血腦障壁達到治療濃度，往往對此類癌轉移治療的效果也不佳；更有癌細胞在長期抗癌藥物治療下突變出抗藥性，亦逃避了藥物的毒殺作用。由於以上原因造成癌症的治療困難重重，目前仍有大批學者投注於開發選擇性更佳的抗癌藥物，並且研發多種合併治療的療程，以期能達到更佳的治療效果。

抗癌藥物之作用機轉主要為干擾核酸之生合成及正常功能，包括干擾嘌呤(purine)、嘧啶(pyrimidine)、DNA 和 RNA，進而抑制腫瘤細胞生長與複製。

四、癌症的化學療法原則

1. **合併用藥**：合併使用不同機轉之抗癌藥，可減少毒性、加強抗癌作用及降低產生抗藥性的機會。如併用藥物 M.O.P.P.治療 Hodgkin's 淋巴瘤。臨床上常見之合併療法見表 16-1。

2. **間歇性使用高劑量藥物的治療法**：即施行數次的療程，因血球恢復遠比癌細胞迅速，各療程間的一段停藥時間，可讓血球及分化快速之正常細胞恢復正常，並讓病患恢復體力。但在停藥期間仍需定期血液監測。

3. **抗癌藥物之共同毒性**：化療藥物多設計為毒殺不斷分化的細胞，故體內不斷分化之組織如：骨髓、淋巴組織、腸道、生殖細胞及毛囊細胞等易被誤殺死亡。故化療常見之副作用有骨髓抑制、嘔吐、口腔炎、禿頭、腹瀉及精蟲減少導致之不孕症。

4. **注意事項**：化學治療期間要做血液檢查。嚴重嘔吐症狀可服用止吐劑如 Ondansetron（抑制 5HT$_3$）及 Metoclopramide（抑制 D$_2$）等。因為病患免疫力降低，故易受細菌感染而引起併發症，或產生傷口不易癒合現象。治療癌症化學療法導致之中性白血球缺乏症，可用 filgrastim（人類基因重組白血球生成素，G-CSF）皮下注射或靜脈注射給藥，促進白血球生成。孕婦不可使用抗癌藥物，因導致畸胎之機率非常大；同時醫護人員於處理藥物過程中亦應注意保護自身，以免對自己甚至下一代造成傷害。

5. 大多數化療藥物均具有相當強的細胞毒性，若直接經由周邊靜脈注射，由於不易獲得足夠之血流以進一步稀釋其濃度，極易造成血管炎甚至組織潰爛壞死的現象，因此目前多採用暫時性或半永久留置型中心靜（動）脈導管〔如：Hickman 導管、皮下留置型中央靜脈導管(Port-A)〕將藥物引注入大血管以避免此類傷害。

表 16-1　臨床上常見之合併療法

癌症名稱	合併療法	特點
何杰金氏病 (Hodgkin's disease)（淋巴瘤）	Mechlorethamide Vincrisine (Oncovin) Prednisolone Procarbazine	1. MOPP 2. 用於無法以放射線治療之癌症 3. 可應用於治療其他癌症
非何杰金氏病	Prednisolone Vinca alkaloids CHOP Doxorubicin Cyclophosphamide	
急性淋巴球性白血病 (ALL)	Prednisolone Vincristine (Oncovin) Methotrexate (MTX) 6-Mercaptopurine (6-MP)	1. POMP 2. MTX 可脊髓注射給藥避免 CNS 復發 3. MTX 可單獨用於頭頸癌、乳癌及絨毛膜癌
骨髓白血病	Doxorubicin Cytarabine	加入 6-MP 及 Prednisolone 即 DCMP，亦可治療 ALL
威耳姆士氏瘤 (Wilms's tumor)（胚性癌肉瘤）	Dactinomycin Vincristine (Oncovin)	為孩童快速生長之腫瘤，可併用放射線及手術療法
乳癌	Tamoxifen Cyclophosphamide Methotrexate (MTX) 5-Fluorouracil (5-FU)	1. CMF 2. Tamoxifen 單獨或合併其他三種 3. 配合手術、放射線治療之輔助性療法
卵巢癌、睪丸癌	Cisplantin Etoposide Vinblastine	1. 以 Cisplatin 為主，合併其他抗癌藥 2. 本合併並可應用於頭頸癌
直腸癌、結腸癌	5-Fluorouracil (5-FU) α-Interferon Leucovorin (LV)	治療已轉移之直腸癌
胃泌素癌、胰臟癌	Streptozocin 5-Fluororacil (5-FU) Doxorubicin	以 Streptozocin 為主，其餘為輔

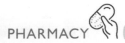

16-2　抗腫瘤藥物

　　依藥物對細胞週期之選擇性作用，可分為細胞週期專一性抗癌藥及非細胞週期專一性藥物兩大類（圖 16-2）。若依藥物結構及特性，可分為烴基化合物(alkylating agents)、抗生素類抗癌藥(antibiotics)、激素類抗癌藥(steroid hormones)、植物生物鹼(alkaloids)、抗代謝藥物(antimetabolites)及其他類抗癌藥物（表 16-2）。

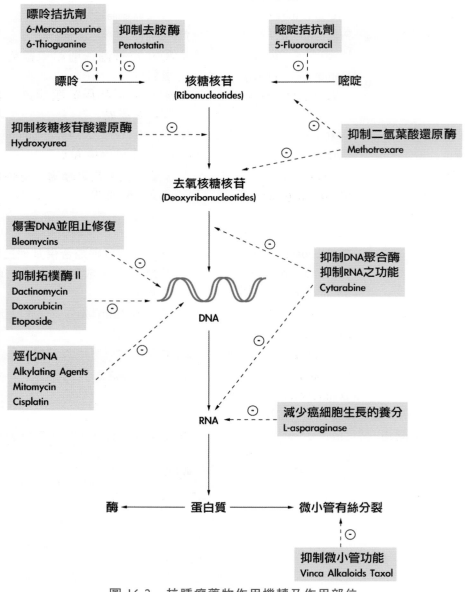

圖 16-2　抗腫瘤藥物作用機轉及作用部位

藥物分類	藥　物	
烴基化劑(alkylating agents)　非細胞週期專一性藥物，與鳥糞嘌呤產生烴基化作用而鍵結，在 DNA 雙鏈間造成交叉連結阻礙癌細胞之複製、增殖。治療指數很低、毒性大，對快速增殖之癌細胞有毒殺作用	Nitrogen mustards	Mechlorethamine (Mustargen®)
		Chlorambucil (Leukeran®)
		Cyclophosphamide (Cytoxan®)
		Melphalan (Alkeran®)
		Uracil Mustard
		Ifosfamide
	Nitrosoureas	Carmustine (BCNU)
		Lomustine (CCNU)
		Semustine
		Streptozotocin
	Alkyl Sulfonates	Busulfan (Myleran®)
	Triazenes	Decarbazine (DTIC-Dome)
	其他類	Procarbazine (Matulane®)
		Thiotepa (Thio-TEPA®)
		Cisplatin (Platinol®)
		Carboplatin
抗生素類抗癌藥(antibiotics)　非細胞週期專一性藥物，與 DNA 產生鍵結而破壞 DNA 構造或抑制 RNA 合成，抑制癌細胞之複製、增殖，對快速增殖之癌細胞有作用。本類藥品雖可以口服吸收，但大多數靜脈注射給藥	Dactinomycin (Actinomycin D；Cosmegen®)	
	Daunorubicin (Daunomycin；Cerubidin®)	
	Doxorubicin (Adriamycin®)	
	Liposomal doxorubicin	
	Bleomycin (Blenoxane®)：抗生素中唯一作用在 G_2 期	
	Pilcamycin (Mithramycin；Mithracin®)	
	Mitomycin (Mutamycin®)	
	Mitoxantrone (DHAQ; Novantrone®)	
激素類抗癌藥(steroid hormones)　非細胞週期專一性藥物，針對激素依賴性腫瘤，不會殺死正常細胞，是細胞毒性最小的化療用藥。藥物結合至專一性受體，拮抗或抑制腫瘤細胞所需的激素，進而干擾癌細胞 RNA 及蛋白質合成，減緩癌細胞之生長速度	Esterogens（雌性素類）：治乳癌及前列腺癌	Ethinyl estradiol (Estinyl®)
		Diethylstilbestrol (DES；Stilphostrol®)
		Estramestine (Estradiol+Nitrogen mustard
		Stilbesterol
	Anti-estrogen（雌性素拮抗劑）：治乳癌	Tamoxifen (Nolvadex®)
	Aromatase-inhibitor（雄性素—雌性素轉化抑制劑）：治乳癌	Letrozole (Femara®)
	Androgens（雄性素類）：治乳癌	Formestane (Lentaron®)
		Fluoxymesterone (Android-F®)
		Testosterone Propionate (Testex®)
		Testosterone (Teslac®)
		Oxymethalone

表 16-2　抗癌藥物分類

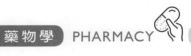

表 16-2 抗癌藥物分類（續）

藥物分類	藥 物	
激素類抗癌藥(steroid hormones) （續）	Anti-androgen （雄性素拮抗劑）：治前列 腺癌及女性多毛症	Flutamide (Fugeral®) Finasteride (Proscar®)
	Progestins （黃體素類）： 治乳癌、子宮內膜癌及腎 臟癌	Medroxyprogesterone (Provera®) Hydroxyprogesterone (Delalutin®) Megestrol acetate (Megace®)
	GnRH 類似物：治療前列腺 癌	Leuprolide Goserelin
	糖皮質素類： 治療急性淋巴瘤、Hodgkin's 淋巴瘤、腎上腺癌及乳癌	Prednisone Prednisolone
	糖皮質素拮抗劑： 治腎上腺皮質癌	Mitotane
	胰島素拮抗劑： 治胰島瘤、胰臟癌	Streptozotocin
植物生物鹼(alkaloids) 　　M 期專一性藥物，與微小管 結合，影響紡錘絲形成，進而抑 制癌細胞之有絲分裂及增殖	Vincristine (Oncovin®) Vinblastine (Velban®) Vinorelbine (Navelbine®) Etoposide (VP-16；Vepiside®) Toniposide (VM-16) Colchicine (Colchicine®) Paclitaxel (Taxol®) Docetaxel Camptothecin Topotecan (Hycamtin®) Irinotecan (Camptosar®)	

表 16-2　抗癌藥物分類（續）		
藥物分類	藥　物	
抗代謝藥物(antimetabolites) 　　S 期專一性藥物，結構與正常細胞成分相似，在 DNA 或 RNA 之合成過程中，競爭取代原有之細胞成分，以阻斷 DNA 之合成，抑制癌細胞之分化及增殖	葉酸拮抗劑	Methotrexate (MTX；Mexate®)
	嘌呤拮抗劑	Mercaptopurine (6-MP；Leukerin®)
		Thioguanine (6-TG)
		Azathioprine (Imuran®)
	嘧啶拮抗劑	5-Fluorouracil (5-FU；Fluoroplex®)
		Floxuridine (FudR)
		Tegafer (Fuorafur®)
		Capecitabine (Xeloda®)
		Cytarabine (Ara-C；Cylocide®)
		Fludarabine
其他類	L-Asparaginase (Elspar®)	
	Colaspase	
	Hydroxyurea (Hydrea®)	
新趨勢（標靶治療）	Trastuzmab	
	Rituximab	
	Bevacizumab	
	Cetuximab	
	Gefitinib (ZD1839)	
	Erlotinib	
	Imatinib	
	Sunitinib	
	Sorafenib	
	Provenge 療法	

一、烴基化劑(Alkylating agents)及常見副作用

　　烴基化劑是化學藥劑氮芥子氣(mustard gas)發展而來，在體內生成碳氮陽離子，易與 DNA 雙鏈之鳥糞嘌呤(guanine, G)，發生強力共價結合，即產生烴基化作用(alkylation)，形成交叉連結，使 DNA 雙鏈無法解開而阻斷癌細胞複製、增殖。所有烴基化劑皆能改變 DNA，故為突變及致癌因子，可造成次發性惡性腫瘤。其毒性為嘔吐、骨髓抑制、免疫功能降低、抑制精子形成、月經失調、禿頭。

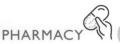
■ Mechlorethamine[me klor eth' a meen](Mustargen®)

1. **作用機轉**：治療何杰金氏病(Hodgkin's disease)及淋巴瘤；或治療某些固態腫瘤。靜脈注射給藥時避免滲漏導致組織傷害。本藥品極不安定，溶液製劑給藥前才配製，調配及注射時需穿戴手套。

2. **副作用**：嚴重噁心、嘔吐、靜脈血栓炎、骨髓抑制及免疫功能降低。

■ Chlorambucil[clor am' byoo sil](Leukeran®)

1. **作用機轉**：此藥為毒性最小之烴基化劑。治療慢性淋巴球性白血病(leukemia)、何杰金氏病(Hodgkin's disease)、多發性骨髓瘤(multiple myeloma)及巨球蛋白血症(macroglobulinemia)。

2. **副作用**：輕微噁心、嘔吐及中輕度可逆性的骨髓抑制；可能造成高尿酸血症引起腎毒性。

■ Cyclophosphamide[sye kloe foss' fa mide](Cytoxan®)

1. **作用機轉**：需經肝臟細胞色素 P-450 系統代謝成活性形式作用，為 Prodrug。治療淋巴瘤、慢性淋巴球性白血病、固態腫瘤。亦可作為免疫抑制劑，治療頑固型類風濕關節炎及牛皮癬。

2. **副作用**：出血性膀胱炎，因代謝產物丙烯醛在尿中所引起，可加入 MESENA(sodium-2-mercaptoethane sulfonate)使致毒物去活性，應鼓勵病人多喝水，增加腎臟排出率。其他如噁心、嘔吐、骨髓抑制、禿頭及短暫視覺模糊。

■ Melphalan[mel' fa lan](Alkeran®)

1. **作用機轉**：半衰期長，口服給藥；治療乳癌、多發性骨髓瘤、固態腫瘤如卵巢癌、睪丸癌。

2. **副作用**：噁心、嘔吐、骨髓抑制、不孕（無精子或無月經）、肺部纖維化。

■ Carmustine[kar mus' teen](BCNU)、Lomustine[loe mus' teen](CCNU)

1. **作用機轉**：脂溶性高，可通過腦血管障壁，可用於治療腦部腫瘤。BCNU 治療腦瘤、何杰金氏病、多發性骨髓瘤；CCNU 口服給藥吸收良好，可治療淋巴瘤及黑色素瘤(melanoma)。兩者是烴基化劑中對骨髓抑制作用最長的，故臨床使用限制較多。

2. **副作用**：延遲性骨髓抑制、噁心、嘔吐、腎衰竭、肺纖維化；BCNU 之刺激性極強，注射部位疼痛，應稀釋或緩慢注入，皮膚接觸部位造成著色過度。

■ Busulfan[byoo sul' fan](Myleran®)

1. **作用機轉**：有選擇性抑制骨髓能力，改善慢性骨髓性白血病(chronic myelocytic leukemia)使病程維持在緩解期（異常白血球數量下降，不致嚴重影響免疫系統功能、亦不發病），延長病人的生命，改善生命品質。

2. **副作用**：抑制腎上腺皮質素分泌、白血球減少、出血、肺部纖維化。

■ Procarbazine[proe kar' ba zeen](Matulane®)

1. **作用機轉**：需經肝臟代謝活化，才有類似烴基化劑作用。用於治療何杰金氏病、腦瘤。

2. **副作用**：嗜睡、幻覺，有類似 Disulfiram 之反應；另外有噁心、嘔吐、骨髓抑制，會抑制 MAO，不可併用 MAO 抑制劑或含 Tyramine 食物。

■ Thiotepa[thye oh tep' a](Thio-TEPA®)

1. **作用機轉**：治療乳癌、膀胱乳頭狀瘤、卵巢癌等腺癌，可做椎管內或腦室內注射化學治療。

2. **副作用**：噁心、嘔吐及骨髓抑制；注射部位皮膚炎。

■ Cisplatin[sis' pla tin](Platinol®)

1. **作用機轉**：結構含鉑(Pt)之烴基化劑，具放射線敏感性，可與放射治療產生協同作用；用於治療轉移性睪丸癌及生殖泌尿道腫瘤，例如頑固性卵巢癌以及頭頸部癌症、食道癌之協同化學－放射治療，是肺癌的第一線用藥。

2. **副作用**：腎毒性、耳毒性、嚴重嘔吐。

3. **類似藥物**：Carboplatin 可治療卵巢癌，較無腎毒性及神經毒性，但骨髓抑制作用大。

二、抗生素類

抗生素類(antibiotics)藥物之抗癌作用主要是與癌細胞的 DNA 結合而破壞DNA 構造，或抑制 RNA 之合成，抑制癌細胞生長。

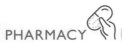

- Dactinomycin[dak ti noe mye' sin](Actinomycin D; Cosmegen®)

1. **作用機轉**：常與 Vincristine 併用治療 Wilm's 氏瘤；或與 MTX 併用治療妊娠絨毛膜癌及睪丸癌；此藥亦為免疫抑制劑。靜脈注射給藥，部分在肝臟代謝，多數以原型由膽汁排出，少數由尿液排出。

2. **副作用**：毒性大，強烈的骨髓抑制及紅斑；噁心、嘔吐、腹瀉、禿頭亦常見；有放射線毒性，即引起放射線治療部位的發炎現象。

- Doxorubicin[dox oh roo' bi sin](Adriamycin®)、
  Daunorubicin[daw noe roo' bi sin](Daunomycin®)

1. **作用機轉**：為環類(anthracycline)抗生素，嵌入 DNA 中，抑制 DNA 及 RNA 之合成；亦可產生氧化自由基及過氧化氫(H_2O_2)，將 DNA 雙螺旋股剪成單股形式；又可干擾拓撲酶(topoisomerase II)所催化之斷裂修復反應，使癌細胞無法繁殖生長。毒性大且廣效，以靜脈注射給藥治療肉瘤(sarcoma)、淋巴瘤、急性白血病、神經母細胞瘤及乳癌、肺癌等固體癌症。

2. **副作用**：永久性心臟毒性，故使用時需記錄其一生中已使用過之累積劑量；大劑量使用有致命危險。尿液呈現紅色；骨髓抑制、噁心、嘔吐、腹瀉、禿頭亦常見，外滲會造成組織壞死。

- Bleomycin[blee oh mye' sin](Blenoxane®)

1. **作用機轉**：治療頭頸部鱗狀細胞癌(squamous cell carcinomas)、淋巴瘤；常與 Vinblastine 或 Etoposide 併用治療睪丸癌。皮下、肌肉或靜脈注射等多種給藥途徑。

2. **副作用**：嚴重肺組織纖維變性，黏膜變性、禿頭亦常見。

- Plicamycin[plik a mye' cin](Mithramycin; Mithracin®)

1. **作用機轉**：插入 DNA 阻斷 RNA 合成，使癌細胞無法生長及分裂繁殖。對蝕骨細胞有專一性之抑制作用，可降低血鈣。治療骨癌、骨轉移型病變的高血鈣症、睪丸癌。

2. **副作用**：影響血小板功能造成出血傾向如胃出血、流鼻血，應小心與 Aspirin 併用。低血鈣、低血鉀、肝腎毒性、骨髓抑制、噁心、嘔吐、腹瀉、禿頭。

- Mitomycin[mye toe mye'sin](Mitomycin-C, MMC; Mutamycin®)

1. **作用機轉**：靜脈注射給藥，經肝臟代謝活化才有阻斷癌細胞分裂繁殖的作用，用於治療胃腸道腫瘤、膀胱癌。

2. **副作用**：影響血小板功能造成出血傾向，有嚴重骨髓抑制作用。

- Mitoxantrone[mye' toe zan' trone](DHAQ; Novantrone®)

1. **作用機轉**：治療白血病及某些固體癌（胃、胰、肺癌）。

2. **副作用**：毒性低且無心臟毒性，但仍會有骨髓抑制、噁心、嘔吐、禿頭等副作用。

三、激素類抗癌藥物

激素類藥物的抗癌作用是針對激素依賴型腫瘤(hormone dependent tumors)，藥物經由專一性受體產生拮抗或抑制腫瘤細胞所需要的激素，進而干擾癌細胞RNA 及蛋白質合成，減緩癌細胞生長速度。

- Estrogens[ess' troe jen]

雌性素、動情素抗腫瘤製劑包括：Ethinyl estradiol(Estinyl®)、Diethylstil-bestrol(DES；Stilphostrol®)、Estramestine（為 Estradiol 與 Nitrogen mustard 合併製劑）。

1. **作用機轉**：雌性素可藉由負回饋抑制黃體刺激素(L.H.)，減少睪丸合成雄性素，達到拮抗雄性素的作用，可治療前列腺癌；或與專一性受體結合，阻斷癌細胞 RNA 及蛋白質合成，減緩癌細胞生長速度，治療停經後乳癌。

2. **副作用**：血管栓塞、心肌梗塞、高血鈣、水腫、男性女乳、陽萎。

- Tamoxifen[ta mox' i fen](Nolvadex®)（選擇性雌性素接受體調節劑）

1. **作用機轉**：為 selective estrogen receptor modulator (SERMs)，與雌性素競爭接受體，阻斷雌性素與受體結合，為雌性素依賴性乳癌（estrogen-dependent breast cancer 或 estrogen receptor-positive breast cancer）之第一線用藥，比雄性素安全。其降低 LDL、膽固醇含量及增加骨質礦質化，可做為心臟疾病及骨質疏鬆症的預防用藥。

2. **副作用**：噁心、嘔吐、臉潮紅、陰道出血或月經不調、高血鈣，可能導致子宮內膜癌症。

- Letrozole[let' roe zole](Femara®)（雄性素─雌性素轉化抑制劑）

1. **作用機轉**：可抑制雄性素轉化為雌性素，降低細胞中雌性素的濃度，抑制雌性素依賴性癌細胞的生長。用以治療雌性素依賴性乳癌，比雄性素安全。其降低 LDL、膽固醇含量及增加骨質礦質化，可做為心臟疾病及骨質疏鬆症的預防用藥。

2. **副作用**：噁心、嘔吐、臉潮紅、肌肉酸痛、陰道出血或月經不調。

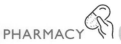

■ Androgen（雄性素）

抗腫瘤製劑包括 Formestane (Lentaron®)、Fluoxymesteone (Android-F®)、Testosterone Propionate (Testex®)、Testolactone (Teslac®)。

1. **作用機轉**：拮抗雌性素作用，干擾雌性素有關組織機能，而抑制雌性素依賴性腫瘤，多以肌肉注射給藥，治療停經後乳癌及男性乳癌。

2. **副作用**：女子男性化、性慾增強、水腫、噁心、高血鈣及注射部位疼痛。

■ Flutamide[floo' ta mide](Fugeral®)、Finasteride[fi nas' teer ide](Proscar®)（5α-reductase 抑制劑）

1. **作用機轉**：抑制 5α-reductase（5α還原酶），減少 DHT（二氫睪固酮）含量，減少雄性素作用。Flutamide 可治療女性多毛症及男性前列腺癌。Finasteride 小劑量商品名為柔沛(Propecia®)，用於治療雄性禿；Proscar®為 Finasteride 高劑量製劑，可治療良性前列腺肥大(BPH)及前列腺癌。

2. **副作用**：男性女乳化、性慾降低及腸胃不適。

■ Progestins[pro jes' tin]

黃體素製劑包括 Medroxyprogesterone (Provera®)、Hydroxyprogesterone (Delalutin®)、Megestrol acetate (Megace®)，口服或肌肉注射，用於治療子宮內膜癌及腎臟癌。

■ Leuprolide[loo proe' lide]、Goserelin[goe' se rel in]（GnRH 類似物）

1. **作用機轉**：其結構類似 GnRH，競爭性抑制 GnRH 受體的作用，減少 FSH、LH 的釋放，進而抑制雄性素與雌性素的合成。Leuprolide 以皮下或肌肉注射、Goserelin 以植入肌肉內（持續釋放型式）治療轉移性前列腺癌。

2. **副作用**：高血鈣、暫時性腫瘤增生、性無能、潮紅。

■ Prednisone[pred' ni sone]、Prednisolone[pred niss' oh lone]（醣皮質素類）

1. **作用機轉**：Prednisone 在體內會轉變成 Prednisolone，可與專一性受體結合，減緩癌細胞生長速度。口服吸收良好，可治療急性淋巴瘤、Hodgkin's 淋巴瘤、腎上腺癌及乳癌。

2. **副作用**：降低 T 淋巴球數目及淋巴球運動性。

四、植物生物鹼(alkaloids)

多種植物之萃取物會與微小管結合、影響紡錘絲形成，而抑制癌細胞的有絲分裂期（M 期），破壞 DNA、抑制 DNA 之合成與修補，達到抑制癌細胞增殖的作用。

■ Vinca alkaloids（長春花生物鹼）

1. Vincristine[vin kris' teen](Oncovin®)：
   (1) 作用機轉：藥物與微小管結合，使微小管不聚合、阻礙紡錘絲形成而終止細胞有絲分裂，專一性抑制癌細胞週期之 M 期。治療何杰金氏病(Hodgkin's disease)、淋巴肉瘤、Wilm's 腫瘤，或治療固體癌如肺癌及乳癌。不穿透血腦障壁，半衰期很短。
   (2) 副作用：靜脈注射給藥滲漏可導致組織傷害；造成神經毒性包括肌腱反射消失、感覺異常；胃腸不適、噁心、嘔吐、腹瀉、禿頭；易引起高尿酸血症；骨髓抑制作用較弱。

2. Vinblastine[vin blas' teen](Velban®)：
   (1) 作用機轉：作用機轉與 Vincristine 相同，可用於治療 AIDS 病患的卡波西氏肉瘤(kaposis's sarcoma)；常與 Vinblastine 或 Etoposide 併用治療轉移性睪丸癌；亦可用於淋巴癌、絨毛膜癌及乳癌。
   (2) 副作用：注射滲漏、神經毒性、胃腸不適、噁心、嘔吐；骨髓抑制作用較強。
   (3) 抗藥性：細胞的 P-glycoprotein 將其送出細胞外，導致藥物失效。

3. Vinorelbine[vi nor' el been](Navelbine®)：其為半合成之 Vinblastine 衍生物，作用與 Vincristine 相同，用於治療非小細胞型肺癌及乳癌，副作用較低為其優點。

■ Etoposide[e toe poe' side](VP-16; Vepiside®)（八角蓮生物鹼）

1. **作用機轉**：抑制 DNA 修補酶 topoisomerase II，妨礙 DNA 之複製與修補，使癌細胞停頓在 G_2 期而無法進入 M 期，抑制 late $S\text{-}G_2$ phase。口服或靜脈注射給藥治療頑固性睪丸癌、淋巴肉瘤、肺腫瘤，亦可輔助治療腦腫瘤。

2. **副作用**：骨髓抑制、胃腸不適、腹瀉、頭痛、發燒及禿髮。

■ Teniposide[ten i poe' side](VM-16)

為 Etoposide 之半合成品，妨礙 DNA 之複製與修補，抑制癌細胞有絲分裂。可治療急性白血病。注射太快會引起低血壓。

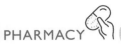

- Colchicine[[kol' chi seen](Colchicine®)

　　秋水仙生物鹼，與微小管結合阻礙紡錘絲形成，抑制細胞有絲分裂週期之 M 期；用於治療急性痛風之首選用藥，亦可治療白血病、腺癌及關節肉瘤。

- Paclitaxel [pak' li tax el] (Taxol®)（太平洋紫杉醇）、
  Docetaxel [doe se tax' el] (Taxotere®)（歐洲紫杉醇）

1. **作用機轉**：由紫杉的樹皮中抽提之 Taxane 類化合物，使微小管過度聚合而無功能，阻斷紡錘絲形成，抑制有絲分裂細胞週期之 M 期，靜脈注射給藥治療轉移性乳癌、卵巢癌及前列腺癌。

2. **副作用**：周邊神經病變、骨髓抑制、腸胃不適及過敏反應。

- Camptothecin（喜樹鹼）

Topotecan[toe poe tee' kan](Hycamtin®)、Irinotecan(Camptosar®)

1. **作用機轉**：為中國旱蓮抽出之喜樹鹼衍生物，抑制拓撲酶 topoisomerase I，妨礙 DNA 之複製與修補而達到制癌之效果。Topotecan 治療轉移性卵巢癌及小細胞肺癌；Irinotecan 可治療大腸直腸癌。

2. **副作用**：骨髓抑制、胃腸不適、腹瀉、頭痛及禿髮。

五、抗代謝藥物

　　抗代謝藥物(antimetabolites)之結構與正常細胞成分相似，在 DNA 或 RNA 之合成過程中，競爭取代原有之細胞成分，以阻斷 DNA 之合成，本類藥物主要作用在細胞週期之 S 期，對分化迅速的癌細胞具有較大選擇性；依其作用機轉分為三大類：葉酸拮抗劑(folic acid antagonist)、嘌呤拮抗劑(purine antagonist)及嘧啶拮抗劑(pyrimidine antagonist)。

(一) 葉酸拮抗劑

　　葉酸拮抗劑(folic acid antagonist)抗癌藥物之結構與葉酸相似，可抑制二氫葉酸還原酶(dihydrofolate reductase)，使二氫葉酸(dihydrofolic acid, FH_2)無法還原成具活性之四氫葉酸(tetrahydrofolic acid, FH_4)，因此減少嘧啶及嘌呤類的生合成，阻斷 DNA 及 RNA 的合成（圖 16-1）。

- Methotrexate[meth oh trex' ate](MTX; Mexate®)

1. **作用機轉**：MTX 可藉主動運輸進入細胞，與二氫葉酸還原酶結合並產生抑制的效果，使癌細胞無法利用葉酸合成 DNA。極低劑量可做為免疫抑制劑，治療嚴重的牛皮癬或其他自體免疫疾病；低劑量治療急性淋巴球性白血病(acute lymphocytic leukemia, ALL)、絨毛膜癌(choriocarcinoma)、乳癌及頭頸部腫瘤；高劑量治療骨源性肉瘤(osteogenic sarcoma)。其阻斷胚胎早期發育，曾與 Misoprostol 及 Mifepristone (RU-486)合用於墮胎。

2. **副作用**：口腔潰爛、噁心、嘔吐、腹瀉、禿頭、骨髓抑制；高劑量使用時有腎毒性，長期服用有肝毒性。椎管內注射治療中樞性腫瘤時，易產生頭痛、脖子僵硬、亞急性腦膜炎等神經毒性。使用 MTX 時，應同時靜脈注射 Leucovorin（還原態之葉酸），以預防或緩解高劑量葉酸拮抗劑產生之副作用（葉酸缺乏導致之貧血、口腔潰瘍、噁心、嘔吐及肝臟問題）。

(二) 嘌呤拮抗劑

嘌呤拮抗劑(purine antagonist)之化學結構為嘌呤類似物，在體內轉變成活化型式核酸，抑制核酸（DNA 或 RNA）合成過程所需要的酶 HGRPT (hypoxanthine-guanine phosphoribosyl transfeurase)，影響其磷酸化加成反應，阻斷核酸（DNA 或 RNA）合成，抑制癌細胞的生長與增殖。

■ Mercaptopurine[mer kap toe pyoor' een](6-MP; Leukerin®)

1. **作用機轉**：結構類似腺嘌呤(adenine)，在體內轉變成活化型式之核酸 Thio-IMP，抑制 DNA、RNA 合成所需要的酶 HGRPT，達到抑制癌細胞的作用；或經由抑制嘌呤合成及嵌入癌細胞 DNA 或 RNA 的方式，抑制癌細胞的增殖。口服吸收治療急性淋巴球性白血病(ALL)。

2. **副作用**：噁心、嘔吐、腹瀉、骨髓抑制；長期服用有肝毒性。癌症病人接受化療時，可服用 Allopurinol 以減少高尿酸血症的發生，但因 6-MP 在肝臟經黃嘌呤氧化酶(xanthine oxidase)催化代謝，而 Allopurinol 卻會抑制黃嘌呤氧化酶，故併用 Allopurinol 與 6-MP 時，6-MP 需減量以避免嚴重毒性。

■ Thioguanine[thye oh gwah' neen](6-TG)

結構似鳥糞嘌呤(guanine)，作用機轉、用途及副作用與 6-MP 相似；常與 Daunomycin、Cytarabine 併用治療急性淋巴球性白血病。但與 Allopurinol 併用時 6-TG 不需減量。

■ Azathioprine[ay za thye' oh preen](Imuran®)

結構類似 6-MP，但藥效較 6-MP 差，主要作為免疫抑制劑。

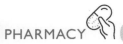

(三) 嘧啶拮抗劑

1. 5-Fluorouracil[flure oh yoor' a sill](5-FU；Fluoroplex®)：
   (1) 作用機轉：結構類似尿嘧啶(uracil)，在體內轉變成活化型式之核酸 5-FdUMP(5-fluoro-deoxyuridine monophosphate)，抑制胸腺嘧啶合成酶(thymidylate synthatase)，進而干擾 DNA 合成。以靜脈注射給藥緩解固態腫瘤，如結腸癌、乳癌、卵巢、胰臟、肝臟及胃癌，現在亦有以極大劑量靜脈注射提高血中濃度，以加強治療效果，再合併使用 Leucovorin；或局部用藥治療皮膚癌。
   (2) 副作用：胃腸道刺激性如黏膜潰瘍、噁心、嘔吐、腹瀉，骨髓抑制、禿頭、白血球減少及對光敏感性。

2. Floxuridine[flox yoor' i deen](FudR)：結構似 5-FU，在體內可代謝成 5-FU，用途及副作用與 5-FU 相似，藥效則更強。

3. Tegafer(Fuorafur®)：5-FU 衍生物，在體內可代謝成 5-FU，副作用較 5-FU 小，口服吸收良好，為長效抗癌用藥。

4. Capecitabine[ka pe site' a been](Xeloda®)：口服藥物，吸收後在體內可代謝成 5-FU，而有近似 5-FU 的治療效果。

5. Cytarabine[sye tare' a been](Ara-C；Cylocide®)：
   (1) 作用機轉：結構類似胞嘧啶(cytosine)，在體內代謝成三磷酸酯 Ara-CTP，抑制 DNA 聚合酶，進而阻斷癌細胞核酸合成；亦可嵌入 DNA 鏈，終止癌細胞 DNA 延長。常與 Daunorubicin、6-TG 併用，注射給藥治療急性淋巴球性白血病(ALL)；此藥亦具有抗病毒作用。
   (2) 副作用：骨髓抑制、白血球減少，噁心、嘔吐、腹瀉、禿頭；脊椎管內注射易導致痙攣或精神狀態改變。

6. Fludarabine[floo dare' a been]：在體內代謝成三磷酸鹽，嵌入 DNA 及 RNA 鏈，抑制癌細胞合成，治療慢性淋巴球性白血病。

六、其他抗癌藥物

■ L-Asparaginase[L- a spare' a gi nase]（Elspar®；天門冬醯胺）

1. **作用機轉**：L-Asparagine 為細胞生長之必須養分，正常細胞能自行合成，癌細胞需由外界攝取 L-Asparagine 才能生長良好。此藥為 L-Asparagine 之酵素，將 L-Asparagine 快速水解成 aspartic acid 及氨，使癌細胞在分裂週期（G_1

期）無法取得足夠的 L-Asparagine 而影響生長。常與 Prednisone 及 Vincristine 併用，治療小孩急性淋巴性白血病。

2. **副作用**：其為外來蛋白質，易引起過敏反應；可能造成輕微噁心嘔吐、胰臟炎、肝炎或氨毒性昏迷。

■ Colaspase

　　能分解 L-Asparagine，使癌細胞無法取得 L-Asparagine，影響癌細胞的生長，用於治療急性白血病及惡性淋巴腫瘤。

■ Hydroxyurea[hye drox ee yoor ee' a](Hydrea®)

1. **作用機轉**：抑制核糖核酸還原酶(ribonucleotide reductase)，阻斷核糖核酸轉變成去氧核糖核酸，抑制癌細胞 DNA 生成，干擾細胞週期之 S 期。口服治療慢性骨髓性白血病，可與放射線治療法合併治療頭頸部腫瘤。

2. **副作用**：常見骨髓抑制，亦有胃腸不適反應。

七、抗癌藥物新趨勢－標靶藥物治療(target therapy)

　　標靶藥物可專一性的抑制特定癌細胞之特定生理機轉，非全面性的毒殺腫瘤，對正常細胞較無副作用。

(一) 單株抗體類

　　專一性的結合癌細胞表面抗原，抑制癌細胞特定生理機轉或產生免疫反應，藥名字尾為-zumab 或-ximab。有類流感之副作用。

1. Trastuzumab[tras too' zoo mab](Herceptin®)：選擇性對抗癌細胞膜外之人類表皮生長因子受體蛋白 2(HER-2)，注射給藥，用於治療 HER-2 陽性的乳癌。

2. Rituximab[ri tux' i mab](Mabthera®)：對抗 B 淋巴球之 CD-20 抗原，用於治療 CD-20 陽性的淋巴瘤。

3. Bevacizumab[be va siz' yoo mab](Avastin®)：對抗血管內皮生長因子(VEGF)，抑制腫瘤之血管新生，用於治療大腸直腸癌。

4. Cetuximab[se tux' i mab](Erbitux®)：抑制表皮生長因子受體(EGFR)，阻斷癌細胞生長的傳訊過程，用於治療大腸直腸癌及頭頸部癌症。

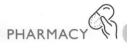

（二）非單株抗體類

1. Gefitinib[ge fi' ti nib]（Iressa®，艾瑞莎®）：抑制 EGFR 之 tyrosine kinase，阻斷癌細胞生長及血管新生，口服治療非小細胞腺肺癌。

2. Erlotinib[er loe' ti nib]（Tarceva®，**得舒緩®**）：抑制 EGFR，口服治療非小細胞腺肺癌及鱗狀上皮肺癌。

3. Afatinib（Giotrif®，**妥復克**）：用於上皮生長因子受體(EGFR)突變之局部晚期或已轉移之非小細胞肺癌。

4. Imatinib[i mat' in ib](Glivec®)：抑制腫瘤酪胺酸激酶(tyrosin kinase, TK)活性，如：ABL、ABL-2、Kit、PDGFR（血子板衍生生長因子受體）及 BCR-ABL，阻斷癌細胞的訊息傳遞，2001 年 5 月 FDA 核准可口服用於慢性骨髓性白血病 (chronic myeloid leukemia)，2002 年 2 月又核准其用於腸胃道間質腫瘤 (gastrointestinal stromal tumor, GIST)。

5. Sunitinib[soo ni' ti nib](Sutent®)：抑制 TK，治療腎細胞癌。

6. Sorafenib[soe raf' e nib](Nexavar®)：抑制 TK，治療腎細胞癌及肝癌。

八、癌症自體細胞免疫療法－白血球訓練改造、單株抗體

啟動病患自身的免疫細胞以消滅癌細胞。最早為 FDA 核准用於前列腺癌的 Provange 療法於 2010 年 4 月核准，其做法為先將病患的免疫細胞（白血球）自血液中抽出，混入前列腺癌表現蛋白質中，刺激訓練白血球辨識癌細胞，然後再把刺激後的（免疫）細胞注射回病人體內對抗前列腺癌。FDA 批准其用於晚期前列腺癌，研究指出可延長病患壽命 4.1 個月。

之後 FDA 於 2017 年 8 月核准 CAR-T 療法（嵌合抗原受體 T 細胞）用於急性淋巴球血癌，這個治療更進一步地以基因工程改造並增殖白血球，再將其送回人體，原先無法治癒的白血病中有 80%可以此 CAR-T 療法治癒。對於 Solid organ 治療的臨床實驗亦緊鑼密鼓地進行中。

用於免疫療法的單株抗體，其功用在於阻止癌細胞欺騙 T-cell，並使免疫系統能正確辨認並攻擊癌細胞。原理是阻斷癌細胞欺騙 T-cell 的 signal transduction pathway，經由單株抗體結合癌細胞的特定表面抗原或 T-cell 的特定細胞膜接受器，達到啟動免疫反應抗癌的效果。

- Ipilimumab[i-pil-li-moo-mab]

　　阻擋 T-cell 上的 CTLA-4 receptor（細胞毒性 T 細胞抗原 4 接受體）作用，阻擋癌細胞對免疫系統的抑制。

- Nivolumab[nye-vol-ue-mab], Pembrolizumab[pem-broe-li-zoo-mab]

　　阻擋 T-cell 上的 PD-1 receptor（程序性細胞死亡蛋白接受體）作用，阻擋癌細胞對免疫系統的抑制。

- Atezolizumab[a te zoe liz' ue mab], Avelumab[a vel' ue mab], Durvalumab[dur val' ue mab]

　　阻擋癌細胞上的表面抗原 PD ligand-1 結合 T-cell 上的 PD-1 receptor，阻擋癌細胞對免疫系統的抑制。

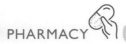

課後複習

( ) 1. 轉移性的惡性腫瘤之治療，通常是用：(A)手術切除　(B)化學治療　(C)放射線療法　(D)中醫民俗療法。

( ) 2. 下列何者最不可能是因抗癌藥物而引起的副作用？(A)高血壓　(B)掉頭髮、禿頭　(C)口腔潰瘍　(D)骨髓抑制。

( ) 3. Doxorubicin(Adriamycin)主要的毒性副作用為：(A)心臟毒性　(B)聽覺毒性　(C)血液毒性　(D)腎臟毒性。

( ) 4. Methotrexate 為葉酸抑制劑，其常用之臨床用途為：(A)抗菌　(B)抗癌　(C)祛痰　(D)止吐。

( ) 5. 有關 Tamoxifen 之敘述，何者為是：(A)與 Estrogen 競爭受體，防止腫瘤的增長　(B)可用於治療乳癌　(C)可能引起子宮出血　(D)以上皆是。

( ) 6. Carboplatin 為白金的共軛化合物，其臨床用途為：(A)治療卵巢癌　(B)治療濕疹　(C)治療愛滋病(AIDS)　(D)治療結核病。

( ) 7. 容易引起「出血性膀胱炎」副作用的抗腫瘤藥物為何？(A)Methotrexate　(B)Bleomycin　(C)5-FU　(D)Cyclophosphamide。

( ) 8. 下列何者會抑制細胞的有絲分裂，可以用來治療白血病？(A)Cisplatin　(B)Vincristine　(C)Cyclosporine　(D)Cyclophosphamide。

( ) 9. 抗癌藥紫杉醇(Taxol)抗癌的藥理機轉為：(A)直接破壞 DNA　(B)抗代謝藥　(C)抑制細胞有絲分裂　(D)干擾蛋白質生合成。

( ) 10. 下列何者是常用靜脈注射給藥緩解固體腫瘤，如結腸癌、乳癌、卵巢、胰臟、肝臟及胃癌等之抗癌藥物？(A)5-FU　(B)Procarbazine　(C)Cisplatin　(D)Chlorambucil。

解答
BAABD　ADBCA

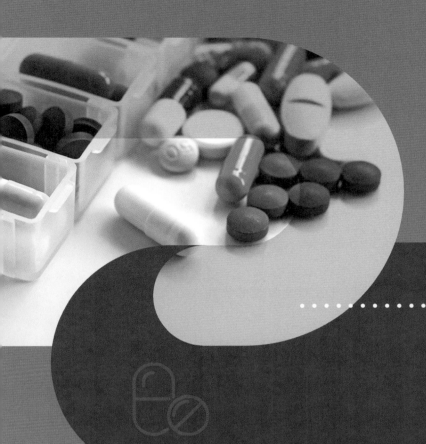

17
CHAPTER

▌詹婉卿 編著

毒物學

✚**PHARMACY**

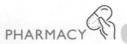
毒 物學(toxicology)是研究毒物中毒後之臨床表徵、毒物之作用原理、鑑定及解毒與治療。法國醫生 Paracelsus 曾說：「所有的物質都是毒物，正確的劑量預定它是藥物還是毒物」，不當使用藥物會產生明顯的副作用，甚至造成生命危險，故宜謹慎用藥。本章主要介紹金屬中毒及非金屬毒物中毒之成因及解救法；另簡介現今濫用藥物之傷害及管制。

17 -1　毒物對各組織之毒性

　　藥物對身體的毒害部位可能是局部性或全身性的作用，例如選擇性侵犯肝臟；或造成全身之不良反應，如過敏。

一、對藥物較敏感且容易受藥物侵犯之器官

1. **肝臟**：為代謝主要的器官。經肝臟代謝之藥物若過量時，最直接傷害肝臟；且與酒精併用時毒性會加成。具肝毒性的物質有：
   (1) 有機溶劑，如 CCl_4、鹵化劑等。
   (2) 致癌物質，如芳香胺類。
   (3) 過量致毒藥物，如 INH、Acetaminophen 等。
   (4) 急性大量飲酒或長期酗酒。
   (5) 代謝藥物仍具有活性，不斷由肝臟代謝造成肝臟負擔，如 Diazepam。

2. **肺臟**：粒子大小需小於 5 μm 才可躲過支氣管纖毛掃蕩，到達肺的深部後可能溶入肺泡表面進入全身循環、被吞噬細胞噬入形成肉芽腫（例如：石棉 SiO_2）、造成肺纖維化，甚至導致呼吸衰竭。具肺毒害的物質有：
   (1) 吸入性細胞毒性物質，如石棉。
   (2) 會經由肺生體轉換之致癌物質，如多環芳香碳水化合物。
   (3) 殺蟲劑及 Pyrrolidine 生物鹼。

3. **腎臟**：在近側腎小管水分被再吸收，導致毒物濃度大量上升，對腎小管內皮造成傷害；會出現尿中有葡萄糖、胺基酸、血尿、甚至無尿。如 CCl_4、氯仿或重金屬等對近側腎小管細胞傷害致壞死，造成無尿水腫。

4. **神經系統**：為高代謝速率器官，易受干擾氧化代謝之物質的影響，如 Cyanide、Dinitrophenol 等；干擾神經傳導如 Hexane 之代謝物；有機磷之神經毒性，或長年暴露於神經毒害物質的環境。

5. **骨髓**：造血功能會受影響，其顆粒白血球缺乏、血小板減少、再生不良性貧血、溶血性貧血，如抗癌藥物之副作用。

二、藥物過敏

藥物過敏與一般過敏反應相同，為典型免疫反應。過敏症狀在第二次服藥時才出現，僅發生在少數人身上，微量藥物即可引起反應，臨床有 6~10%的藥物會產生藥物過敏，其中以抗生素等占多數，如 Penecillin、Cephalosporin 等。

17-2 毒物學

中毒依毒性出現的快慢，分為急性和慢性中毒：

1. **急性中毒**：指短時間內接觸大量毒物、藥物所引起的中毒，如自殺時之蓄意服用、治療時藥量控制不當或誤食有毒物質及藥物。

2. **慢性中毒**：指長時間（數小時或數天）接觸所引起之中毒；或是身體代謝及排泄功能太差，導致之蓄積性毒害。如麻醉藥品之濫用或環境汙染引起之公害。

一、重金屬中毒及其解毒劑

重金屬分成有機與無機兩類，有機金屬脂溶性較高，易侵犯神經系統；無機金屬水溶性較高，易傷肝、腎。且不同的電子價數，導致不同的毒性，分述如下：

(一) 鉛(lead)

廣布於各種產品，最早的汙染來源是四乙基鉛(Tetraethyl Pb, TEL)，加入汽油可避免爆震產生（有鉛汽油），但此有機鉛易揮發、脂溶性高，吸入或接觸皮膚皆易致毒；現已改用無鉛汽油，不易致毒。而無機鉛是很好的紅色顏料、且有甜味，兒童易舔食致毒。此外，如電池、釉器、壁紙、焊接物等皆有鉛的存在。汽車加工者、噴漆工人、金屬薄片工人等易由工作環境累積產生中毒；兒童亦可能因過量攝入含鉛粉塵或顏料碎片致毒，鉛中毒為最常見的重金屬中毒。

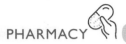

1. **吸收途徑及蓄積部位**：鉛在血中的半衰期為 15 天，但在骨中的半衰期非常長，甚至永久螯合。

    (1) 無機氧化鉛：多由胃腸道進入，在體內 90%分布於骨骼，其餘在牙齒、頭髮、紅血球、肝及腎臟等。兒童較成人易產生鉛中毒，因 2~3 歲幼兒腸胃對鉛的吸收率是成人的 5 倍，且代謝能力差、血腦障壁的發育也未完全，鉛易進入腦中造成幼兒鉛腦病，智力會降低且無法回復。

    (2) 有機鉛：工業汙染造成的四乙基鉛中毒，由皮膚及呼吸道進入，在體內主要分布於神經系統（鉛腦病）及肝臟。

2. **中毒症狀**：主要影響神經系統、腎、生殖和造血系統。

    (1) 急性中毒：極少見，口中有金屬甜味、噁心、嘔吐、腸絞痛、鉛腦病（幼兒易見）、中樞神經異常導致之精神症狀（幼兒易見）。

    (2) 慢性中毒：貧血、食慾不振、腹瀉、腎病、周邊神經病變（肌無力、手腕下垂）、鉛腦病（幼兒易見）、中樞神經異常導致之精神症狀。

3. **鉛中毒之解毒劑**：使用 Edetate calcium disodium ($CaNa_2$ EDTA)、BAL (Dimecaprol)、DMSA 或 Succimer。

(二) 汞(Mercury, Hg)

俗稱水銀，唯一常溫下液態的金屬；元素汞可用在金銀的抽取、日光燈管中含有汞蒸氣、牙科也曾用汞合金進行鑲補、汞鹽用於一些防腐劑和糞便定色劑、甲基汞和其他有機汞可能在環境汙染後蓄積在海洋生物體內。1953 年，日本熊本縣漁村 Minamata 發現世界首例汞中毒事件，起因是非法排入海中的汞汙泥（無機汞）因細菌作用轉化成甲基汞，因其脂溶不易分解，於食物鍊累積，食用汙染之海產致甲基汞毒害。

汞可分為三種型式：

1. **元素汞(Hg)**：在室溫為液體、口服吸收不良，由糞便排除不易致毒；但若被加熱或汽化，會經由呼吸道吸入產生毒性，例如：打破水銀溫度劑後勿用吸塵器，因吸塵器使汞氣化，易吸入致頭痛、噁心等毒性症狀。主要傷害神經系統，如頭痛、周邊神經病變（四肢紅腫、顫抖、肌肉疼痛）。

2. **無機汞(Hg^+, Hg^{2+})**：如 HgO（紅汞）、$HgCl_2$（最毒的汞類化合物），由皮膚及胃腸道進入，中毒造成嘔吐、食道腐蝕、腸道出血及急性腎毒害（腎細胞壞死）。

3. **有機汞(-aryl-，alkyl-)**：製備疫苗添加之 Thimerosal（硫柳汞）；造成日本水俣病(Minamata disease)之甲基汞，易由胃腸道吸收；會通過血腦障壁而影響腦部、神經系統，通過胎盤導致畸形胎，有感覺異常、腳痛、顫抖、言語不清、視野縮小至只能看正前方、步態不穩等症狀。

4. **汞中毒之解毒劑**：$CaNa_2$ EDTA。

(三) 鉻(Chromium, Cr)

無機鉻可用在電鍍、合金、防鏽。有六價鉻及三價鉻，三價鉻雖有毒性但無法進入細胞；而六價鉻可進入細胞還原成三價鉻，結合 DNA 產生毒性。急性中毒造成腎細胞壞死、鼻中隔穿孔；慢性中毒導致上呼吸道癌症。

(四) 鎘(Cadmium, Cd)

鎘是致癌物，在體內分布於腎臟、肝臟、肺臟，可由吸入或口服進入體內，吸入大量鎘蒸氣或氧化鎘，導致肺炎、肺水腫，引起咳嗽、頭痛、發燒；長期食入汙染之鎘米易導致腎毒性、睪丸癌及痛痛病。痛痛病(Itai-Itai disease，發生於日本)，為長期飲用含有鎘的洗礦水，因鎘和鈣的化學性質很像，故進入人體後易入骨頭中將鈣取代出來，並且破壞近端腎小管使鈣無法再吸收，造成牙齒變黃色、自發性骨折、骨質疏鬆等情形，且全身疼痛，故稱為痛痛病。台灣桃園某地區曾因硬脂酸鎘汙染而全村遷移。

鎘中毒之解毒劑：$CaNa_2$ EDTA；不可用 BAL (Dimercaprol)，因鎘與 BAL 結合後，於酸性環境下鎘會再游離出，故易聚集在腎臟造成嚴重傷害。

(五) 砷(Arsenic, As)[ar' se nik]

亦分元素態、有機及無機態三種；無機砷分三價、五價，易由胃腸道、皮膚及呼吸道之黏膜進入體內，三價砷毒性甚強，如：武俠小說中提及服用砒霜(As_2O_3)必吐血身亡。急性中毒引起消化道出血、全身出血（低血壓）、心律不整及代謝性酸中毒；慢性中毒則引起類似感冒的症狀（全身倦怠）、貧血、神經病變等，如台灣烏腳病（周邊血管疾病），為長期飲用含有三價砷的井水，造成足部循環不良、缺血疼痛、壞死、變黑的現象。Lewisite (AsH_3)為一種毒氣，吸入導致急性溶血及腎細胞壞死。報導證實砷是一種自由基，為致癌物質，可導致人類皮膚癌及肺癌；而 As_2O_3 與 BAL 螯合後給予急性顆粒性白血病(acute granulocytic leukemia)病人已證實有療效（1998 年新英格蘭雜誌）。

砷中毒之解毒劑：DMSA、BAL、D-penicillamine。

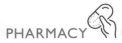
(六) 重金屬中毒之解毒劑—螯合劑

一般金屬是不能排出體外的，螯合劑(chelating agents)具有數個負電性基(electronegative group)分子，可與金屬陽離子結合成穩定的共價鍵(coordinate-covalent bonds)複合物，將金屬由體內排泄出去。最早用的螯合劑為 EDTA，但其易與體內鈣離子螯合產生低血鈣，影響生理功能；現使用之 EDTA 在其結合位置上帶有鈣，以減少使用後造成的低血鈣作用。常見之螯合劑有下列幾種（表17-1）：

表 17-1　螯合劑與金屬種類	
螯 合 劑	主治何種金屬中毒
Dimercaprol（二硫甘油, BAL，British Anti-Lewisite）；IM	鉛、砷、汞（三價）、鎘、金
Dimercaptosuccinic acid (DMSA)；PO	鉛、砷、汞（三價）
Ethylene-diamine-edetra-acetate (EDTA)；IV、IM Edetate calcium disodium (CaNa$_2$ EDTA) Calcium disodium edetate (Calcitetracemate®)	鉛（二價）
D-penicillamine（Cuprimine®，青黴胺）；PO	鉛、銅
Deferoxamine（Desferal®，鉗鐵醯胺）；PO、IV、IM	鐵、鋁
Succimer；PO	鉛

■ Dimercaprol（二硫甘油，BAL, British Anti-Lewisite）

無色油狀體，具腐蛋味道，水溶液不穩定且易氧化，直接與金屬螯合。

1. **臨床用途**：肌肉注射給藥，為砷中毒、鉛中毒之首選解毒劑，亦可用於汞中毒（但甲基汞及元素汞除外）、鎘及金中毒等。

2. **禁忌症**：鐵、鎘、硒、釩、鉈等金屬中毒，或葡萄糖六磷酸鹽脫氫酶(G-6-PD)缺乏，肝、腎功能異常者勿用。

3. **毒性**：注射部位疼痛或化膿，肝毒性、腎毒性，頭痛、血壓上升等，不可長期使用。

■ Dimercaptosuccinic acid (DMSA)

BAL 的結構類似物，水溶性強，可口服，毒性較 BAL 低，可用於治療鉛、砷、汞中毒之螯合劑。

■ Ethylene-diamine-Edetra-Acetate (EDTA)

　　廣用於實驗室的二價及三價金屬螯合劑；用於體內因不具選擇性，易將體內鈣離子螯合產生不良反應。

1. **臨床用途**：緩慢靜脈輸注或肌肉注射，是治療鉛中毒的最佳解毒劑；也可促進鎘、鋅、錳與鈷之排除。

2. **禁忌症**：無尿症、腎功能不佳者應小心使用。

3. **毒性**：注射部位疼痛、腎毒性、與鈣結合而引起低血鈣抽搐。

4. **藥物**：Edetate Calcium Disodium(CaNa$_2$ OEDTA)及 Calcium Disodium Edetate (Calcitetracemate®)，結合位置上帶有鈣，可減少使用後造成的低血鈣現象。

■ D-penicillamine（Cuprimine®，青黴胺）

　　青黴素(penicillins)之分解產物，D 型（右旋）異構物較不具毒性且效果較佳。

1. **臨床用途**：口服給藥；可用於鉛、銅及砷中毒之輔助療法，於急性期過後之治療，如作為 BAL 治療後之口服螯合劑；另可預防威爾遜氏症(Wilson's disease)之銅蓄積現象。

2. **禁忌症**：青黴素過敏、腎衰竭者勿用；不可併用其他骨髓抑制製劑，如抗瘧疾藥物、免疫抑制藥物等。

3. **毒性**：易產生過敏反應、L 型或混旋製劑易抑制維生素 B$_6$ 合成、類紅斑性狼瘡、紅疹、骨髓抑制、肝或腎功能異常、胰臟炎。

■ Deferoxamine（Desferal®，鉗鐵醯胺）

　　常用的螯合劑，對鐵有很強的螯合作用。

1. **臨床用途**：可用於治療鐵或鋁中毒。急性口服鐵中毒之病人，先以胃管灌入，之後以肌肉注射或靜脈注射治療；用於鋁中毒的治療，則在血液透析之最後 30 分鐘給藥。

2. **禁忌症**：藥物過敏、腎臟功能不全者應小心使用。

3. **毒性**：注射部位疼痛，靜脈注射時可能引起過敏性休克，偶見蕁麻疹及腸胃不適（口服時）。

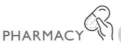

■ Succimer

1991 年上市，結構似 BAL，口服治療二價金屬離子中毒的良好螯合劑。

1. **臨床用途**：口服給藥，主要治療鉛中毒。

2. **毒性**：噁心、嘔吐、腹瀉及厭食等。

二、非金屬中毒之解毒與急救方法

當無法確知中毒藥物，可由特殊中毒症狀協助診斷。表 17-2 列出常見之中毒症狀及代表性之解毒藥物。

表 17-2 臨床上常見中毒症候群	
中毒症候群	致毒藥物
擬交感神經症候群 散瞳、流汗、高血壓、心跳加快、胃腸蠕動減緩、抽搐	Amphetamine、MDMA、Cocaine、PPA
膽鹼性症候群 蕈毒樣－流涎、流汗、大小便失禁、縮瞳 菸毒樣－肌肉抽動、麻痺	·有機磷殺蟲劑 ·Physostigmine
抗膽鹼性症候群 與擬交感神經相似、但皮膚乾燥、潮紅	Atropine、Antihistamine
類鴉片過量症候群 縮瞳、呼吸淺慢、昏迷	鴉片、Morphine、Heroin
錐體外路徑症候群（如類巴金森氏病） 縮瞳 散瞳 眼震顫 皮膚潮紅	抗精神病藥、Metoclopramide 有機磷農藥、鴉片 擬交感、抗膽鹼、迷幻藥 Phyenytoin、Carbamazepine 酒精、抗膽鹼

(一) 中毒之預防

1. **藥物中毒之預防**：藥品、藥物應標示清楚，置放於幼童無法取得之處；使用前應詳細閱讀標籤及用藥說明，遵照指示用藥。

2. **吸入性中毒之預防**：門窗開啟、保持良好室內空氣循環，維持呼吸通暢；處於高危險環境時配戴口罩，必要時配戴防毒面罩。

(二) 中毒緊急處理原則

1. 最主要是維持病人的心跳、血壓及呼吸穩定，保持體溫。

2. **減少身體對毒藥的吸收：**

    (1) 口服病患給予催吐，如 Apomorphine，但昏迷、服食強酸、強鹼、揮發性去漬油、煤油、汽油及不合作病患禁止催吐。

    (2) 洗胃，需在口服後 1 小時內以口胃管施行，需保留初洗出物，以備檢驗，注意呼吸通暢。

    (3) 催吐或灌洗之時併用活性碳，吸附餘毒。活性碳口服劑量是中毒劑量的10 倍，吸收毒物的能力與其表面積相關。

    (4) 併用緩瀉劑，如硫酸鈉、檸檬酸鎂加速排出。

3. 靜脈輸注、升壓劑、氧氣，必要時需血液透析 (hemodialysis)，並以 Furosemide 強迫利尿，酸鹼化尿液加速毒藥物排出。血液透析用於極度中毒或腎衰竭病人，或 Methanol、Ethylene glycol 及 Salicylates 中毒者。但 Warfarin 及 Digoxin 除外，因二者會與血液蛋白結合，無法以透析法去除，需用其抗體或樹脂（如 Cholestyramine）將其吸附排除。

(三) 專一性解毒劑

可直接拮抗毒物（表 17-3），但使用不當也可能產生毒性。其拮抗的原理有：

1. **競爭性拮抗劑**：與毒物競爭接受體，如 Naloxone 可自接受體取代 Morphine。

2. **改變代謝：**

    (1) Acetylcysteine 保護肝臟，免受 Acetaminophen 之毒性代謝物傷害。
    (2) PAM 重新活化乙醯膽鹼酯酶(AChE)治療有機磷農藥中毒。

3. **抗體**：如 Digoxin 之特定抗體。

4. **金屬螯合劑**：如 Deferoxamine、EDTA、BAL 等。

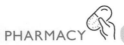

表 17-3 常見專一性解毒劑（螯合劑除外）

解毒劑	適應症	用法
Atropine Pralidoxime (PAM)	有機磷殺蟲劑 膽鹼性毒藥物過量	IV：0.015~0.05 mg/kg 每 15~30 mins 至總量 1~4 mg
Diphenhydramine	過敏、組織胺分泌過量 抗精神病藥物致錐體外症狀	IV、IM：50 mg (1 mg/kg)
Naloxone	麻醉性鎮痛藥物（opiates， 鴉片類）中毒	IV：2 mg，持續 0.4 mg/hr
Physostigmine	抗膽鹼毒藥物中毒	IV：0.02 mg/kg($\leqq$ 2 mg)
Phytonadione(Vit.K_1)	抗凝血劑 Warfarin 中毒	IV：10 mg/6~8hr
Flumazenil	BZD(FM_2)或 Zopiclone 鎮靜安 眠藥物過量	IV：0.2 mg
N-Acetyl-L-Cysteine Leucovorin、Folic acid	Acetaminophen 中毒 抑制葉酸合成及甲醇之藥物 中毒	PO：140mg/kg 與中毒劑量 1:1 IV：1 mg/kg
Amyl nitrite、 Methylene blue (MB)、 Cyanide kit	CN^-中毒 變性血紅素	IV：(MB)1~2 mg/kg
Vit.B_6	Isoniazid 中毒	IV：5 g/hr
高壓氧氣（純氧）	一氧化碳中毒(CO)	
乙醇(ethanol)及 葉酸(folic acid)	甲醇(methanol)中毒	
葉酸(folic acid) (Leucovorin)	抗葉酸藥物 Methotrexate Trimethoprim pyrimethamine	
氯化鈣($CaCl_2$)	鈣離子通道阻斷劑 （如：Verapamil）	

註：IV：靜脈注射；PO：口服；IM：肌肉注射

17-3　藥物濫用

藥物濫用(drug abuse)之定義為自行服用，會改變個人的精神、心智與生理狀態，並影響社會秩序的藥物。因被濫用之藥物使用劑量大、頻率高，其危險性高，易養成習慣性及成癮性，造成健康傷害和生命損失。

Medicines Box

常見的藥物濫用有哪些？

人類最廣泛濫用之藥物為酒類之酒精、香菸之尼古丁(nicotine)、飲料之咖啡因(caffeine)。早期濫用的藥物有 Secobarbital（紅中）、Methaqualone（白板）、Amobarbital（青發）、Cannabis（大麻）、Cocaine（古柯鹼）、Lysergic acid diethylamide（LSD，搖腳丸）、Phencyclidine（天使塵）、Pentazocine（速賜康）及強力膠（主要吸食 Toluene 成分），目前盛行有 FM$_2$（強姦藥丸）、安非他命、MDMA（搖頭丸）、海洛因、Ketamine（K 他命）、Nitrous Oxide（N$_2$O 笑氣）等，政府已加強列管。

一、藥物濫用之依賴特性

長期服用某些藥物可能產生依賴性(dependence)，可分為心理依賴性與生理依賴性，有些則會有耐受性(tolerance)，或藥效敏感(sensitization)及藥效反彈(rebound)產生；而停藥時會產生身體不適應之戒斷現象(withdrawal syndrome)（詳述於第 1 章）。

1. **心理依賴性或稱習慣性**(habituation)：服藥後的滿足感產生習慣上的需要，不服用則心理不舒適，例如：古柯鹼、大麻、海洛因。

2. **生理依賴性或稱耽溺**(addiction)：長期服用造成生理狀態改變，一般均有耐受性產生，當停藥時會產生生理不適症狀，稱為戒斷現象。例如：酒精、海洛因等，但大麻及 LSD 則不易產生生理依賴。

二、藥物濫用分類

1. **麻醉性鎮痛藥**：鴉片製劑 Heroin（海洛因）、Morphine、Pethidine、Pentazocine。

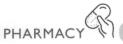

2. **鎮靜安眠劑**：Flunitrazepam (FM₂)、Halcin、紅中、白板、青發。

3. **中樞興奮藥**：Amphetamine、MDMA、Methylphenidate、Methamphetamine、Cocaine。

4. **迷幻劑**：大麻、LSD、Mescaline、Phencyclidine (PCP)、Psilocin。

5. **喝酒及有機溶劑**：強力膠（Toluene，甲苯）。

6. **運動員違規用藥**：蛋白質同化劑（類固醇、男性素）、生長激素、β-阻斷劑、麻醉性鎮痛劑、中樞興奮劑、利尿劑。

(一) 麻醉性鎮痛藥（鴉片類藥物）

包含天然鴉片製劑及其化學合成之鎮痛劑，常被濫用的有嗎啡(Morphine)、海洛因(Heroin)、Pethidine、Pentazocine（速賜康、孫悟空），其中嗎啡及海洛因極易成癮，最常被濫用，而 Pentazocine 曾被濫用，目前已減少。一般以肌肉注射甚至靜脈注射產生快感。

1. **濫用生理效應**：欣快感、嗜睡、呼吸抑制、瞳孔縮小及噁心。

2. **中毒症狀**：呼吸變慢且淺、皮膚濕冷、抽搐、昏迷及死亡。

3. **戒斷症狀**：流淚、流鼻涕、打哈欠、厭食、煩躁、顫抖、痛苦、痙攣、噁心、發冷及盜汗。

4. **治療**：
   (1) 急性中毒可給予 Naloxone（為 Morphine 最佳拮抗劑），但藥效短，且會加重禁斷症狀。
   (2) 治療毒癮多以 Methadone 取代其他鴉片藥物，因其戒斷現象輕微，較易戒除。以 Clonidine、BZD 類等減輕戒斷症狀之不良生理反應。

(二) 鎮靜安眠劑

包括巴比妥類及 BZD 類藥物，巴比妥類包括紅中(Secobarbital)、青發(Amobarbital)，使用過量造成呼吸抑制死亡，目前已少使用；而 BZD 包括 Flunitrazepam (FM₂)、Triazolam (Halocin)是近來常被濫用藥物。

1. **濫用生理效應**：說話不清、錯失方向、無酒味之酒醉行為。

2. **中毒症狀**：呼吸變淺、皮膚濕冷、瞳孔變大、脈搏變快且弱、昏迷，過量的巴比妥鹽類甚至造成死亡。

3. **戒斷症狀**：分為急性幻覺、驚厥、譫妄三期，有焦慮、失眠、狂妄、顫抖。

(三) 中樞興奮劑

Cocaine 不屬於中樞興奮劑，但可產生類似之欣快感。Amphetamine 類藥物包括 MDMA、Methylphenidate、Methamphetamine，且不斷有新的合成藥物出現。其中 MDMA 俗稱快樂丸、搖頭丸、忘我、亞當、歐美稱 Ecstasy 及一粒沙，即使用後會令人狂喜（藥理作用見第 5 章）。一般以直接鼻吸入、燻煙或注射給藥，極易成癮。本類藥物會產生自信、超能，易造成類精神病狀態。特別是 MDMA，會產生強烈性慾望，又稱愛之藥(love drug)，亦屬迷幻劑。

1. **濫用生理效應**：激動、欣快感、血壓升高、脈搏增加、失眠、厭食，長久服用可能導致神經系統退化疾病，如老年失智症及巴金森氏病。

2. **中毒症狀**：激動、體溫上升、幻覺、抽搐、昏迷及死亡。

3. **戒斷症狀**：冷漠、昏睡、煩躁、中樞抑制及方向錯失。

(四) 迷幻劑

包括大麻、LSD、Mescaline、PCP、Psilocin。本類藥物均無臨床用途。LSD 結構與 5-HT 類似，可與 5-HT 競爭腦中受體，產生迷幻作用干擾理性思考，無法做出正確判斷，不易引起生理依賴；大麻為欣快劑(euphoriant)，會產生中樞興奮的欣快感、妄想及幻覺（詳細藥理作用見第 5 章）。

(五) 酒精及有機溶劑

酒精會抑制大腦皮質之自我控制系統，產生放縱之快感。強力膠因便宜易取得，在台灣曾造成濫用流行，因含有溶劑甲苯，吸食易有欣快迷幻感。

1. **濫用生理效應**：欣快感、頭痛、噁心、昏倒、心悸。

2. **中毒症狀**：心、肝、腎及骨髓受損、貧血、中風、死亡。

3. **戒斷症狀**：失眠、中樞抑制、食慾增加、頭痛。

(六) 運動員違規用藥

1998 年漢城世界運動會，加拿大黑人百公尺選手班強生(Ben Johnson)打破世界記錄勇奪得金牌，但賽後由他的尿液檢測曾服用違規之蛋白同化激素，因而名次及獎牌被取消並同時被罰停賽 2 年。

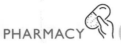
1. **蛋白質同化劑**：藥物有 Nandrolone、Methadrostenolone、Testosterone、Stanozolol、Oxymetholone。可增加肌肉之成長及強度，提高爆發力及競爭力，常用於健美、舉重及賽跑選手，當尿中 testosterone：epitestosterone>6 即為陽性。本藥危險副作用有心血管病變、肝腎損傷、精神失常、男性有不孕症及陽萎，女性有男性化症狀。

2. **生長激素**：運動員用於促進肌肉發育。但會有肌肉衰竭、皮膚粗糙、聲音低沉及低血壓等副作用。

3. **腎上腺β型阻斷劑**：藥物有 Atenolol、Propranolol 等，可減慢心跳、血壓下降，可減輕緊張時之心跳、出汗、發抖及焦慮；用於瞄準動作之射擊及射箭比賽。但有低血壓、肌肉缺血、呼吸困難之副作用。

4. **麻醉性鎮痛劑（鴉片類）**：例如有嗎啡(Morphine)、可待因(Codeine)等。可降低運動傷害引起之疼痛，產生興奮感。用於一般運動員，副作用有呼吸抑制、肌肉協調性減低且具成癮性；且因為不知疼痛，可能造成更嚴重的運動傷害。

5. **中樞神經興奮劑**：有 Cocaine、安非他命(Amphetamine)、咖啡因(Caffeine)等。可防止運動的疲倦及提高警覺及耐力，增加比賽的鬥志自信心；但使用後可能喪失判斷力，造成意外。副作用有血壓上升、心律不整、焦慮、抽搐。

6. **利尿劑**：藥物有 Furosemide。可在短期內快速降低體重及加速排除違規用藥。用於違規用藥之選手；有體位分級之舉重、拳擊、捧跤選手亦常用。但會脫水、電解質失調，容易發生抽筋、疲倦及肌肉虛弱，甚至心臟麻痺致死。

三、濫用藥物之管制

　　台灣為對合法醫療用途之麻醉藥品的製造、輸入、販賣及使用加以規範，以立法制定「麻醉藥品管理條例」及其施行細則作為管理的依據；制定「肅清菸毒條例」及「查禁菸毒獎懲辦法」以規範濫用藥物。管制藥品是指成癮性麻醉藥品、影響精神藥品、其他認為有加強管理必要之藥品，依習慣性、依賴性、濫用性及社會危害性之程度分成四級，由衛生福利部管理。政府隨時對習慣性、依賴性製劑及其原料藥、劇毒原料藥公告列為「管制藥品」。「管制藥品」可由醫師診斷開列處方供合法醫療使用，非醫療使用而濫用管制藥品即為「毒品」。毒品為具有成癮性、濫用性及對社會危害性之物質。分級如下：

1. **第一級**：古柯鹼、海洛因、鴉片、嗎啡等。

2. **第二級**：Acetyl-alpha-methylfentanyl、Acetyldihydrocodeine、Benzylmorphine 、 Betamethadol、Methadone、安非他命、大麻、MDMA、LSD 等。

3. **第三級**：Buprenorphine、FM2、Ketamine、Pentobarbital 等。

4. **第四級**：Allobarbital 、 Alprazolam 、 Camazepam 、 Diazepam 、 Lorazepam 、 Midazolam、Zolpidem、Tramadol、Propofol 等。

5. **第四級管制藥品原料藥**：Ephedrine、Ergotamine、Lysergic acid diethylamide、 Methylephedrine、Pseudoephedrine 等。

　　美國政府「管制藥法案」將藥物濫用分為五個等級管理：

1. **第一級**：濫用程度最高，屬於禁藥，無醫療用途物品，如海洛因、LSD、大 麻、Phencyclidine 等。

2. **第二級**：高程度的濫用可能性，具醫療用途，會產生強烈的生理與心理依賴 性，常見者為鴉片、嗎啡、可待因、安非他命、大麻及短或中效巴比妥類 （如紅中、青發）等，這類藥物須嚴密登記期用量與流向。

3. **第三類**：被濫用的可能性較前兩者低，具醫療用途，包括巴比妥類、含 Codeine 15~16 mg 的藥物、樟腦阿片酊、Nalorphine 等。

4. **第四級**：被濫用的可能性較小，輕微身心依賴，包括長效性巴比妥類藥物、 Chloralhydrate、Diazepam 及 Ethinamate 等。

5. **第五級**：被濫用的可能性最小，有些甚至是非處方用藥，但仍需藥師販售， 這些藥物有止咳藥，如含 Codeine 5~10 mg 的糖漿。

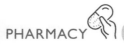

課後複習

( ) 1. 下列敘述何者錯誤：(A)藥物對身體的毒害可能是局部性或全身性的作用 (B)肝臟為代謝主要的器官 (C)吸入粒子需小於 5μm 才可躲過支氣管纖毛掃蕩 (D)腎臟是毒性物質不易侵犯的器官。

( ) 2. 接觸、電池、釉器、壁紙、焊接物，攝入紅色顏料碎片或粉塵易導致何種金屬中毒：(A)鉛中毒 (B)鐵中毒 (C)鉻中毒 (D)汞中毒。

( ) 3. 下列藥物何者不適用於治療鉛中毒？(A)BAL (B)EDTA (C)DMSA (D)Deferoxamine。

( ) 4. 有關 Dimercaprol 的敘述，下列何者錯誤？(A)口服治療一氧化碳中毒 (B)鎘、鉛、砷、汞中毒之解毒藥 (C)其水溶性不穩定，易被氧化 (D)別名 British anti-lewisite(BAL)。

( ) 5. 下列何者不是汞中毒傷害的器官？(A)中樞與周邊神經系統 (B)造血系統 (C)腎臟 (D)胃腸道。

( ) 6. Minamata 病是發生在日本 Minamata 地區重金屬中毒所引發的精神障礙病症，下列何種金屬是其致病的病因？(A)砷 (B)鎘 (C)有機汞 (D)鉛。

( ) 7. 下列何者為可以口服給藥之螯合劑(chelating agent)？(A)Dimercaprol (B)Penicillamine (C)Sodium citrate (D)EDTA。

( ) 8. 下列何者是鐵劑中毒時，所用之解毒劑？(A)Dimercaprol (B)Edetate disodium (C)Deferoxamine (D)EDTA。

( ) 9. 下列何者不是常濫用之藥物：(A)Nicotine (B)Heroin (C)Phencyclidine （天使塵） (D)Fentanyl。

( ) 10. 鴉片類成癮之戒除計畫多以下列何藥取代成癮藥物，之後再慢慢戒除此藥物：(A)Methadone (B)Clonidine (C)Caffeine (D)Nicotine。

解答
DADAB CBCDA

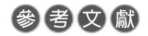

李安榮等(2021)・*最新實用藥理學*（七版）・台北市：永大。

陳長安(2021)・*常用藥物治療手冊第 54 期*・台北市：全國藥品年鑑雜誌社。

陳思萍等(2019)・*實用藥理學*（三版）・台北市：華杏。

黃建才(2009)・*藥理學（上）（下）*・新竹市：黎明。

蔡秋帆等(2018)・*藥理學*（七版）・台北市：新文京。

邱鐵雄等譯(2003)・*藥理學精義*（四版）・台北市：藝軒。

許桂森等譯(2004)・*簡明圖解藥理學*（修訂版）・台北市：藝軒。

陳玉芳譯(2016)・*新圖解藥理學*（六版）・台北市：合記。

單佩文等譯(2006)・*最新用藥手冊*・台北市：普林斯頓。

劉婉芳等譯(1998)・*Ganong 醫學生理學*（二版）・台北市：合記。

Laurence, B., Bjorn, K.,& Randa, H. D. (2017). *Goodman & Gilman's the pharmacological basis of therapeutics* (13 ed). New York: McGraw-Hill.

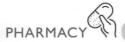
索引

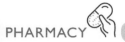

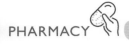

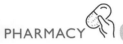

E

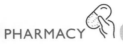

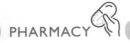

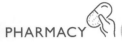

N

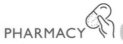

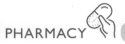

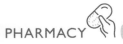

W

Y

Z

MEMO

國家圖書館出版品預行編目資料

藥物學／蔡秋帆, 詹婉卿, 劉名浚, 湯念湖
編著. -- 六版. -- 新北市 : 新文京開發
出版股份有限公司, 2021.12
　　面： 　公分

ISBN 978-986-430-788-3(平裝)
1. 藥學
418　　　　　　　　　　　　110018745

藥物學（第六版）

（書號：B109e6）

編　著　者	蔡秋帆　詹婉卿　劉名浚　湯念湖
出　版　者	新文京開發出版股份有限公司
地　　　址	新北市中和區中山路二段 362 號 9 樓
電　　　話	(02) 2244-8188（代表號）
F　A　X	(02) 2244-8189
郵　　　撥	1958730-2
初　　版	西元 2005 年 01 月 28 日
二　　版	西元 2008 年 02 月 28 日
三　　版	西元 2012 年 02 月 01 日
四　　版	西元 2014 年 02 月 05 日
五　　版	西元 2018 年 09 月 05 日
六　　版	西元 2021 年 12 月 06 日

New Wun Ching Developmental Publishing Co., Ltd.
New Age · New Choice · The Best Selected Educational Publications—NEW WCDP